Date: 2/15/22

SP FIC MORO
Moro, Javier,
A flor de piel : la aventura de salvar al mundo /

PALM BEACH COUNTY
LIBRARY SYSTEM
3650 SUMMIT BLVD.
WEST PALM BEACH, FL 33406

A flor de piel

Seix Barral

Javier Moro
A flor de piel

La aventura de salvar al mundo

Obra editada en colaboración con Editorial Planeta – España

Diseño original de la colección: Josep Bagà Associats

El mapa reproducido en la página 11 aparece en el libro *La colección Balmis del Real Jardín Botánico*, editado por María Pilar de San Pío Aladrén (Caja Madrid Obra Social y Lunwerg Editores, Barcelona, 2006).

El editor quiere agradecer las autorizaciones recibidas para reproducir imágenes protegidas en este libro. Se han realizado todos los esfuerzos para contactar con los propietarios de los *copyrights*. Con todo, si no se ha conseguido la autorización o el crédito correcto, el editor ruega que le sea comunicado.

© 2015, Javier Moro
© 2015, Editorial Planeta, S.A. – Barcelona, España

Derechos reservados

© 2015, Editorial Planeta Mexicana, S.A. de C.V.
Bajo el sello editorial SEIX BARRAL M.R.
Avenida Presidente Masarik núm. 111, Piso 2
Polanco V Sección, Miguel Hidalgo
C.P. 11560, Ciudad de México.
www.planetadelibros.com.mx

Primera edición impresa en España: mayo de 2015
ISBN: 978-84-322-2494-2

Primera edición impresa en México: junio de 2015
Tercera reimpresión en México: mayo de 2021
ISBN: 978-607-07-2873-0

No se permite la reproducción total o parcial de este libro ni su incorporación a un sistema informático, ni su transmisión en cualquier forma o por cualquier medio, sea este electrónico, mecánico, por fotocopia, por grabación u otros métodos, sin el permiso previo y por escrito de los titulares del *copyright*.
La infracción de los derechos mencionados puede ser constitutiva de delito contra la propiedad intelectual (Arts. 229 y siguientes de la Ley Federal de Derechos de Autor y Arts. 424 y siguientes del Código Penal).
Si necesita fotocopiar o escanear algún fragmento de esta obra diríjase al CeMPro (Centro Mexicano de Protección y Fomento de los Derechos de Autor, http://www.cempro.org.mx).

Impreso en los talleres de Impresora Tauro, S.A. de C.V.
Av. Año de Juárez 343, Colonia Granjas San Antonio, Iztapalapa
C.P. 09070, Ciudad de México.
Impreso en México – *Printed in Mexico*

A Carlos, Carolina, Candela y Violeta.

A Rina Anoussi, a Francisco Gómez Bellard, in memóriam.

Las epidemias han tenido más influencia
que los gobiernos en el devenir de nuestra Historia.

GEORGE BERNARD SHAW

No hay héroe en la soledad; los actos sublimes están
determinados siempre por el entusiasmo de muchos.

ELIPHAS LÉVI

La misericordia brilla más que la justicia.

MIGUEL DE CERVANTES, *Don Quijote*

Itinerario de la Real Expedición Filantrópica de la Vacuna.

1

La joven se abrió paso a empujones entre las bestias apretujadas en la entrada de su casa siempre en penumbra. Aparte de la peste habitual a orines, a sudor animal y a paja mojada, un tufo a mandrágora la puso sobre aviso. «¿El médico?», se preguntó extrañada. Sólo se oía el resuello de la vaca y el piar de los polluelos que picaban el suelo afanosamente. Ninguna voz, ningún sonido humano, ningún ladrido salía del interior de la casa usualmente atestada de animales y gente. «Qué raro», pensó Isabel. Sabía que su madre estaba dentro, porque guardaba cama. Así que depositó en un altillo el manojo de berzas que su padre le había encargado recoger, se quitó los zuecos sucios de barro y empujó el portón. Olía a humo, a humedad y a rancio.

Entornó los ojos, que tardaron unos segundos en adaptarse a la oscuridad. El haz de luz que se filtraba por una grieta en uno de los muros le hizo descubrir, para su sorpresa, que toda la familia estaba presente en esta sola habitación que hacía de establo, cocina, pocilga, dormitorio, salón y hasta de enfermería. En el catre de madera lleno de paja cubierta con una sábana de estopa, donde solían dormir todos juntos, yacía bocarriba una mujer de mediana edad que parecía una anciana. Su madre. La Ignacia. La que no paraba de trajinar, la que animaba a los demás, la que no se amedrentaba ni por el frío ni por el hambre, la que parecía inmortal. Sin embargo, llevaba tres días con calentura, escalofríos, vómitos y convulsiones. Isabel se asustó al ver que le habían salido manchas rojas en el rostro.

Arrodillado en el suelo, con un rosario en la mano, el cura don Cayetano Maza, un hombre grueso con mejillas encarnadas, mascullaba una oración. A Isabel se le revolvió el estómago. El párroco no solía entrar en las casas, no le gustaba restregarse ni con la pobreza ni con la enfermedad. La última vez que lo hizo fue cuando vino a bautizar al hermano recién nacido, pero cuando llegó, el bebé ya había muerto.

—¿Madre? —preguntó Isabel con voz trémula.

Vio que sus hermanas pequeñas, María y Francisca, lloraban en silencio. Juan, el mayor, contemplaba absorto el cuerpo yacente; a su lado estaba su padre, Jacobo Zendal, un campesino fibroso de piel curtida y arrugada, que levantó la vista hacia su hija. Tenía los ojos hinchados, febriles.

—¿Qué pasó? —preguntó Isabel.

En vez de contestar, el hombre le devolvió una mirada de impotencia. A su lado, la tía María, hermana de su madre, se encogió de hombros. El pequeño que llevaba en su regazo estiró los bracitos hacia Isabel, que le hizo un gesto de ternura.

—Viruela —dijo el médico—, viruela maligna.

Isabel paseó la mirada por su casa, que ni siquiera disponía de chimenea. El techo, las paredes y las vigas estaban negras de hollín. Sobre la cocina de leña se apilaban un par de cazos, un montón de platos, cucharones de madera y un cesto con ciruelas; dos cántaros, una silla y multitud de aperos y herramientas estaban desperdigados por el suelo, donde una cría de cerdo y varios polluelos deambulaban a su antojo. Isabel reparó en la rueca apoyada contra la cocina, esa rueca para hilar lino que no faltaba en las casas de Galicia y que había sido la inseparable compañera de su madre, y entonces, de pronto, tomó conciencia de la realidad. Su madre acababa de fallecer. Era el jueves 31 de julio de 1788.

El contraste entre la miseria oscura del interior de la casa y el esplendor de la naturaleza del exterior no podía ser más punzante. Los campos de trigo, centeno y maíz que se extendían por las suaves lomas de los alrededores de la pedanía de Santa Mariña de Parada, en el municipio de Ordes, se habían teñido de oro. Pronto habría que segar. Las florecitas amarillas del tojo, un matorral que mezclado con plasta de vaca servía de abono, punteaban el monte. Por encima del canto de los pájaros, las campanas tocaban a muerto. Desde sus casas dispersas e igual de míseras que la de los Zendal, acudían los vecinos al entierro de la Ignacia, muchos de ellos descalzos, porque el campo estaba seco. Sus ropas remendadas de colores oscuros o pardos, impregnadas de olor a humo, se enganchaban con las zarzas de las silvas. No muy lejos de la iglesia adonde se dirigían se erguía el pazo del dueño y señor de la mayoría de las tierras del municipio, junto a un hórreo gigante de piedra donde atesoraba castañas y miel.

Los Zendal llegaban por uno de los senderos, caminando detrás del cadáver tendido en un carro que chirriaba, tirado por la vaca. Bordeado de manzanos, perales y castaños, y de grandes robles donde anidaban tórtolas y arrendajos, era el mismo camino que emprendía Isabel todos los sábados para asistir a la clase de alfabetización que impartía el cura en la parroquia. A pesar de que era una anomalía ser la única hembra en una clase «sólo para varones», el cura la había aceptado porque era espabilada, y también porque el hombre se cansó de discutir con la Ignacia. Harta de sentirse engañada con las pesas y las cuentas, la mujer había empleado toda su energía en vencer la terca oposición de muchos vecinos, y hasta la de su marido, para que la niña aprendiese a contar. Estaba lejos de sospechar que aquellas clases transformarían para siempre el destino de su hija. Para Isabel, aquellos momentos que parecían fuera del tiempo, los únicos en los que aprendió algo que no estuviera directamente relacionado con el mundo en el que había nacido, se habían acabado para siempre con la viruela de su madre.

En la sacristía, don Cayetano le señaló un papel sobre la mesa; el acta de defunción.

—Firma aquí —le dijo el párroco—, tú que sabes de letras.

Muy despacio, vacilando y con la mejor caligrafía posible, escribió su nombre. Luego leyó, en la parte inferior del documento, tres palabras:

—Padre, ¿qué significa pobre de..., solem...?

—Nada, hija. Eso es para que el entierro no os cueste nada.

Para el párroco, «pobre de solemnidad» no era sólo una definición, era un término de derecho que permitía que Ignacia Gómez, esposa de Jacobo Zendal, jornalero de toda la vida, un hombre quieto, de buen genio, sin posesiones ni tierras, fuese «acreedora de los beneficios procesales de la pobreza». Uno de esos beneficios era ser enterrado gratis en sepultura individualizada dentro del recinto de la iglesia, porque el coste lo asumía la propia parroquia.

De modo que a pocos metros de la iglesia, cuyos muros estaban cubiertos de rosas silvestres, alrededor de las cruces del cementerio, se fueron congregando los vecinos, sin acercarse demasiado a los familiares para evitar el contagio. La viruela producía un miedo cerval, sobre todo en las mujeres. Si bien la peste o el tifus podían matar más rápidamente, la viruela causaba un terror agudo por sus secuelas al provocar unas erupciones en la piel capaces de deformar para siempre los más bellos rostros. Para las mozas en edad casadera, aquello era peor que la muerte.

Isabel no recordaba haber visto a tantos vecinos juntos desde que el obispo de Santiago viniese siete años atrás con la misión de confirmar en la fe católica a los feligreses. Ahora, todos compartían una misma expresión de perplejidad atravesada de un destello de pánico. La muerte se había llevado por delante a una buena mujer que menos de una semana antes se encontraba bien. La mañana en que cayó enferma la habían visto ordeñar las vacas del amo y, por la tarde, acarrear grandes ovillos de lino.

De pronto le dieron unos sofocos, luego le subió la fiebre y por la noche se retorcía de dolor en la cama. Avisado el cura, mandó llamar al médico, que vivía en Ordes, pero el hombre no llegó hasta el tercer día. Demasiado tarde; aunque, si hubiera venido antes, tampoco hubiera podido hacer nada. La flor negra, como llamaban a la viruela, era cruel y antojadiza, sobre todo con los pobres.

A la hora de enterrar el cadáver, envuelto en un sudario sucio de tierra húmeda, Isabel se hizo un hueco entre sus hermanos. También ella quería participar en el último adiós a su madre; y así, juntos, depositaron el bulto en el fondo de una zanja profunda, y con una pala echaron cal viva y tierra. Arriba, en el borde, el jovial don Cayetano, abrazado a Jacobo, rezaba un responso por el eterno descanso de la difunta. Sus palabras, las mismas que usan los hombres desde el albor de la Historia para protegerse de la muerte, no ofrecieron gran consuelo. La Ignacia se había ido demasiado pronto, sembrando el desconcierto y el terror, y una pregunta que inevitablemente flotaba en el aire: ¿quién será la próxima víctima? Al alzar la cabeza, Isabel vio una bandada de pájaros surcando el azul del cielo. Pensó en el alma de su madre, que por no tener ni un real viajaba con lo puesto al más allá. Aun así, había que estar agradecidos al párroco, porque a modo de alivio dijo que iba a conseguir del dueño y señor de las tierras una misa rezada de dos reales a Nuestra Señora de los Desamparados, y quizás otra en la capilla de las ánimas de Santiago.

2

A sus trece años, Isabel asumió que le tocaba reemplazar a su madre. Tuvo que vaciar la casa de objetos, enjalbegar las paredes, luego rociarlas de cal viva y ventilar la casa un día entero. Eran las directrices de don Cayetano, que repetía en el púlpito los consejos del médico para evitar epidemias. En ningún momento permitió que sus hermanas la ayudasen; estar ocupada era para ella la única manera de conjurar la pena tan grande que le corroía el corazón.

Lo más duro fue reunir toda la ropa de su madre y lanzarla a la hoguera con ayuda de una horca. Le hubiera gustado quedarse con algún recuerdo, pero la viruela se lo llevaba todo: un jubón, dos faldas, un corpiño, tres pañuelos y la ropa interior, hecha toda de picote, un tejido áspero de lino urdido con trama de lana. Luego reunió toda la vestimenta de la familia y la hundió en un barreño para teñirla de negro: faldas, pantalones, chaquetas, chalecos y calcetines. A la suciedad acostumbrada que se incrustaba en la piel, de ahora en adelante se añadirían manchas oscuras difíciles de quitar, producidas por el corrimiento del tinte. Pero ese luto riguroso bien se lo debían a la Ignacia.

Hundidos en la melancolía, los Zendal no podían interrumpir su rutina diaria. Si habían trabajado siempre a destajo en el cultivo de tierras que no les pertenecían y en el cuidado de animales que tampoco eran suyos, ahora debían repartirse las tareas que solía hacer la madre de la familia, que era la primera en levantarse y la última en acostarse, siempre seguida de Isabel, su preferida, la mayor y la que más la ayudaba, la más viva y la más alegre también, y la más cariñosa. Su sombra. Cada niño que nace, no es una boca que come, son dos brazos que trabajan, se decía en Galicia. A los cinco años, a Isabel le gustaba ir delante de las vacas, marcándoles el camino para que hicieran un surco recto al arar la tierra. Los días de fiesta, tenía asignada la misión de vigilar la cocción del pote, que duraba horas en las que había que mantener viva la lumbre. A los siete años, después de pasar el sarampión, la mandaban sola a traer leña del monte, a por agua a la fuente o a por harina al molino. «Ya gana el pan que come», decía su madre, y aquellas palabras la llenaban de orgullo.

Sus mejores momentos, aparte de los que vivió con la sola compañía de su madre, eran de cuando la mandaban a pastorear. Acompañada de otros chavales, pasaban las tardes hostigando a las gallinas y alborotando ovejas, jugando con todo lo que la naturaleza ofrecía a los niños. Desde muy pequeña, no sólo trajinaba en las cosas de casa, haciendo encargos o recados de poca importancia, sino que también se ocupaba de sus sobrinos pequeños, que vivían a unos cien metros de distancia, en Grela de Arriba. Les daba de comer dos o tres veces al día, y más tarde les enseñó a comer solos. Cuando sus padres la necesitaron en el campo, se negó a dejar a sus sobrinos con la única compañía del perro y las gallinas. Le daba igual que todos los niños se criasen solos y a la buena de Dios; Isabel no estaba dispuesta a hacer lo mismo hasta que empezasen a andar. Y aun así, le costó. Era dócil acatando las instrucciones, pero cuando se trataba de niños, le podía el genio, ese que había heredado de su madre, y actuaba según el dictado de su conciencia.

Isabel dijo adiós a los cuadernos, los lápices y la clase semanal, ese paréntesis de sosiego en las arduas tareas del hogar y del campo. Se despertaba de madrugada, encendía una vela, daba de comer a los animales, prendía la lumbre en la cocina y ponía el cazo de leche a calentar, cuando había. A medida que los demás se iban levantando, se la servían en un cuenco al que añadían harina de mijo. Sentados en el suelo y apoyados contra la pared, desayunaban en silencio. Apenas comentaron la viruela que se había llevado a la Ignacia, por miedo de atraer el mal al mentarlo. Tampoco mencionaron los avatares del entierro: estaban acostumbrados a la fatalidad. Gente de pocas palabras, ahora la morriña los volvía más taciturnos. Sólo hablaban de alguna incidencia en la faena que se les avecinaba. Al terminar la leche, cada uno se metía en el bolsillo un trozo de tocino con un pedazo de pan de maíz que Isabel les había preparado para cuando hubiese que «tomar las once», como llamaban al almuerzo, y se despedían. La muchacha se quedaba fregando los cuencos y los cubiertos, y luego hacía lo que hubiera hecho su madre: recogía la ceniza de la cocina y la esparcía en el huerto a modo de fertilizante.

Y el día no había hecho más que empezar. Debía ocuparse de los sobrinos, la casa, los animales y el campo. Según las estaciones, también debía segar con la guadaña y trillar el trigo, recoger ajos y cebollas, empuñar el arado, sembrar berzas, habas, repollos y coles, podar los carvallos y cortar leña, cosechar el mijo, quitar las malas hierbas, ir con una hoz a recoger tojo al monte para hacer el lecho de las vacas del amo, preparar la tierra para la siembra del lino, hacer estopa, hilar..., una lista tan interminable como variada.

A esto se añadían las dificultades propias de cada temporada. La despensa estaba casi vacía desde el principio de la primavera, porque ya habían consumido el producto de la matanza del cerdo y de la cosecha de cereales del año transcurrido. Que en la época de más faena hubiera menos alimento para reponer fuerzas era una paradoja dura de encajar. Pero era así en todas las casas. A finales de verano, Isabel se quedó sin harina porque tuvo que devolver a las vecinas la que su madre había pedido prestada dos meses antes. También racionó la leche y los huevos, que eran buenos productos para vender o trocar. Pensaba arreglarse con berzas, habas, castañas, pan de mijo y tocino. No probaba carne fresca desde el invierno, cuando ella y su madre hicieron un pote en Navidad. A sus trece años, Isabel no conocía el pescado, y eso que vivía a pocos kilómetros del mar.

Aquella vida precaria era muy sensible a cualquier desequilibrio, por pequeño que fuese. Que lloviese más de la cuenta o que hubiera una sequía bastaba para que volvieran las penurias, el espectro del hambre y las epidemias.

3

Es lo que ocurrió durante el invierno que siguió a la muerte de la Ignacia. Confirmando el viejo tópico de que todas las desgracias llegan juntas, en octubre empezaron las lluvias, intensas como los ancianos no recordaban haber visto nunca. Día tras día, las nubes bajas y grises corrían por los campos descargando agua. Los arroyos se hicieron infranqueables, llegaban noticias de desbordamientos de ríos. Las goteras transformaban el suelo de las casas en un barro permanente. Limpiar era imposible. Con el frío, la mugre y el hambre, llegaron también las chinches y las pulgas. El ruido de las tripas vacías, de la gente rascándose y de las toses conformaba la banda sonora de aquella existencia. A pesar de todo, los campesinos inundaban de regalos al cura —unas castañas, unos grelos...— porque pensaban que así le comprometían para organizar nuevas rogativas. Cuanto más hambrientos y delgados estaban los vecinos, más engordaba el cura.

Tampoco se habían visto heladas tan persistentes como las de aquel año, que arruinaron las cosechas. El agua de la lluvia y el viento gélido se colaban por las grietas de las casas. Tanta era la humedad que muchas noches la familia Zendal dormía con la vestimenta mojada porque el calor de la lumbre no había podido secarla. Ya de por sí, la ropa abrigaba poco porque era de lino, y había sido lavada y remendada tantas veces que se deshacía. Se despertaban en mitad de la noche con los huesos congelados. Los niños eran las primeras víctimas de los azotes del hambre. Pululaban por doquier, sucios de barro, con los mocos colgando, cubiertos de harapos o desnudos, hiciese el tiempo que hiciese. Un día, al volver del pazo del amo con un cuenco de miel como tesoro (duramente conseguido después de trocarlo por un manojo de estopa), Isabel vio cerca de la iglesia al hijo de unos vecinos, un niño de siete años que conocía bien, y que lloraba desconsoladamente mientras se resistía a que don Cayetano se lo llevase del brazo. La madre se alejaba por el camino, tapándose la cara con las manos, como si no quisiese oír los gritos de su vástago. Desapareció entre avergonzada y desesperada.

Isabel se quedó tan perturbada que apenas durmió. Al día siguiente, después de misa, fue a preguntar por el niño. El párroco le explicó que la madre se había visto obligada a abandonar al pequeño por no poder alimentarlo, que él lo había mandado a la inclusa de Santiago, y que probablemente acabaría adoptado por una familia donde no pasaría ni hambre ni privaciones. Era fácil tranquilizar a una niña con mentiras piadosas. Lo que se abstuvo de contar don Cayetano fue la elevada tasa de mortalidad que hacía estragos en los hospicios. Tampoco contó lo que sabía por la vía privilegiada del confesionario, el hecho de que algunas familias, en épocas de hambruna, recurrían al infanticidio. Arrimaban al niño pequeño al lecho mientras todos dormían, y así, sin ruido ni sin que nadie se enterase, como sin querer, lo ahogaban hasta la muerte. «Accidente involuntario», decían luego los padres a las autoridades. Por eso en sus prédicas hacía hincapié en que los padres no metiesen a sus hijos en la cama con ellos, si eran muy pequeños, por el peligro de ahogarlos. Seguía así la recomendación del Manual de Confesores que, ante el cariz que había tomado el problema, la incluía entre las cuestiones primordiales que los clérigos debían recordar a los fieles.

Del hambre en el campo sólo se libraban los dueños de las tierras, los nobles y el clero. Todos los demás la sufrían en mayor o menor grado porque la mitad de lo que daba la tierra iba destinada a pagar las rentas y las simientes. En la cadena de la miseria, después de los niños, que se llevaban la peor parte, venían las mujeres. Como la tradición mandaba que debían dejar lo mejor de la comida a los hombres, acababan alimentándose poco y mal. Isabel y sus hermanas se conformaban con unas berzas flotando en un caldo claro, sin grasa, porque el tocino se acabó al terminar el verano. El resultado fue que la joven empezó a notar sus rodillas débiles. Tenía que sentarse o apoyarse al menor esfuerzo, como una anciana. A veces le daban calambres en la tripa y después de mucho trajinar se mareaba. O se echaba a llorar sin razón aparente, por pura debilidad. Si estaba sola seguía llorando sin parar y cada vez sentía más compasión de sí misma. Cuando sus lágrimas estaban a punto de secarse, se acordaba de su madre. «¡Dios mío, qué desgracia!», se decía, y repitiéndolo, volvía a provocar el llanto. Se daba cuenta de lo mucho que su madre la había protegido del roce de la vida.

En su trágica ausencia, la Ignacia estaba más presente que nunca. ¿Qué hubiera hecho ella?, se preguntaban los Zendal ante cada nueva dificultad, porque les costaba imaginarse que ya no volvería a entrar por la puerta. Su espíritu seguía flotando por encima de las lomas y en el interior de la casa, entre el suelo embarrado y las vigas renegridas del techo, y sobrevivían sus consejos, como el de tragar saliva para intentar saciarse, un truco que al principio funcionaba porque proporcionaba algo de alivio. O masticar astillas para engañar a las tripas. El efecto duraba hasta que las mandíbulas se cansaban de tanto esfuerzo inútil. El caso es que la echaban terriblemente de menos porque al mal tiempo, la Ignacia le ponía siempre buena cara. Con ella la tripa dolía menos, el hambre era una cruel broma del destino, el frío, un inconveniente pasajero. Sin ella, aquella vida era un infierno.

Aparte de los calambres en la tripa y los mareos, el hambre

provocaba un alud de sentimientos perversos. Primero sorpresa e injusticia: ¿por qué me pasa esto a mí?, se preguntaban. ¿Es que no cumplo como buen cristiano, no trabajo como una mula? Luego el hambre provocaba deshonra. A Isabel y a su padre les daba vergüenza reconocer que no tenían lo bastante para alimentarse, así que al principio disimulaban ante los vecinos. Pero eso no duraba, porque se necesitaban los unos a los otros: un día intercambiaban un huevo por un trozo de carne, si es que un vecino se había decidido a sacrificar un animal. O un cazo de leche por un pedazo de tocino. Nadie estaba a salvo de la humillación del hambre.

Pasado ese estado, los invadía la ira.

—¡Eso nos pasa por no pagar el diezmo! —clamaba la Francisca, aludiendo a la renta que cobraba la Iglesia.

Jacobo, como la mayoría de los labriegos que se rebelaban contra los abusos del clero, se resistía a pagar, lo que indignaba a su hija Francisca, tan supersticiosa. También echaban la culpa a las rentas que pagaban al amo, a la que debían al rey, a las alcabalas y a todas las fuerzas que se conjuraban en el mundo contra los pobres campesinos de Galicia, pero ese conato de rebelión lo ahogaba también el agotamiento físico. De modo que al final sólo quedaba una sorda desesperación. No era raro que, por las noches, algún miembro de la familia se despertase diciendo que olía a delicioso pan de centeno. De la desesperación al delirio no había más que un paso.

A pesar de todo, Jacobo hacía lo imposible para conseguir que la vida siguiese con un atisbo de normalidad. Le tocó tomar las decisiones más difíciles, como sacrificar la esquelética ternera antes de que muriese de inanición. Con lo que les dieron por ella, compraron tocino, simientes para el año entrante, harina, y unos chorizos para hacer una ofrenda de Pascua al cura. Una cosa era no pagar el diezmo y otra, olvidarse del trato personal. Uno podía odiar a la Iglesia, pero llevarse bien con don Cayetano era cuestión de sentido común.

Así capearon los meses más duros. Jacobo se sentía extenuado de vivir a merced de hechos que no podía controlar. Un año sin cosechas... ¿Y el siguiente? ¿Y si volvían las heladas? Por mucho que no quisiese enfrentarse a ello, la eventualidad de un cataclismo aún mayor despuntaba en el horizonte. Todos sabían que a rebufo del hambre siempre llegaban las pestes y las viruelas.

4

Los aguaceros tampoco daban cuartel. Al invierno más lluvioso del que se tuviese memoria le sucedieron la primavera y el verano más húmedos. Las cosechas de trigo y de mijo se echaron a perder. El mildiú atacó el lino, y las manzanas del Carmen se llenaron de gusanos. Familias enteras de campesinos encogidos por el hambre y el frío arrastraban por los caminos a sus niños y a sus ancianos buscando una oportunidad para trabajar. Al poco tiempo, acababan pidiendo limosna, de forma que los campos se fueron llenando de mendigos. Jacobo, que veía en ellos un reflejo de su precaria existencia, temió acabar igual. En casa sólo quedaban un cochino pequeño, una gallina y una escuálida reserva de tocino. Después de eso, no quedaría nada. No había futuro que no fuese más hambre. Y probablemente la enfermedad, como le sucedió a la Ignacia.

De modo que una mañana se levantó más pronto que de costumbre, salió de casa con cuidado de no despertar a nadie y se acercó sigilosamente al altillo que hacía de fresquera. Metió la mano y sacó dos huevos, que guardó en un bolsillo con cautela.

—¡Padre, deje eso ahí!

Las palabras de Isabel, que pasaba las noches en duermevela, le sobresaltaron.

—Se los voy a dar a don Cayetano —dijo Jacobo.

—¡Los vamos a comer hoy!

—Comeremos otra cosa.

—¿Otra cosa? ¡Si no nos queda nada!

Isabel siguió protestando vehementemente hasta que Jacobo la mandó callar. Y lo hizo en un tono tan firme que su hija bajó la mirada. Resignada, los ojos llorosos, se adentró en casa y se dejó caer en la silla porque le flaqueaban las piernas.

El cura vivía junto a la iglesia, cuyas piedras brillaban por el sirimiri constante. Un ama de llaves vestida de negro abrió la puerta e hizo pasar a Jacobo, que se limpió el barro de los zuecos antes de entrar. La chimenea estaba encendida; hacía calor y los efluvios a pimentón y cebolla que llegaban desde la cocina le sobrecogieron. Al ver las estanterías tan repletas, se le fueron los ojos detrás de los panes, las longanizas, los cestos de fruta, los quesos, las botellas de orujo y demás delicias que otros pobretones como él habían ofrecido a cambio de misas, bodas, bautizos o funerales. El cura le recibió a su manera campechana y afectuosa. Jacobo le tendió los huevos.

—No, hijo mío. No puedo aceptarlos. Sé muy bien por lo que estáis pasando y créeme..., rezo por vosotros.

—Padre, haga el favor...

Jacobo insistió tanto que el párroco pensó que venía a pedirle un favor tan grande que sería imposible hacérselo. Ya hacía conjeturas para preparar una negativa mientras colocaba los huevos en un cesto que había en la estantería.

—Padre, usted es el único que puede ayudarnos.

—No soy más que un instrumento de Dios, hijo mío.

Hubo un silencio, que Jacobo interrumpió con un carraspeo. Estaba avergonzado. Por fin dijo:

—Tengo que poner a mi hija a servir.

Don Cayetano alzó la vista al cielo. Se lo imaginaba.

—¿La mayor?

—Mi Isabel...

—¡Pero si no hay casas para tanto criado! —le dijo dándole una palmadita en el hombro—. Todos venís a pedirme lo mismo.

—Es que..., si viviera la Ignacia...

—Ya lo sé, lo sé, hijo —dijo el cura torciendo el gesto ante la expresión de desamparo de Jacobo—. Ella os protege, desde el cielo os ayuda.

—Seguro, padre... Ande, colóqueme a la *rapaciña*, tiene buena mano con los niños y no tiene miedo a trabajar. Dios se lo pagará.

—Si sé de algo, no dudes que lo intentaré, pero prefiero decirte ya que la cosa está muy difícil. No quiero darte falsas esperanzas.

Jacobo bajó la cabeza. El cura se levantó.

—Espera un poco... —le dijo.

Se acercó a su ama de llaves y le susurró algo que Jacobo no pudo oír. La mujer desapareció y volvió en seguida, con un paquete en la mano que le entregó al párroco.

—Toma, hijo... Os vendrá bien.

—No, padre, no..., si le debo yo todavía...

—Anda, anda, no me debes nada.

—Pero padre, yo quería... a ver si puede colocar a...

—Llévate esto y ten fe —le interrumpió don Cayetano—. La Ignacia vela por vosotros. Hala, ve con Dios...

No había más que hablar, y el párroco le acompañó a la puerta. Jacobo salió apretando el paquete contra su cuerpo, como si temiera que alguien se lo fuera a robar. En cuanto estuvo fuera del alcance visual del cura, lo abrió: era un buen pedazo de carne en salazón. No era la solución que le había pedido, pero era una buena limosna, un espléndido regalo del que estaba muy agradecido. «La Isa se pondrá contenta», pensó.

5

Después de haber perdido a su mujer, lo último que deseaba Jacobo Zendal era desprenderse de su hija, pero también sabía que era la única posibilidad de ponerla a salvo de la miseria y de sus secuelas. No sólo dejaría de ser una carga familiar, sino que también podría ayudarlos con envíos de vituallas, y quizás hasta de dinero. Además, aprendería modales y podría ascender en la vida. Todo menos quedarse varada en aquel mundo sin porvenir.

El cura, que apreciaba genuinamente a los Zendal y sentía afecto por aquella niña que había sido su alumna, se puso en marcha en seguida diciendo a todo el que quisiera oírle que tenía una buena candidata para alguna casa de categoría. Alertó a las parroquias de los pueblos de los alrededores para que a su vez los curas hiciesen correr la voz. Dadas las circunstancias, no albergaba gran esperanza de colocarla, pero hizo buenamente todo lo que estuvo en su mano.

Entretanto, tal y como había vaticinado Jacobo, algunos vecinos fueron cayendo bajo el abatimiento de una fiebre que al principio el médico definió como pútrida, ardiente, maligna y pestilente. Acometía a los más débiles sin otras señales que un frío, seguido de dolor de espalda, la sensación de tener las piernas de algodón, unas jaquecas como si fuese a reventarles la cabeza y un gusto a bilis en la boca. Unos notaban muy hacia el principio temblores en las manos y muñecas, y tenían el rostro y los ojos rojos, vigilias fuertes y delirio nocturno. Cuando, a los pocos días, brotaban por todo el cuerpo multitud de granos, el médico pudo ponerle nombre al mal: viruela. De nuevo Isabel vació la casa de todos los enseres para limpiarla a fondo. Luego la regó con abundante vinagre y acabó esparciendo por el suelo flores y hierbas odoríferas. Poco más se podía hacer, excepto cubrir las paredes con una lechada de cal. En esto estaba cuando apareció su padre, azorado.

—Deja eso y ven conmigo, vamos *cas* del cura.

—No puedo, padre —dijo Isabel.

—Sí, ven..., y lávate un poco, hija.

Dejó el cubo de cal a un lado y se lavó los brazos. Como no entendía la razón por la cual debía acompañarle, Jacobo le explicó que había ido a pedir colocación para ella, y añadió que no se lo había mencionado antes por las pocas esperanzas que había albergado. Pero quizás Dios y la Ignacia habían oído sus súplicas porque acababa de llegar a la aldea un párroco que venía en busca de una sirvienta para una muy buena familia. Quería entrevistarse con Isabel. Los estaban esperando.

La joven se sentía confundida. Su primera reacción fue de júbilo, porque ir a servir era el deseo más ferviente de casi todas las mozas de su edad; salir de la aldea —es decir, de la miseria— era una suerte formidable y ella lo sabía. Pero la idea súbita de abandonar a sus seres queridos, al Jacobo, a la Francisca, al Juan..., de alejarse del bienestar afectivo que compensaba la dureza de aquella vida, le provocaba una sorda desazón.

Nada más adentrarse en casa de don Cayetano, el olor a guiso provocó que Isabel tuviera un vahído. La joven estaba en los huesos. Ambos religiosos la miraron con interés. Era más alta de lo normal, lo que resaltaba su delgadez. Iba vestida de negro con una chaqueta raída y una falda que le rozaba los tobillos, el pelo azabache cubierto por un pañuelo lleno de rotos. Tenía las mejillas enrojecidas y la piel de las manos como un estropajo, con manchas blancas de cal en las uñas. Pero sus facciones eran regulares, lucía una sonrisa clara y, a través de sus grandes ojos negros, una mirada profunda y serena. Las penurias del último año habían borrado en ella todo vestigio de la niñez. Ahora era una mujer que, mejor vestida y alimentada, nadie dudaría en tildar de guapa. Pero estaba tan demacrada que el párroco de visita preguntó si estaba enferma.

—No, estoy bien... —respondió, juntando las manos nerviosamente.

Jacobo salió al paso:

—Tiene muy buena salud. ¡Nunca se pone mala, nunca!

—¡Lo que tiene la *rapaciña* es hambre! —soltó el ama de llaves.

Isabel, intimidada, bajó la mirada al suelo. El ama de llaves se le acercó y en voz baja le preguntó:

—¿Tienes hambre, nena?

La joven miró a su padre, como para preguntarle qué debía contestar, pero Jacobo no le dio pista alguna. Vaciló un instante, luego dijo de sopetón:

—Tengo mucha hambre, si me da un bocado de pan, de buena gana me lo comía.

Su franqueza hizo sonreír a los religiosos.

—¡Dele un cuenco y que se harte de pote! —espetó don Cayetano— ¡Y otro *pal* Jacobo!

—¡Voy *pa* la lumbre! ¡Venid conmigo!

Después de haber devorado en la cocina un cuenco a rebosar de pote humeante, padre e hija regresaron. Tenían otra cara. El párroco les explicó que podía colocarla de criada en casa de un personaje de gran relevancia en La Coruña. Al oír el nombre de esa ciudad, tan próxima y a la vez tan lejana, Isabel se atragantó. Si le hubieran dicho que la mandaban a otro planeta, el resultado no hubiera sido distinto. A sus trece años, nunca había

salido de la aldea, ni siquiera a Santiago, a tan sólo tres leguas de distancia. Como parecía tan desconcertada, el párroco preguntó:
—Tú quieres ir de criada, ¿verdad?
Isabel dudó. Primero dirigió la mirada hacia su padre, luego al cuenco de comida, y acabó por decir:
—Quiero.
—Mira que hay que trabajar mucho...
—Más que haya.
En ese momento, Jacobo interrumpió la conversación:
—Usted la conoce, padre.
—Como si fuese mi hija —dijo don Cayetano—. He puesto en el informe que es una moza de conducta moral intachable y cumplidora con la religión.
Jacobo asentía con la cabeza. El otro párroco siguió con sus preguntas:
—¿Te gustan los niños?
—Sí..., mucho.
Jacobo volvió a interrumpir:
—Ella sola ha criado a los sobrinos —dijo mirando al cura para conseguir su aprobación.
—Doy fe, doy fe.
—¿Y cuánto quieres ganar? —preguntó el párroco.
Ella volvió a mirar a su padre antes de contestar:
—Lo que me den.
—¿Prefieres la soldada por mes o por año?
—Como quiera.
—Empezarán pagándote diez pesos al año y tendrás dos uniformes, uno de muda. No tendrás ningún otro gasto. Estoy seguro de que con el tiempo te darán algo más, siempre que lo merezcas.
—Lo merecerá —le dijo don Cayetano.
—Bien, bien... —zanjó el párroco, ya convencido—, pues nada, partimos mañana en la diligencia que sale de Ordes por la tarde.

—Estate aquí a la una, *rapaciña*, que yo os llevaré a Ordes en mi carro —le dijo don Cayetano.

Isabel los miró con sus grandes ojos negros muy abiertos. No sentía nada, tenía la mente como envuelta en una niebla espesa. No sabía si lo que acababa de ocurrirle era un cataclismo o una fabulosa oportunidad. «¿Mañana? —pensó—. ¡Pero si ya es casi de noche!» Consiguió disimular su turbación y se despidió.

Afuera llovía. De camino hacia la casa, ni el padre ni la hija abrieron la boca. En los pobres existía la aceptación tácita de que no se elegía el destino. Éste se imponía, la mayoría de las veces para mal, algunas para bien. Pero siempre de forma ineluctable.

Esa noche, cuando se metió en el hueco de la cama donde dormían todos, Isabel hundió su rostro en la paja del lecho para ahogar sus sollozos. Jacobo la oyó. Alargó el brazo y le cogió la mano. Era un gesto que no había hecho desde que era pequeña. Luego la abrazó, y así durmieron la última noche que pasaron juntos, entre los ronquidos, las toses y las respiraciones de los demás.

6

El día despuntaba en el horizonte cuando llegó a La Coruña, hundida en el asiento de la diligencia que había circulado toda la noche por un camino castigado por las lluvias. Despertó con dolor de huesos, apesadumbrada, y al mirar por la ventanilla vio el mar a derecha e izquierda, negro, inmenso y tan tenebroso que sintió miedo. Pronto el carruaje se adentró en la ciudad, una auténtica fortaleza amurallada, y atravesó el istmo cuyos mayores edificios daban a la bahía, la parte más protegida, mientras que los que lindaban con la tempestuosa ensenada del Orzán eran más modestos y pequeños. Las plazuelas del barrio de Pescadería, el más popular, estaban bordeadas de edificios porticados como Isabel no había visto nunca. Por las puertas del mar abiertas en las murallas vislumbró a los pescadores que regresaban de su faena y varaban sus barcas en los arenales de la bahía, donde extendían las redes para repararlas. Todo era nuevo en aquel enjambre de casas rodeadas de mar y azotadas por el agua y el salitre. Sin embargo, los huertos diseminados por la ciudad, la profusión de animales domésticos deambulando por las calles y la acumulación de inmundicias recordaban la proximidad de la aldea que acababa de dejar.

No ocurría lo mismo en la ciudad alta, el antiguo casco urbano también amurallado, la parte noble. Los edificios suntuosos de la Administración, la Colegiata, la Capitanía General, las espléndidas iglesias de Santiago y Santa María, y las lujosas mansiones de los aristócratas ilustres, eran edificios deslumbrantes. Pero lo que más le llamó la atención fue, al final del cabo, a lo lejos, una torre que lanzaba destellos de luz y que no se parecía a ningún otro edificio.

—Se llama la Torre de Hércules —le dijo el cura—; es un antiguo faro romano.

—¿Faro? ¿Qué es un faro?

—Su luz sirve para guiar a los barcos en la oscuridad.

La Coruña era ante todo un puerto resguardado del océano. Se oían las maniobras de los barcos al entrar en la bahía, porque no había ni muelles ni embarcaderos. Un trasiego de botes aseguraba las operaciones de carga y descarga de los navíos fondeados. Por esta parte de la ciudad no circulaban animales sueltos, y el ruido de los cascos de los caballos retumbaba sobre los adoquines brillantes. La diligencia se detuvo frente al número 36 de la calle Real, un edificio de cuatro plantas, propiedad de Jerónimo Hijosa, comerciante próspero y uno de los hijos más ilustres de la ciudad. El cura dejó a Isabel a cargo de la sirvienta, que les abrió la puerta de servicio, una antigua esclava mulata oriunda de Cuba que trabajaba con su marido en el cuidado de la casa. Al observar a la recién llegada, con ese aspecto tan pobretón, las facciones marcadas y las ojeras pronunciadas, la liberta hizo una mueca de disgusto.

—Ven conmigo, *m'hija*...

Subieron dos pisos y entraron por la cocina. Le indicó su alcoba y, doblado sobre la litera, el uniforme que debía enfundarse para atender a los señores. Era una habitación pequeña pero limpia, blanca, con una ventana que daba al mar. Isabel dejó el miserable hatillo que llevaba consigo y tuvo ganas de tumbarse y dejarse vencer por el sueño, pero la mulata no se lo permitió. Tenía que presentarle a la cocinera y demás personal de servicio, enseñarle dónde se guardaba la vajilla y la cubertería, dónde estaba el lavadero, el cuarto de plancha, la leñera, el lugar de las basuras y el funcionamiento de las chimeneas.

La voz lejana de la señora de la casa las interrumpió. A Isabel se le heló la sangre. Se le hizo un nudo en la garganta por el pánico de encontrarse con la que, a todos los efectos, era la dueña de su vida. Tenía unas ganas irreprimibles de salir corriendo. Algo debió de percibir la mulata porque le preguntó si se encontraba bien, a lo que Isabel respondió que sí, al tiempo que se secaba con la manga las incipientes lágrimas que brotaban de sus ojos. Le atenazaba una aguda nostalgia de la aldea. Tímidamente preguntó, aludiendo a la costumbre que imperaba entre los criados de las casas de Galicia:

—¿Me tengo que poner de rodillas?

—No, aquí eso no hace falta...

Entraron en el salón, y ya fuera por el cansancio o el desconsuelo que le nublaban la mente, el caso es que creyó estar viviendo un sueño. Esa casa no se parecía en nada a la del amo y señor de la aldea, que era lo más rico y lujoso que había conocido hasta entonces. Se encontró en un universo de estatuas, vitrinas con relojes incrustados de pedrería, sillones de terciopelo y oro, alfombras, lámparas en el techo cuyos cristales reflejaban la luz del sol y bailaban, un piano, y un loro de plumaje rojo dentro de una jaula inmensa que repetía palabras desconocidas.

—Don Cayetano me ha hablado muy bien de ti...

Doña María Josefa del Castillo, esposa de don Jerónimo Hijosa, era una mujer guapa, distinguida, amable y comedida, vestida de manera sencilla, sin joyas ni galas y con el cabello de mechas rubias recogido en un moño. Isabel había oído tantas historias de criadas tratadas peor que perros, víctimas de reprimendas, de insultos y hasta de golpes delante de personas ajenas que, nada más conocer a su señora, entendió la suerte que había tenido. Esa mujer era lo contrario de la rica de la aldea que miraba a todos por encima del hombro.

—Estás en los huesos, hija mía... —dijo con su voz cálida—. Bueno, aquí comerás bien.

Isabel, intimidada, asintió con la cabeza.

La mulata se adelantó:

—Ya le he explicado que tiene que servir la mesa, llevar los desayunos a las alcobas, mantener la lumbre de las chimeneas y ayudarla a vestirse y a calzarse.

—Esto último no es necesario; para eso la tengo a usted —zanjó la señora. Volviéndose hacia Isabel, le dijo mirándola directamente a los ojos—: Isabel, ¿te ha dicho el cura por qué te hemos traído a trabajar aquí?

—No, señora...

—Es sobre todo para ocuparte de mis hijos, dos niños que conocerás a la vuelta del colegio. Me han dicho que sabes leer y escribir...

—Algo de letras sé.

—De eso sabrá, pero de servir la mesa *na* de *na* —interrumpió la mulata.

—Verdad es... —dijo Isabel bajando la vista, avergonzada.

—Bueno, ya aprenderás. Lo esencial es que te ocupes de los niños, los vistas, los lleves a la escuela, juegues con ellos, les hagas leer y repasar las tareas... Para eso te hemos traído.

—Sí, señora...

—Librarás los domingos por la tarde, de tres a siete.

—Bien, señora.

Ahora lo entendía. Las clases de alfabetización que había seguido con el cura de la aldea constituían esa pequeña diferencia que le había permitido destacar y conseguir ese puesto. Apartó de su mente la idea de no estar a la altura, porque temía leer y escribir peor que los niños. Se acordó de su madre, la Ignacia, y sintió que desde el más allá seguía tirando de los hilos de su destino.

Estaba agotada por tantas emociones, por lo distinto que era todo, por el contacto con gente extraña. Lo más duro de soportar fue el trato de los demás criados, que oscilaba entre el reproche y el desdén. Las pobres chicas como ella, recién llegadas de la aldea, eran consideradas el escalafón más bajo. Que supiera de letras no hizo más que añadir leña al escarnio. Ignorando las palabras de doña María Josefa, la mulata le hizo limpiar y raspar la cocina de hierro con piedra pómez hasta que se dejó el pellejo de las manos, le hizo fregar el suelo de madera con cepillo y jabón, le enseñó a sacar brillo al calzado, a almidonar la ropa y la obligó a mostrar sus dotes de planchadora. Cuando, exhausta, se puso el uniforme negro con delantal blanco, que tenía el cuello y los puños de encaje para así presentarse al señor de la casa, sintió de nuevo la pulsión de volver corriendo a la aldea. Pero don Jerónimo Hijosa se mostró tan amable como su mujer:

—Aquí no te faltará de nada, hija mía —le dijo en tono paternal.

E Isabel tuvo ganas de llorar de puro reconocimiento.

Más tarde conoció a los niños. La mayor, Mariana, tenía diez años, y su hermano Gonzalo, siete. Iban muy bien vestidos, eran alegres y educados, y en seguida supo ganárselos. Le bastó con imitar los sonidos de los animales del campo para hacerlos reír. Tenía un repertorio interminable, y acabó imitando al ganso, a la gallina, a la vaca, al pájaro, al perro y al grillo. Qué diferentes eran de sus sobrinos. Éstos tenían la piel muy blanca y lisa, una dicción perfecta, y eran capaces de tocar melodías al piano. Eran altos como los adultos de la aldea. Leían mejor que ella, tal y como se había temido, pero los padres no parecieron sorprendidos y no se lo reprocharon. Al contrario, le dieron un fajo de pliegos de cordel y hojas volanderas que utilizó para mejorar su lectura. Por las noches, en la cama, desde donde veía por una esquina de la ventana la luna y las nubes veloces, las leía de principio a fin, sin omitir ni los anuncios. Aquellos niños no sólo eran un dique de contención contra los abusos de los otros criados, sino que en seguida constituyeron su anclaje emocional. Los estrujaba en sus brazos, los mimaba, los besaba, jugaba con ellos al escondite, a la rayuela y al juego de codín y codán. Por las mañanas les sacudía la modorra con el desayuno, les estiraba los calcetines, les ponía el uniforme, los guantes y la bufanda, y entre la bruma de la ciudad los llevaba al colegio. De noche, brincaba con ellos, les ponía el pijama, les leía un cuento y los llevaba al orinal antes de acostarlos. Pronto formaron una pequeña familia dentro de la familia.

7

Isabel aprendió a trabajar tan rápidamente que los demás criados dejaron de tratarla como a una novata. Su gran defensora era la cocinera, una mujerona gruesa y alegre, picada de viruela, con triple papada y ojillos risueños, oriunda de una aldea no muy distante de la suya. Se dio cuenta de que la chica no ahorraba esfuerzos a la hora de trabajar, ni les endosaba la tarea a los demás si se presentaba la ocasión. Al contrario, lo acometía todo con la seriedad y el sentido de la responsabilidad del que desde pequeña había hecho gala. Su carácter discreto y afable, el cariño que era capaz de prodigar a los hijos de la familia, su buena disposición y su lealtad eran cualidades muy apreciadas por todos, incluido don Jerónimo, acostumbrado a distinguir la valía de la gente.

Qué rápido se acostumbró Isabel a no pasar hambre. Al igual que las demás criadas, comía los restos que quedaban en la fuente en la que servía a los señores. La cocinera ya se encargaba de que sobrase mucha comida. Y aunque estaba fría cuando le tocaba, se lo zampaba todo con voracidad, resarciéndose así de las privaciones pasadas. Con la buena alimentación y sin la angustia de enfrentarse a la escasez, su físico empezó a relajarse. Dejó de tener la mejillas enrojecidas, la tez devino más pálida y se fueron suavizando las aristas de su rostro. Al principio, cuando salía a la calle, se escandalizaba viendo a las damas vestidas con faldas un poco por encima de los tobillos, demasiado cortas para su gusto.

—Van a la moderna —le dijo la costurera que acudía a la casa a diario.

Le explicó que eso era lo normal. Como lo era llevar enaguas, una prenda fina que Isabel desconocía.

—El ruido del roce con la falda gusta mucho a los caballeros —seguía diciéndole la pícara modista, e Isabel la miraba sonrojada.

Poco a poco fue cambiándole la fisonomía, desarrolló el pecho y se le redondearon las caderas. La costurera tuvo que ensancharle el uniforme varias veces y le confeccionó un vestido de calle hecho de un tejido ligero como Isabel no había visto nunca. Al ganar peso y estirarse como una planta abonada, ganó en aplomo y sobre todo en belleza.

La Coruña, por su condición estratégica, estaba plagada de soldados:

—Semejante zanja y yo sin botas...

Le llovían los piropos y ella bajaba la vista mientras el rubor le encendía las mejillas.

Aquella ciudad era demasiado grande para Isabel; no se sentía segura en sus calles, que sólo pisaba para hacer los recados imprescindibles. Los domingos prefería jugar con los niños a ir de paseo, porque le asustaban las multitudes y los halagos procaces de los hombres. Además, nunca se pasaba frío en casa de los Hijosa. Era algo excepcional, porque entonces se pasaba frío en todas partes; en las casas ricas por avaricia, y en las pobres por miseria.

Poco a poco se fue enterando de la historia de su protector. Le contaron que don Jerónimo, nada más llegar de Medina de Rioseco, el pueblo castellano de donde era oriundo, se dedicó a importar centeno, maíz y trigo por barco desde Santander y desde el suroeste de Francia para aliviar la hambruna que azotaba La Coruña.

—El trigo del mar —le contaba la cocinera— lo vendió baratísimo. Decían que perdía dinero, y es posible que fuera así. Pero lo que dejaba de ganar por un lado —hacía una señal con sus dedos que evocaba los billetes— lo ganó por otro. Se metió a la gente en el bolsillo. Y no digamos a las autoridades. Ahora exporta vino de Ribeiro, pescado en salazón y tejidos a toda América, desde Filadelfia a Chile, e importa cacao y azúcar de América. ¡Y todo con su propia flotilla de barcos!

—Un caballero avispado —decía el deshollinador, que pasaba tardes enteras en compañía de la cocinera, que le mimaba con algún dulce o con restos de una comida rica.

Isabel daba gracias a Dios por la suerte que había tenido de caer en casa de un miembro de la pequeña élite de la ciudad, compuesta por comerciantes gallegos, vascos, catalanes y franceses.

—Los ricos han llegado todos al mismo tiempo —decía el deshollinador—, llegaron cuando cambió la ley y se abrió el puerto al comercio con las Américas en 1778. Vinieron a aprovecharse.

—¡No digas *parvadas*, tú! —le espetaba la cocinera—. ¿Quién ha pagado la reforma de la Torre de Hércules? ¿Quién ha pagado las obras del camino de Madrid? El Cornide, el Barrié, y el amo aquí. Así que deja de *falar palla, envexoso*.

—¿Envidioso yo? Envidia tienen ellos de los ministros del rey, de los nobles, de los regidores del Consello...

Todos sabían en la ciudad que don Jerónimo había tenido que viajar a Valladolid para tramitar su expediente de hidalguía y demostrar que sus antepasados estaban «limpios de toda mala sangre de moros, judíos o de otra secta reprobada por el Santo Oficio de la Inquisición». La élite de los ricos ansiaba pertenecer a la hidalguía coruñesa, y eso resultaba difícil, porque era cuestión de sangre, no de riqueza ni de talento para los negocios.

Hasta un año después de llegar, Isabel no empezó a disfrutar de su tarde de permiso semanal, y lo hacía sólo cuando alguna otra criada, o la cocinera, le proponían acompañarla. Acicalada y vestida de calle con la ropa confeccionada por la costurera, parecía otra: el talle ceñido, el cabello cubierto de un paño vistoso y una mantilla sobre los hombros, el andar resuelto y hasta distinguido; era una moza sin edad, una flor espigada que rezumaba una sensualidad inocente. Un domingo aceptó la propuesta de otra sirvienta de asistir a la gran celebración anual, la procesión del Voto de la Pólvora. Era una festividad que los coruñeses, traumatizados por la explosión de un polvorín que dos siglos antes había causado doscientos muertos, celebraban en acción de gracias por que no hubiera habido más víctimas. La Coruña vivía al ritmo pacato de sus tradiciones, ajena al eco revolucionario que retumbaba en el resto de Europa. Bajo el sirimiri constante, entre el olor a incienso y el humo de las velas, ambas mozas se unieron al río de vecinos que clamaban rezos, unos alegres como si estuvieran bebidos, otros caminando adormilados. Participaba el grueso de la población: militares, escribanos, médicos, taberneros, artesanos, empleados de las fábricas de mantelería y sombrerería, hortelanos, albañiles, todos con sus familias. De pronto Isabel distinguió, entre el gentío de penitentes y devotos, a un militar que llevaba un rutilante uniforme. Si le había llamado más la atención el uniforme o el hombre que lo portaba era una pregunta que se haría innumerables veces en el futuro. El caso es que, en aquel momento, le resultó imposible no fijarse en aquel soldado, cuya cabeza asomaba por encima de la multitud. Era moreno, tenía el pelo oscuro, con un mechón que le caía sobre la frente, patillas de lince, la nariz aquilina, la sonrisa deslumbrante y ojos vivaces que le devolvieron la mirada con curiosidad.

—¿Quién será? —preguntó a su acompañante.

—No mires —le contestó la sirvienta, tirando de la manga de Isabel hacia abajo, lo que le hizo bajar la vista.

Pero eso era pedir lo imposible... ¿Cómo podía apartar la mirada de esa casaca con collarín carmesí, esa chupa y calzón blancos, esa cucarda de lanilla encarnada, esos correajes cruzados de cuero, esa cartuchera de vaqueta negra y esos zapatos con hebilla de metal? De modo que la muchacha hizo lo que le vino en gana, alzó la cabeza, se echó la mantilla hacia atrás y sonrió al desconocido lanzándole un *doce ollar,* como le reprochó luego su compañera. Ni ella misma supo cómo había tenido la osadía de semejante gesto. En ese preciso instante, debió de creer que se enfrentaba a su destino, inexorable, que veía refulgir en los botones dorados y brillantes de aquel uniforme.

—Ésos se pasan el día moceando —le dijo su compañera—. No son de fiar...

Isabel calló. Pero su «dulce mirada» había sido una invitación al cortejo.

8

Isabel pronto lo olvidó, y volvió a la rutina de su vida. Por la red de información que los curas mantenían en toda la región le llegaban puntuales noticias de la aldea. Algunas buenas, como que su hermana Francisca se había casado con un vecino que conocía desde la infancia; otras malas, como que su padre había sufrido una recaída de una pulmonía y permanecía encamado. Cuando los niños dormían, Isabel escribía cartas a su familia, y se imaginaba al cura leyéndoselas a su padre o a sus hermanos. Y le parecía entonces estar oliendo los aromas del campo, creía sentir el frío pegado a la piel en la noche oscura de la aldea. Añoraba a su familia, pero no echaba de menos aquella vida, al contrario. Y menos aún a partir del momento en que el soldado del deslumbrante uniforme reapareció por sorpresa. «¿La puedo ayudar?», le preguntó mientras ella se esforzaba en llenar un cántaro con agua de la fuente. Lo reconoció en seguida; lo hubiera reconocido entre mil. Sin darle tiempo a responder, el soldado se agachó y tanto se acercó a su rostro que Isabel se sintió azorada. Percibió su fragancia a cuero y a tierra, que se le grabó en el cerebro para siempre. No pudo contestar, tampoco era necesario, el soldado ya acarreaba el cántaro.

—Me llamo Benito Vélez, la vi el otro día en la procesión de La Pólvora, y desde entonces no he *parao* de pensar en usted... ¿Cómo se llama?

Isabel balbuceó su nombre.

—No hay nombre más bonito —dijo él con total certeza, y con acento andaluz—. Soy de *Graná*... —añadió.

El hombre tenía arte para el moceo. Hablaba con una voz aterciopelada, como si la conociese de toda la vida, como si el encuentro con ella hubiera sido predestinado. La devoraba con los ojos mientras se atrevió a colocarle el paño que le cubría la cabeza y que se le había desajustado.

—Deje que se lo coloque, *ja* mía... —Aprovechó para pasear el índice por el rostro, muy lentamente y con cierto descaro—. Pero qué carita más guapa...

Isabel, paralizada por una mezcla de miedo y placer, tragó saliva. Un escalofrío le recorrió el espinazo. No es que no supiera qué decirle, es que no podía hablar. Nunca había conocido a un chico tan atrevido, dicharachero y desenvuelto, completamente distinto a los pocos que había frecuentado hasta entonces, que hacían un cortejo modoso, aparentando mansedumbre. Éste era todo fuego, todo pasión. Era cabo en la compañía de fusileros del Regimiento de Infantería Castilla número 16, una unidad del Ejército Real recién creada por el duque del Infantado para defender España del fervor revolucionario de Francia.

—Pero no soy soldado porque me guste —puntualizaba—. Me llamaron a filas y mi familia me obligó a alistarme. Yo quería esconderme, porque lo mío es América...

La verdad era un poco distinta: su familia era demasiado pobre para pagar y eximirle así del servicio militar. Al contrario, veían en el ejército un alivio, porque tendrían una boca menos que alimentar. Eran diez hijos.

—En América —le decía a Isabel mirando al horizonte— no hay que inclinarse ante nadie, uno puede caer y comenzar de nuevo; allí el más humilde triunfa.

Parecía saberlo todo sobre los barcos correo que habían hecho el trayecto desde La Coruña hasta Buenos Aires, cargados de campesinos gallegos que iban a colonizar el Río de la Plata. Hablaba de la Nueva España, de Cuba o de Perú con profusión de detalles, como si hubiera probado el frescor punzante del maracuyá, como si hubiera comerciado con esmeraldas en Cartagena de Indias o como si se hubiera codeado con lo más granado de la sociedad criolla. Hablaba de la existencia de ciudades de oro, de un reino en la selva dominado por mujeres amazonas, de carromatos llenos de lingotes, de aguas que curaban las enfermedades... De la riqueza de esas tierras y de lo fácil que sería para un hombre de su valía hacer fortuna no le cabía la menor duda.

—Pero ¿qué son esos sueños si no tengo a nadie para compartirlos? —le preguntaba mirándola fijamente a los ojos—. Hay que irse, alejarse del barullo de las guerras. Mira lo que pasa en Francia... Aquí todo se va a tomar por saco.

Isabel le escuchaba embelesada, haciendo un esfuerzo para entenderle bien. Nunca había oído palabras como *océano* o *indígena* o *continente*. Le parecía que alguien que se expresaba con tanta seguridad y con tanto conocimiento no podía estar equivocado. Menos aún cuando le confesó, adoptando un tono grave, que no quería irse solo; que quería formar una familia con la moza que le quitaba el sueño desde que sus miradas se cruzaron en la procesión del Voto. Así se lo dijo la tercera vez que se vieron. También le confesó que había conocido otras mujeres, pero ninguna como ella.

Isabel se derretía porque no estaba acostumbrada a ser el centro de la vida de nadie. Tampoco se atrevía a hacer preguntas o a poner pegas, no fuera a empañar el cristal a través del que su soldado miraba la vida. Era mucho más bonito dejarse llevar por la ensoñación que cuestionar la rapidez y la intensidad de los sentimientos que le embargaban a él. «Está arrebatado —pensó—, y eso es el amor.» El caso es que, paseando a su lado, le daba la sensación de caminar sobre una nube. Cuando estaba con él, lo olvidaba todo, su lugar en el mundo y hasta la hora que era. A su vera se sentía plena, invadida de una dicha que era incapaz de definir. Pensaba en él a todas horas, mientras hacía la casa, lavaba la ropa o servía la mesa. Sólo cuando estaba con los niños conseguía apartarlo de su mente, pero por poco tiempo.

De no querer salir los domingos por la tarde, pasó a contar las horas para que llegase el ansiado momento de reunirse con su mozo. Se ajustaba la ropa que ahora lavaba con jabón de rosas, se engalanaba el pelo con lazos en las trenzas y se ponía un collar que le prestaba la cocinera, que, sin embargo, le cantaba mientras removía el puchero: *Non te namores, miniña; miniña, non te namores, das palabriñas dos homes.*

Hasta entonces, la única experiencia amorosa que había tenido Isabel se había limitado a dejarse manosear por el hijo de otros labriegos de la aldea mientras se revolcaban en los campos de trigo, y más tarde a jugar a que se casaban, simulando la práctica sexual, tumbados el uno sobre la otra, pero sin desvestirse. El juego se detenía cuando ella, sintiéndose culpable por la urgencia del deseo, se incorporaba, ajustaba sus botones y se sacudía las briznas de paja de la ropa.

Con Benito era distinto. Ni la culpa ni la vergüenza ni el qué dirán eran suficientes para contener el incendio de amor que la consumía por dentro. Aun así, consiguió zafarse de un beso en la boca que el cabo intentó plantarle cuando paseaban cerca de la Torre de Hércules, una tarde de viento. Era su deber demostrar que no era una chica fácil, a pesar de lo necesitada que estaba de un gesto de ternura..., ¡pero cuánto le costó! Al segundo intento, cerró los ojos y se dejó llevar, y murió de gusto con aquel beso, lo más grandioso que había vivido jamás. Pero no estaba dispuesta a ceder más terreno porque sabía por las amigas de la aldea que la mejor forma de conseguir a un hombre era negándole favores, por mucho que él la divirtiese con sus versos y sus chistes y la ablandase con piropos y palabras de amor, mientras la acompañaba de la feria hasta la casa, de noche, entre risas y bromas.

9

España entera llevaba décadas viviendo el drama de lo que se llamaba «la contribución de la sangre», sombra funesta que planeaba sobre generaciones de jóvenes. En la ciudad de Alicante, nada más cumplir diecisiete años, el nombre de Francisco Xavier Balmis y Berenguer salió en el sorteo de los reclutados para el ejército como «primera clase de vecino pechero». *Pechero* era la condición social que no venía determinada por la riqueza, sino exclusivamente por la obligación de contribuir al pago de algún tipo de impuesto personal, o simplemente servir en el ejército, la famosa «contribución de la sangre». Un pechero era lo contrario de un exento, fundamentalmente un privilegiado, bien porque pertenecía a la nobleza o al clero, o por merced real. Exentos eran los quinientos mil hidalgos y todos los que recibían tratamiento de usía o vuecencia. En la oficina del Cabildo lo midieron —cinco pies, tres pulgadas y cuatro líneas, es decir, un metro y sesenta centímetros— y le inscribieron en el libro de quintas. Desesperado ante la perspectiva de ser reclutado, Balmis se dio cuenta de que, a pesar de haber estudiado mucho y de formar parte de una familia muy querida en su ciudad, se encontraba en lo más bajo del escalafón social. Fue la primera gran decepción de su vida.

Bajo de estatura y de complexión fuerte, con un tic que le

hacía parpadear a intervalos regulares, pero aún más cuando se ponía nervioso, al joven Balmis, bautizado con el nombre de Francisco Xavier en honor al santo del día en que nació, el 3 de diciembre de 1753, le gustaba sobre todo estudiar, leer e investigar. La vida al aire libre y el ejercicio físico no eran lo suyo: corría de manera torpe, carecía de agilidad, y siempre había sido el hazmerreír de los chicos que jugaban con él en la plaza. Imaginaba con terror el acoso al que sería sometido en el ejército, con el agravante de no poder refugiarse en su casa.

Había nacido en una familia cuyos miembros —su padre, su abuelo, su tío y su cuñado— pertenecían al gremio de sangradores-barberos-cirujanos. Tuvo una infancia feliz, arropado por una madre muy protectora y rodeado de una amplia familia bien relacionada. Su casa estaba siempre llena de pacientes que venían a hacerse curas, a aliviarse la sangre con sanguijuelas o a que su padre o su abuelo les cosiesen la piel de una herida. Su juego favorito era hacer de ayudante, ordenar los instrumentos y las gasas para poder entregárselos a su padre cuando se lo pidiese. Muchos pacientes volvían con un regalo —un tarro de miel, unos nísperos, un queso— como muestra de agradecimiento por encontrarse mejor. Así fue contagiándose de la vocación familiar, de manera cada vez más intensa, respaldado por una memoria excepcional para recordar datos y fechas.

«Nuestro oficio es ayudar a la gente», decía su abuelo. Una frase que hizo mella en el niño, que soñaba con salvar gente como lo hacían su padre, su abuelo o los Mataix, otra familia de cirujanos, amigos íntimos de los Balmis, que vivían cerca y cuyos hijos fueron sus compañeros de juegos antes de que prendiese en él la llama de la vocación. Muy pronto dejaron de interesarle los otros niños, y prefería el contacto con los adultos. Salvar gente era lo propio de los héroes, y él soñaba con ser un héroe de la cirugía. Habiendo sido testigo de tantas operaciones, en su casa y en la de los Mataix, desde pequeño se acostumbró a ver la sangre, los músculos desgarrados, las venas cortadas como simples tuberías, los abscesos extirpados a golpe de bisturí. No le impresionaba; al contrario, azuzaba su interés por la complejidad del cuerpo humano.

—Padre, ¿por qué tiene este hombre un bulto aquí?, ¿por qué coses primero, es que no le puedes limpiar todo eso?

—Niño, calla, que me confundes.

—¿Para qué sirve el bazo?

Preguntaba tanto y con un vocabulario tan pedante que exasperaba a su padre, a su abuelo y a su madre:

—Nene, no seas tan resabiado. Vete a jugar a la plaza.

A la madre le preocupaba que su hijo prefiriese el contacto con los adultos al de los chicos de su edad. Le habían dicho que al pequeño Francisco Xavier le gustaba ganar siempre e imponer sus propias reglas. Por eso, acababa mal con sus compañeros, que además se mofaban de su manera patosa de abrocharse los cordones. Siempre que volvía de la plaza, lo hacía llorando después de una rabieta. Se encerraba a leer libros de medicina y era capaz de quedarse absorto en sus pensamientos durante horas, meciéndose como un caballo maltratado. Cuando oía llegar a los pacientes, corría a reunirse con su padre. Ante los numerosos casos que no tenían solución, cuando el niño preguntaba, el padre le decía:

—Si no se puede curar, se debe ayudar; si no, consolar; y si no, acompañar.

Los Balmis, así como los Mataix y la gente que vivía de su ingenio y trabajo, estaban impregnados de la influencia humanista del siglo de la Ilustración. El joven Balmis comenzó a estudiar latín y humanidades, materias indispensables para un aspirante a cirujano, a quienes de hecho se los llamaba «cirujanos latinos». A los dieciséis años, había aprobado latín y dos años de filosofía, y ganó una plaza de practicante en el Real Hospital Militar de Alicante. Seguía soñando con hacerse famoso por sus servicios a la humanidad.

Como buen estudiante, tenía un futuro prometedor. Su presente era confortable y placentero desde que Josefa Mataix, la hija mayor de la familia amiga de su padre, le declarase su amor. Era siete años mayor que él, tenía un físico poco agraciado con un rostro alargado y huesudo, y había fracasado en varios intentos de encontrar marido, pero era dicharachera y más culta de lo normal.

—Es que... te he visto siempre con las ideas tan claras, el ánimo tan resuelto que... que... —Él no se inmutaba. Josefa prosiguió—: Mírame a los ojos, anda. Aunque sólo sea una vez...

Tenía dificultades para entender las emociones de los demás. Josefa recordaba haber oído decir a la madre de Balmis: «¡Este niño es que ni siente ni padece!». Pero era ingenuo y carecía de malicia. Balmis tuvo que hacer un esfuerzo sobrehumano para mirar a Josefa a los ojos, y ésta le plantó un beso en la boca como un torero hubiera plantado una estocada. Cuando se separaron, parecía que Balmis, en lugar de disfrutar de la emoción de semejante sorpresa, hubiera terminado la exploración bucal rutinaria de un paciente. «Ése es su encanto», se dijo Josefa, que lo arrastró a un baile público donde, rígida como una escoba, se dejó llevar por él, que trastabillaba porque era desgarbado y tenía mal oído para la música.

Sin embargo, fuera del baile la deslumbraba porque era de una insaciable curiosidad, principalmente hacia todo lo que de cerca o de lejos tenía que ver con la salud. Si paseaban por el campo, se interesaba sólo por las plantas que podían tener algún efecto curativo, sus tiendas preferidas eran las boticas, y tan ensimismado permanecía frente a las hileras de frascos y botes, que Josefa tenía que sacarlo de allí tirándole del brazo, porque no podía más de aburrimiento. Si la relación funcionó fue porque ambos pertenecían al mismo mundo; eran casi de la familia. Y, sobre todo, porque de noche Josefa se olvidaba de las convenciones y daba rienda suelta a su irrefrenable pulsión sexual. Ya fuese en la playa, o en algún cobertizo, inició a Balmis en los placeres del amor. No existía postura o práctica que no conociera y disfrutara con ardor, como si temiera algún día quedarse sin ese elixir de vida. Al sexo, como a todo en la vida, Balmis le dedicaba una mirada clínica. Conseguía disfrutar, y mucho, pero siempre después de haber palpado, manoseado, escrutado con sus dedos los rincones más recónditos del cuerpo de su compañera. Era como si necesitase asegurar el terreno antes de dejarse llevar. También era una manera de aprovechar la experiencia para acumular conocimientos sobre el cuerpo humano. Balmis no daba puntada sin hilo.

El caso es que por las mañanas llegaba agotado a su puesto de meritorio al lado del cirujano jefe del hospital, para en el fondo seguir en lo mismo, en descifrar los secretos del cuerpo. Allí aprendía el arte de sangrar, echar ventosas, colocar sanguijuelas y sacar dientes y muelas.

—No deberían estar mezcladas la cirugía y la barbería... —le dijo un día al cirujano jefe.

—¿Por qué?

—Porque un cirujano es más que un barbero. A los cirujanos se nos considera trabajadores manuales.

—Como a los sangradores.

—Pero yo quiero trabajar con la mente, como los doctores en medicina.

—Pues tendrás que estudiar mucho.

—Es lo que quiero.

Por eso, para Balmis, el resultado del sorteo y su consiguiente llamada a filas amenazaba con romper su carrera y destrozar su vida.

—No estoy en contra del ejército —le decía a su jefe, que le entendía perfectamente—, ¿cómo voy a estarlo si trabajo en el Hospital Militar?

—Lo que no quieres es ser carne de cañón, te comprendo.

Su familia, como tantas otras, vivía esa llamada a quintas con gran ansiedad porque temía no volver a ver a su hijo si era enviado a algún campo de batalla. Para evitar que sus miembros fueran reclutados, las familias recurrían a todo tipo de trampas, incluidos los sobornos y las falsificaciones. Las autoridades participaban del fraude, sobre todo si la quinta afectaba a algún familiar. Sobornar al encargado de tallar era tan frecuente que se dio el caso de un pueblo entero con mozos de menos de un metro y cuarenta centímetros de altura; oficialmente, todos eran enanos.[1]

Con la complicidad de su padre, consiguió librarse de esta primera llamada a quintas alegando ser practicante del Real Hospital Militar y «por ser hijo único de padre impedido que libra su preciso sustento de su trabajo». Pero en los años siguientes sería nuevamente citado.

10

Salir de su condición social y convertirse en médico chocaba con el interés del ejército por su persona, que en 1773 le consideró apto para que ingresase en los Reales Ejércitos. De nuevo, la suerte estuvo de su lado. Fue convocado al Cabildo de Alicante ante un médico y un cirujano, que resultó ser el padre de Josefa. El parte de revisión firmado por Tomás Mataix decía: «Reconocido por los facultativos, dijeron está reumatizado habitualmente y diminuto de vista, lo que le inhabilita poder con libertad trabajar en su oficio de sangrador, por lo que se le dio por libre».

De nuevo fue excluido de la lista, pero por poco tiempo. Unos meses más tarde, de la comandancia de Valencia le llegó una amonestación: se le incluía de nuevo en la lista por considerar incierto el anterior informe. A partir de ese momento, Balmis podía ser declarado prófugo, e incluso encarcelado. Un hermano de Josefa, amigo de infancia, se encontraba en la misma situación. El ambiente en Alicante estaba caldeado, y no había día en el que los mozos no provocasen disturbios ante la injusticia que suponía «la contribución de la sangre». Los motines y las revueltas estaban a la orden del día. Y la picaresca, porque cada cual se las ingeniaba para librarse. Balmis evitaba estar en su casa por si venían a arrestarle y vivió un tiempo con sus tíos en el pueblo cercano de Muchamiel. Josefa le visitaba todos los días —tenían rutinas de novios eternos— y fue ella quien le brindó la oportunidad de salvarse cuando le propuso:

—¿Y si nos casamos?

Balmis tenía veinte años y ella veintiocho. Para ella, él era su última oportunidad. Todos sus anteriores intentos de contraer matrimonio habían fracasado. No podía permitir que éste terminase de la misma manera. Para él, casarse significaba librarse definitivamente del ejército, seguir estudiando, perseguir su ambición y sus sueños. Poco tardó en convencerse de que el físico o la pasión no eran requisitos indispensables para formar una familia. Sus padres no interfirieron en el asunto: aunque la diferencia de edad sorprendía, eran conscientes de que emparentar las dos familias más importantes de cirujanos podía salvar la vida de su hijo, y al fin y al cabo, Josefa ya era como una hija más. De modo que contrajeron matrimonio el 30 de marzo de 1773 en la parroquia de Santa María de Alicante.

Un mes después, Balmis escribió a la oficina de reclutamiento solicitando la retirada de la amonestación y su exclusión de la lista. «El exponente se ha declarado por libre de entrar en el sorteo por hallarse casado. Aunque su matrimonio fue celebrado después de la Real Orden de Quintas, no fue en fraude de éstas, ni por voluntad del exponente, sí por efecto de instancia judicial hecha por Josefa Mataix...» El 8 de julio, por fin, se declaró que Francisco Xavier Balmis gozaba de exención.

Dos años después, Josefa se quedó embarazada. Cuando estaba en el quinto mes, Balmis le dijo que se iba a la guerra:

—¿Cómo? —protestó ella.

—Necesito hacer prácticas para acceder al examen de cirujano. Mis profesores me han propuesto alistarme en el hospital de campaña que forma parte de una expedición naval al mando del general O'Reilly.

—Toda la vida luchando para librarte de ir a filas, y ahora, en este momento, ¿te alistas?

—No es igual ir de médico que de soldado raso. Es una misión sin riesgos, dicen que va a ser un paseo militar.

—¡Un paseo militar! Y tú te lo crees...

Balmis tenía veintidós años, soñaba con la gloria, creía en la invencibilidad del ejército y se sentía protegido porque estaba en la retaguardia.

—En un mes estaré de vuelta —le dijo.

Iban a invadir Argel para acabar de una vez por todas con la base de las incursiones de los piratas berberiscos contra las costas españolas. Toda su vida recordaría la meticulosidad con la que limpió los instrumentos de cirugía en la cámara del barco que servía de hospital: el trocar, el árbol llave del trépano, la sierra con su hoja de respeto, las tenazas incisivas, el escalpelo, las agujas, las legras, el tirafondo, los bisturíes... Balmis era metódico y quería recibir a los heridos en las mejores condiciones. Todo estaba limpio y reluciente, incluso las maderas del suelo.

Pero empezó la batalla y estalló el caos. El ejército español había empleado varios meses en preparar y pertrechar navíos, pero nada había hecho por conocer las fuerzas del enemigo, más numerosas y mejor organizadas de lo que habían imaginado. Pronto llegaron barcas cargadas de heridos. Balmis se dio cuenta de que nadie había pensado en cómo subir a bordo a los más graves, de modo que tomó la iniciativa:

—¡Haceos con hamacas y cabos, envolved a los heridos e izadlos a bordo!

Era tal la avalancha que no había hamacas ni cabos suficientes. La cámara del pequeño hospital se fue llenando de las víctimas de aquel «paseo militar». La sangre corría en abundancia entre las maderas del suelo, los heridos pegaban gritos atroces, y los que se morían eran inmediatamente arrojados al mar, sin mortaja ni bala de cañón. ¿No decía su padre que el dolor y la infección, sobre todo la gangrena, eran los grandes enemigos de los médicos? De él también había aprendido que extremar la higiene era fundamental, pero ¿cómo conseguirlo entre tanta sangre, pus, suciedad, excrementos y dolor? Al cabo de varias horas, aquella cámara era un hacinamiento espantoso de vivos y muertos. A pesar de estar sobrepasado por los acontecimientos, Balmis consiguió mantener una admirable sangre fría.

—Como no podemos atenderlos a todos —dijo a sus ayudantes—, tenemos que descartar a los heridos en el vientre porque ésos, de todas maneras, se van a morir de infección.

—Entonces ¿qué hacemos?

—¡Amputad, cabrones, amputad!

Era el método más seguro de salvar las vidas amenazadas por los estragos de las hemorragias.

—¡Aplicad torniquetes, taponad las heridas, suturad los vasos! ¡Rápido, que no hay tiempo!

Balmis cauterizó muñones con hierros que sacaba de la estufa que había en un rincón de la cámara. Los alaridos de aquellos soldados se le quedaron grabados para siempre en lo más profundo de su mente. Cuando empezaron a llegar oficiales heridos, se hizo patente la magnitud de la derrota. El primero fue el comandante Bernardo de Gálvez, un militar muy conocido, un malagueño que había alcanzado el grado de teniente a los dieciséis años por su participación en la guerra contra Portugal y que había acabado de capitán del Ejército Real por su éxito en la campaña contra los apaches en la Nueva España. Por haber sobrevivido a numerosas y graves heridas era considerado un héroe del ejército. Y ahora Balmis lo tenía enfrente, retorciéndose de dolor con una nueva herida en la pierna, una herida abierta por donde se desangraba.

—Don Bernardo, no temáis, estoy aquí para salvaros.

No podía tratarle sin antes mitigarle el sufrimiento. Las formas de hacerlo eran escasas: la mandrágora no siempre funcionaba, el opio era difícil de dosificar, fumar hachís y tomarse unos buenos tragos de aguardiente ayudaba, pero esas opciones no estaban disponibles en aquel momento. Balmis fue a lo más eficaz, aunque también era lo más arriesgado: agarró la parte rota del remo de una balsa y le asestó a Gálvez un golpe en la cabeza que le hizo perder el sentido.

—¡Rápido, hay que cauterizar antes de que el dolor le despierte!

Le quemaron el muñón con un hierro al rojo vivo. Cuando Gálvez recobró el conocimiento, se dirigió a Balmis con un hilo de voz:

—Os estoy eternamente agradecido, joven.

—¿Os referís al golpe en la cabeza?

Gálvez quiso reírse, pero su rostro se transformó en una mueca de dolor. Lo que nunca hubiera podido imaginar es que Balmis se lo había preguntado en serio, porque no entendía la ironía. Ni tampoco concebía que le agradeciesen su trabajo. Balmis no podía sospechar que aquel golpe en la cabeza de Gálvez había sido un golpe del destino.

Cuando el general O'Reilly ordenó la retirada y se dio a conocer el parte de bajas, Balmis dejó de creer en la gloria militar: quinientos muertos y dos mil quinientos heridos suponían demasiada sangre derramada en vano. Allí no había fama ni honor, sino vergüenza. La impotencia ante las heridas que causaban las armas de fuego, la frustración de no poder aliviar el dolor y la incapacidad de salvar más vidas le provocaron un sentimiento de profunda desazón. «Qué escasos son los límites de la cirugía militar», pensó, meciendo la cabeza como siempre lo hacía cuando le embargaba la angustia.

Tras la derrota, la flota regresó a Alicante, que se convirtió en un enorme hospital de campaña. Nadie entendía cómo una expedición tan potente, que tanto tiempo había costado preparar, hubiera sido derrotada en cuestión de horas. La gente miraba a los heridos con desprecio, y no ahorraban comentarios burlones:

—¡Fueron en busca de gloria, y nos han llenado de mierda!

Cuando Balmis se reincorporó a su puesto en el Hospital Militar, sus superiores le cubrieron de halagos.

—Habéis destacado por vuestra capacidad de decisión, vuestros buenos reflejos y vuestra actitud incansable durante la batalla —le dijeron.

También sería recordado como el hombre que había salvado a Gálvez, que a su vez acababa de ser ascendido a teniente coronel.

El nacimiento de su hijo, que fue bautizado en la iglesia de San Nicolás con el nombre de Miguel Joseph, contribuyó a disipar el sentimiento de humillación provocado por la derrota. Con los informes de los médicos, Balmis, que había iniciado los trámites para conseguir el título oficial de cirujano, fue a Valencia a examinarse ante el Real Tribunal del Protomedicato, la institución responsable de la sanidad.

Al regresar a Alicante, empezó a cuestionar su vida: ¿quería de verdad permanecer en esa ciudad?

—Madre, me han aprobado con holgura, ya soy cirujano militar.

Su madre le estrechó entre sus brazos.

—Ya has superado a tu padre, hijo —le dijo con ternura, pasándole los dedos por la mata de pelo desordenada—. Ahora te toca sustituirle, como él sustituyó a tu abuelo, ¿verdad?

Balmis la apartó suavemente:

—Madre, el mundo es muy grande.

—¿Ya no quieres trabajar de sangrador-cirujano?

—No sé qué hacer, madre. Podría quedarme en Alicante y ejercer, para mí sería lo más fácil, pero quiero seguir con mi carrera de cirujano militar, ascender a cirujano mayor, luego quizás a cirujano de cámara del rey. Quiero ser médico, vivir de mi cabeza, no de mis manos.

—Es una carrera muy difícil, hijo. Aquí tienes una vida segura, una esposa, un hijo.

—Sí, madre, pero a mí me gusta probar nuevos remedios, descubrir métodos de curación, estudiar las enfermedades, experimentar.

—En eso no has cambiado desde niño, pero ¿cómo vas a hacer para pagarte los estudios de medicina? Tu padre no los puede pagar, ya lo sabes.

—Lo sé...

El joven se sentía incómodo, desgarrado entre la posibilidad de quedarse en Alicante o ingresar en el regimiento que le correspondía para seguir los estudios que su padre no le podía pagar. Tenía veintitrés años, una sólida vocación para la medicina, una fuerte ambición personal. Y el objetivo de ascender en la escala social, de nunca más ser un pechero. A los pocos días, volvió a casa de su madre:

—No se lo he dicho todavía a la Josefa, madre, pero los médicos del Hospital Militar han facilitado todo para que ingrese en el cuerpo de Sanidad Militar. Dicen que tengo méritos de sobra. Estoy esperando destino.

Le tocó el Regimiento de Zamora, que se disponía a efectuar el bloqueo terrestre a Gibraltar.

—No llores más, Josefa. Te prometo que regresaré pronto de Algeciras.

—Júrame que nunca nos abandonarás.

—Te lo juro por mi madre.

Pero Josefa no le creyó. Conocía a Balmis, su desapego por las personas y su pasión por la medicina. Además, recordaba bien ese sentimiento de abandono que se le había quedado grabado en el corazón cuando otros la habían dejado. Lloraba todas las lágrimas de su cuerpo porque en el fondo sabía que Balmis era un hombre más que se le escapaba de las manos.

11

En las tardes de paseo por La Coruña bajo los soportales del barrio de Pescadería, Benito Vélez intentaba convencer a Isabel:
—¿Dónde ha hecho su fortuna tu señor, a ver?
Ella se encogía de hombros. Entonces él se contestaba a sí mismo:
—En América, aquí no. América es para los que estamos dispuestos a correr riesgos...
—¡Serás *descarao*! ¿Te comparas con mi amo?
El granadino no tenía pudor alguno en situarse a la altura de los grandes personajes de la ciudad.
—Yo sólo digo que todo es posible en esta vida.
Para él, no había obstáculo que no pudiera vencer ni objetivo que no pudiera cumplir. Ese entusiasmo y seguridad se los infundía a Isabel, tan necesitada de un afecto sólido. De ahí a proponerla en casamiento no había más que un paso, que el soldado franqueó en su habitual tono de guasa:
—Tú y yo nos casamos y nos embarcamos...
—Anda ya... Amor de soldado *non e de fiar*... —le respondía ella riendo.
—En unos años volvemos y nos compramos una casa en la ciudad alta... ¿O vas a ser criada toda la vida?
Hubo un silencio, y al cabo de unos instantes añadió:

—¿No dicen que servir es el pan del demonio?

Aquélla era una frase que se solía repetir mucho e Isabel ya la había oído. Permaneció pensativa. No, no lo quería. Trabajar de sirvienta era un paso obligado para abandonar la miseria del campo, pero no un fin en sí mismo. El fin de todas las chicas era casarse, que era cuando la mayoría dejaba el servicio doméstico. Casarse, tener hijos, una vida propia y no prestada. Ese hombre tenía la habilidad de darle un sentido a su vida.

Por eso Benito se convirtió en su obsesión. Para una chica de pueblo perdida en la ciudad, sin familia ni amigos, era un salvavidas, una luz cuyo resplandor, aún más potente que el del faro de Hércules, iluminaba su camino. Pensaba en él a todas horas, lo adivinaba entre la multitud del mercado aun cuando no estaba allí, se despertaba de noche con el convencimiento de que la estaba esperando abajo en la calle. Para recortar la eternidad entre domingo y domingo, el soldado la sorprendía un día de semana detrás de una esquina cuando ella iba a por los niños, o a por agua a la fuente, como la primera vez. Eran encuentros fugaces, tan irreales que Isabel dudaba de que no fuesen producto de su imaginación. A veces, Benito le señalaba un sobre que había depositado sobre un murete y que contenía un mechón de su cabello, o una flor, o, como ocurrió un día, una propuesta formal de matrimonio. Emocionada y nerviosa, volvió a casa sin saber qué pensar, de modo que, sin orden ni concierto, se puso a contar los cubiertos, a cambiar el agua de los jarrones, a poner la mesa y a limpiar el cristal de las ventanas.

Le contestó a los pocos días, mientras estaban sentados en la escollera, contemplando el trajín de los barcos en la bahía. Pensó que no había un hombre más necesitado de compañía que él para llevar a cabo sus grandes proyectos, dio por hecho que ella lo necesitaba como el respirar, y le dijo que sí. De tener que pasar el resto de sus días sirviendo, preferiría hacerlo para un marido que le diera hijos y una vida digna antes que para una familia ajena, por mucho afecto que le tuviera. Así se convirtieron en una de tantas parejas de novios que los domingos por la tarde recorrían la alameda o el parque, hablando del mañana y escogiendo el nombre de sus futuros retoños, ajenos a algún gamberro que al pasar susurraba: «En la sirvienta está muy feo andar con los soldados de paseo». Carecían de un plan concreto de boda, porque no tenían dinero ni para esbozarlo. No les quedaba más remedio que conformarse con la ilusión de un futuro juntos, en algún lugar del vasto Imperio español donde la vida tendría un sabor más dulce que en la lluviosa y pobre Galicia. En aquel tiempo, Isabel no prestaba atención a su dicha. Se había convertido en algo tan normal como comer todos los días y no pasar frío.

Gran parte de las conversaciones tenían que ver con los delirios de grandeza de Benito Vélez, que para celebrar su onomástica insistió en invitarla a una función de ópera en el Teatro de Setaro.

—Pero es muy caro —dijo ella.

—¡Tengo las entradas! —respondió blandiendo dos trozos de papel como si fueran un trofeo.

Isabel estuvo toda la semana ilusionada con la ópera, que le sonaba a algo lujoso y exótico. Le pidió a la costurera que le ajustase su traje de domingo, se puso unas enaguas para la ocasión, sobre los hombros una bonita mantilla prestada, y espolvoreó colorete en las mejillas para ahuyentar su palidez. Si no hubiera sido por la ausencia de joyas, habría parecido hija de una buena familia antes que una criada. Del brazo de su militar uniformado, formaban una espléndida pareja. Pero grande fue el chasco que se llevó Isabel al descubrir que el teatro era un edificio decrépito, un local sin adornos, con la pintura desconchada y con goteras. Para mayor sorpresa, la entrada que le había ofrecido su novio no daba derecho a asiento, algo que a él no parecía perturbarlo en lo más mínimo. Les tocó permanecer de pie, al fondo, junto a la plebe ruidosa, mientras los señores disfrutaban del espectáculo acomodados en los sillones del patio y las familias distinguidas en los palcos. El espectáculo empezó con un hombre trepando al tejado, agarrándose a una soga y saltando al vacío. Isabel vio entonces cómo se levantaba el telón, que a su vez amortiguaba la caída del hombre. Así empezó una función deslucida y tan larga que Isabel acabó con los pies doloridos.

De pronto, cerca ya del final de la función, los músicos dejaron de tocar. Los actores callaron mientras un ronco murmullo se elevaba del público. Irrumpió en escena el director del teatro, rodeado de oficiales del ejército y autoridades civiles, y en seguida los actores se arremolinaron alrededor de los intrusos. Isabel presintió que algo grave debía de estar pasando. El público se mostraba nervioso. Después de un conciliábulo, la soprano se dirigió al auditorio y anunció:

—¡En el día de hoy, 7 de marzo de 1793, Francia ha declarado la guerra a España!

Isabel y Benito intercambiaron una mirada de pánico. Entre una ensordecedora mezcla de pitidos, pataleo y abucheos salpicados de vivas a España y gritos de júbilo, la cantante anunció que los revolucionarios franceses, irritados por los esfuerzos que el rey de España Carlos IV había realizado para salvar a su primo Luis XVI de la guillotina, habían declarado la guerra a España para derrocar a otro Borbón y hacer llegar la Revolución al pueblo español. En su ofensiva, habían tomado el valle de Arán.

Parecía que los muros del edificio temblaban. La actriz que hacía escasos momentos se derretía de amor mientras cantaba, se convirtió en una furibunda panfletaria: los franceses querían acabar con la religión, defender España era defender a Dios, había que aunar esfuerzos para repeler la agresión revolucionaria, los militares se estaban acuartelando en todo el país, la nación necesitaba voluntarios y donativos patrióticos. Isabel y Benito no escucharon el resto de la diatriba. Aquella noticia amenazaba con hacer añicos su futuro y salieron del teatro apresuradamente. Isabel apenas podía caminar:

—¿Qué te pasa?

Le dolían los pies, pero como el amor es complaciente, optó por no decir nada y en su fuero interno le perdonó la sufrida velada de ópera. La idea de que pudiesen mandarlo a la guerra y de perderlo le angustiaba. Bajo los soportales le abrazó y le besó como no lo había hecho nunca, presintiendo que aquella burbuja de felicidad estaba a punto de explotar. Esa noche llegó tarde a casa. Sin hacer ruido, entró en el cuarto de los niños, los cubrió y les dio un beso. Luego se puso el camisón y se metió en la cama, con ganas de llorar.

12

Aquella declaración de guerra de los franceses sirvió para galvanizar a los españoles. Se apuntaron tantos voluntarios que no había medios para armarlos. Al igual que los actores desde sus teatros, los curas y frailes predicaron desde sus púlpitos a favor de apoyar esa *guerra de religión*, como la llamaban.

—¡Los españoles no deseamos la Revolución! —clamaban.

Poco sabían los españoles de la Revolución; la importación de periódicos y hasta la entrada de libros en cuya cubierta figurase la palabra *libertad* estaban prohibidas.

Benito Vélez se salvó de ir a la guerra porque su destacamento permaneció en la retaguardia, a la espera de ser llamado como refuerzo, mientras que mil quinientos hombres de su regimiento fueron destinados a Cataluña bajo el mando del general Ricardos, con la misión de ocupar la región francesa del Rosellón.

Isabel respiró aliviada. Habían esquivado un primer golpe. Retomaron su vida cotidiana, pero sin la alegría de antes. Vivir con la espada de Damocles de que cualquier día el ejército le podría mandar al frente hizo que se sintieran más unidos, si cabe. Los paseos, el intercambio de mensajes, los besos furtivos bajo los soportales, los achuchones en las calles oscuras..., todo adquiría un cariz dramático ahora que habían tomado conciencia de la fragilidad de su dicha. El ánimo de Isabel oscilaba según la información que les llegaba. Temían que el conflicto se enquistase, porque entonces las probabilidades de enviar refuerzos aumentarían. Pero durante año y medio —dieciocho meses de relación constante y sin conflicto, de un amor tranquilo y ya asentado— sólo llegaron buenas noticias del frente. Benito creía que la partida estaba ganada:

—¡Ricardos ha contraatacado y ha derrotado al ejército francés! ¡Hemos ocupado el Rosellón! —llegó diciendo un día a Isabel, con un periódico en la mano.

—¡Eso es la Ignacia, que nos ha escuchado! Me voy a la iglesia de San Nicolás a encenderle una vela...

Pero fue una alegría cortísima. Poco tiempo después, una leva masiva en Francia cambió el curso de los acontecimientos. Los *sans-culottes* recuperaron el territorio perdido y penetraron en Cataluña:

—Los españoles están en desbandada —dijo Benito, que hablaba en primera persona cuando los españoles vencían pero en tercera persona cuando eran derrotados—. Han cruzado Navarra y están en Miranda de Ebro. ¡Es una catástrofe, Isabel!

El miedo se le notaba en la voz. Isabel volvió a la iglesia, a ponerle velas a su madre y a gran parte del santoral. ¿Qué otra cosa podía hacer si no estaba en su mano cambiar el curso de los acontecimientos? Esa misma noche llegó la noticia de la muerte del general Ricardos, de pulmonía, mientras estaba en Madrid pidiendo refuerzos. «Nos han movilizado, Isabel. En menos de veinticuatro horas, tenemos que salir de La Coruña», le escribió Benito en un mensaje que depositó en el alféizar de la ventana de la cocina.

El momento tan temido había llegado. Isabel siempre había confiado en la suerte y, si no, en la divina providencia y en sus ruegos a la Ignacia. Pero ahora las fuerzas sobrenaturales la habían abandonado. Esa tarde pidió permiso para salir y encontrarse con Benito. Él estaba sereno. O disimulaba su preocupación, o no era plenamente consciente de lo que se le avecinaba, pensó ella.

—Para primavera estoy de vuelta... —dijo convencido, porque era un optimista inveterado y es lo que habían pregonado sus superiores.

Isabel quería creerle. Luchaba por contener su emoción porque el sufrimiento de la separación avivaba aún más el amor que sentía. Se fueron caminando lejos, hasta las inmediaciones de la Torre de Hércules, desde donde se divisaban los tejados de la ciudad salpicada de luces.

—Me mandarás noticias, ¿verdad?

Parecía un animalito acorralado. Benito entrelazó sus manos con las suyas.

—Si puedo, todos los días.

—¿Me lo juras?

—Por mi madre y todos los santos —dijo cruzando los dedos y llevándoselos a los labios.

Isabel le sonrió, le abrazó y cerró los ojos cuando él empezó a susurrarle frases al oído. Al cabo de un rato, se la llevó caminando hasta rodear la torre.

Era casi de noche cuando llegaron frente a los restos de un naufragio, uno de los muchos barcos que habían encallado al penetrar en la bahía y se había estrellado contra los escollos. A intervalos regulares, los destellos del faro iluminaban la silueta del casco, las cuadernas arrancadas, el castillo de proa reventado, los mástiles rotos y los cabos deshechos. Pero era un refugio, un lugar más seguro que las rocas donde se estrellaba la espuma del mar. Se acurrucaron el uno contra el otro, mientras en un susurro él le pedía paciencia y le hablaba del momento del regreso, del viaje prodigioso que les haría cruzar el mar, de cómo vivirían en América, donde no tendrían ni patrón ni amo ni capitán, del sueño de un futuro juntos que, si bien se posponía, seguía intacto porque era sagrado. Mientras murmuraba en las sombras, le desabrochó la camisa y luego el corpiño.

—No —dijo ella—, para...

Pero no insistió más por temor a echar a perder el encanto, mientras él seguía apoderándose de su cuerpo. Con la yema de los dedos le acarició los brazos, el cuello, la oreja, buscó su camino hacia el vientre, y ella, con la sensibilidad a flor de piel y el alma dolorida, olvidó los consejos de sus amigas de la aldea, volvió a decir un no que se perdió entre el estruendo del oleaje, y se aventuró a acariciarle los brazos y a hundir su rostro en el torso velludo. Agradecida a la oscuridad que escondía el rubor que la invadía, se entregó, muerta de desesperanza y de amor.

La resaca apareció nada más volver a casa. Se miró en el espejo: faltaban varios botones en su corpiño, había perdido el pañuelo y tenía el pelo suelto, y entre otros vestigios del amor descubrió marcas en la piel a la altura del cuello y en los pechos, y algún que otro rasguño. Al encontrarse sola, se daba cuenta de la enormidad de lo que acababa de ocurrir y se reprendió por haber bajado la guardia: ¿de qué habían servido tantos meses de resistencia numantina si en un momento de debilidad había flaqueado tanto? Entonces se acordó del remedio que utilizaban las mujeres de la aldea. Buscó una esponja, se fue de puntillas a la cocina, la empapó de vinagre y se la introdujo para no quedar preñada. Lo demás era rezar a la Virgen y a san Nicolás, en la parroquia que tenía más cerca y de la que ya era asidua visitante.

13

Pasaron las semanas y no llegaba carta de Benito. Al principio pensó que no tendría tiempo, o que el correo encontraría dificultades para desplazarse. Luego se inquietó: ¿y si estaba herido y no podía escribir? Inconscientemente, rechazaba otra pregunta que la asediaba a medida que desfilaban los días sin noticias: «¿Y si ha caído en combate?».

—No, eso no. Te hubieras enterado —le decía la cocinera, que era su única confidente.

Lo decía para consolarla, porque no precisaba cómo lo hubiera podido saber. Isabel, confusa, prefirió creerla para ahuyentar el dolor. Hasta que no pudo más y una tarde se acercó al cuartel y preguntó por el cabo Vélez. Le confirmaron que ni estaba herido ni muerto, sencillamente porque las tropas no habían entrado en combate por problemas de avituallamiento. Los franceses seguían ocupando las provincias vascongadas y el norte de Cataluña. «Entonces ¿por qué no me escribe? —se preguntaba ella desesperada—, ¡si me lo juró!»

La cocinera estaba desolada al verla sufrir tanto, y sobre todo al verla cada día más desmejorada. Ahora, unas grandes ojeras resaltaban sobre la palidez marmórea de su piel. Se sentía cansada y torpe cuando tenía que tender la ropa o encender la chimenea. Al servir la mesa, el olor de la comida le producía náuseas. Cuando la cocinera se fijó en las piernas de Isabel y vio que tenía venas como lombrices, exclamó:

—¡Hija, tú estás *preñá*!

Isabel se quedó helada. Había notado que desde hacía algún tiempo tenía los pechos hinchados, pero no le prestó mayor atención.

—¿Cuántas faltas llevas?

—Una..., bueno, casi dos...

No quería escuchar las transformaciones de su cuerpo porque inconscientemente rechazaba el que intuía sería el veredicto. Lo sospechaba sin querer admitirlo. Por eso, cuando la cocinera se lo soltó de manera tan franca, le dolió como si le hubieran clavado el cuchillo de cortar el pan. Pero aquella mujerona tenía razón. Estaba embarazada, y era un desastre porque esperaba un hijo de un hombre desaparecido. De un hombre a quien había anticipado favores a cambio de la palabra dada. Había apostado fuerte y había perdido. Vivía en un mundo donde el honor de las mujeres derivaba de su castidad, y el de los hombres, de mantener la castidad de las mujeres que estaban a su cargo. Perder el honor conducía a la vergüenza y al ostracismo.

Se sentó para luchar contra el mareo. Su porvenir, sus planes, sus sueños, su afán de mejorar, todo se iba al traste. Y probablemente su trabajo también.

—Por favor, te lo suplico, no le digas nada a don Jerónimo.

—No le diré nada —le respondió la cocinera—, se lo tendrás que decir tú.

—Ahora no, no puedo.

—Pero más adelante lo tendrás que hacer.

Todavía en aquel momento albergaba la esperanza de que Benito Vélez fuese a reaparecer.

Al terminar la guerra, los soldados, desmoralizados, volvieron a sus cuarteles. Pero ni rastro de Benito. Isabel se negaba a admitir que su amor no había sido más que un espejismo, que había caído en la trampa más antigua, más banal, más burda que un hombre podía tender a una mujer, la de prometer matrimonio a cambio de su entrega. ¿Y la vida en América, los hijos que iban a tener...? ¿No había dicho que todo eso era sagrado?

—*Non te namores, miniña; miniña, non te namores, das palabriñas dos homes* —canturreaba la cocinera.

La idea de haber sido engatusada se le hacía odiosa y el inconsciente se le revelaba de noche, cuando le asaltaba una pesadilla recurrente: estaba atrapada en la casa en llamas y Benito venía a rescatarla en su rutilante uniforme. Se despertaba sudando y en un mar de lágrimas por el contraste con la realidad. En cuanto podía escapar de casa, recorría los lugares donde habían paseado como si así pudiese darse el milagro de que resurgiera de la nada. Preguntaba por él a los soldados del regimiento, lo llamaba a gritos en el parque, ajena a las miradas sorprendidas de los paseantes. Le escribió varias cartas, pero ninguna obtuvo respuesta. Si estaba vivo, había dejado de existir. Poco a poco, fue dándose cuenta de que estaba sola en el mundo, con un hijo en las entrañas que pronto le cambiaría la vida. Al cabo del día, hundía la cara en la almohada. Se imaginaba volviendo a la aldea, a la mugre y al frío, sola y con su hijo en el regazo, y rompía en sollozos. El afecto que le tenían los Hijosa no le servía de consuelo porque no se sentía digna de merecerlo. Se había convertido en una descarriada.

En su tercer mes, todavía no se lo había dicho a sus patronos, a pesar de la insistencia de su amiga la cocinera en que lo confesase. Tan convencida estaba de que la iban a despedir, que no se atrevía. En el fondo, ella seguía creyendo que su hombre volvería. Iba dos veces por semana a la oficina del regimiento en La Coruña, y al cabo de un mes le dijeron que finalmente habían encontrado su rastro y estaba vivo. El rebrote de esperanza le duró poco, justo lo que tardó el oficial en añadir que la pista de Benito se perdía en Sevilla. Entonces Isabel pensó que se había marchado solo a América, y que no la había avisado porque no podía llevarla... Le era difícil convencerse de que había sido simple y llanamente abandonada, olvidada, engañada, borrada de la mente del hombre que amaba. No lo admitía. Siempre acababa disculpándolo, alimentando la idea de que un día volvería a por ella y a por su hijo, con dinero en el bolsillo. Necesitaba ese sueño para enfrentarse a su situación. Porque sus opciones eran pésimas. Abortar, ni lo consideró. Abandonar a su hijo en una inclusa, tampoco. La falta de un referente masculino hacía de ella una prostituta en potencia. ¿No decían las ordenanzas municipales que «ninguna moza soltera se ponga a vivir sola, venda fruta, castañas, y las que contravengan se las pondrá en el hospicio»? Sólo tenía una opción para evitar el oprobio: declararse «espontánea», procedimiento por el cual debía presentarse ante el corregidor declarando su embarazo por palabra de casamiento incumplida, y solicitar protección de la justicia para que no fuese molestada ni perseguida. A cambio, debía comprometerse a cuidar al hijo o darlo en adopción y a llevar una vida recatada. Era eso, o volver a la aldea, cabizbaja y marcada para siempre. Sabía que sería aceptada por los suyos sólo si no volvía a reincidir en el pecado, y a condición de llevar una vida honrada y laboriosa, dedicada en cuerpo y alma al cuidado del niño.

Estaba preparada mentalmente para contárselo a los Hijosa cuando, de pronto, algo mucho más grave y apremiante hizo que todo su problema pasase a segundo plano. La dulce y bella doña María Josefa cayó enferma, con síntomas de gripe.

14

En Alicante, Josefa Mataix recibía cartas con cierta regularidad desde el hospital de Algeciras, donde las tropas españolas iniciaron el bloqueo a Gibraltar por mar y tierra. «He tenido que limpiar de chinches mi habitación, y ¿sabes cómo lo he hecho? Colocando trozos de arenque envueltos en papel bajo el colchón de mi cama. Todo hedía, pero allá fueron las chinches.» En otra carta le contaba cómo había operado a un herido víctima del cañoneo incesante de los ingleses, en el mismo lugar donde había caído. «Esa acción me ha valido el ascenso a segundo ayudante de cirugía», concluía orgulloso. Pero rara vez preguntaba por el niño, o por ella, cuyo sustento aseguraba el padre de Balmis, que entendía que la carrera que su hijo había emprendido era la manera de llegar a lo más alto, aunque también él hubiera preferido que permaneciese en Alicante.

Luego sus cartas fueron espaciándose: contaba que estaba envuelto en una acción bélica pero sin guerra, que prácticamente no había heridos ni ocurría nada, pero que esperaba obtener honores militares cuando se diera la batalla final del asedio. Mientras, estudiaba francés, idioma del que ya tenía nociones porque era indispensable para estar al día de las innovaciones médicas. Quería ampliar sus conocimientos para no fallar el examen de cirujano jefe. Lo que no decía Balmis en sus cartas es que, para desahogarse y matar el tedio, aparte de estudiar frecuentaba tabernas y prostíbulos. En esos burdeles, como en el hospital de Algeciras, se dio cuenta de los estragos que causaban las enfermedades venéreas, y se interesó por el *mal gálico*, la sífilis, que causaba más bajas entre las tropas que las provocadas por los británicos. Las formas de tratarla constituían un inagotable tema de conversación entre los médicos militares del hospital, que le aconsejaron frecuentar el burdel destinado a oficiales, más limpio e higiénico porque allí había control médico. Un asiduo cliente era un alférez llamado José de Iturrigaray, señorito andaluz nacido en Cádiz aunque de ascendencia navarra, que venía de hacer la campaña de Portugal. Alto, con la nariz aguileña, una quijada imponente y labios finos, era un hombre simpático que estaba feliz de encontrarse en su tierra, y tan presumido que miraba su reflejo en cualquier superficie reflectante, un cristal de una ventana o las lentes de unas gafas. Buscaba siempre ser el centro de atención y aunque no era el tipo de persona que inspirase confianza a Balmis, le hacía gracia cuando se ponía a contar chistes:

—¡Te tengo dicho cuatro millones trescientas cincuenta y cinco mil veces que no seas *esagerao*!

Balmis se reía siempre, por convicción o por cortesía, porque los chistes irónicos sencillamente no los pillaba. Lo que nunca hubiera podido imaginar es que acabaría cruzándose con José de Iturrigaray, el *andalú* fino, en el momento más delicado de su vida.

El contacto con esos médicos militares, profesionales que habían estudiado en el extranjero pensionados por el rey y que aspiraban a introducir la modernización científica en España, era un caldo de cultivo enriquecedor. Balmis perfeccionó su experiencia y amplió sus conocimientos en áreas ajenas a la cirugía. Por ejemplo, el doctor Timoteo O'Scanlan, uno de los mayores difusores de la variolización, le introdujo en la práctica de la inoculación para luchar contra la viruela. Otro médico le inició en diversos tratamientos para combatir la sífilis. El tiempo pasado en Algeciras ensanchó su horizonte. «Cada vez siento más que mi patria es la ciencia», le escribió a su padre.

Después de dos años de asedio que castigaron duramente a la población del Peñón y cuando estaba a punto de rendirse, la escuadra del almirante inglés Rodney derrotó a la flota española que protegía la bahía de Cádiz. A pesar de las enormes baterías flotantes que desencadenaban con estruendo su ataque artillero contra Gibraltar, los ingleses lograron abrirse paso e hicieron una entrada triunfal en el Peñón. La gente hambrienta se abalanzó sobre los avituallamientos y pertrechos que Rodney traía de Inglaterra, así como los del convoy apresado.

Entre los españoles cundió el desánimo y la rabia. Balmis se quedó sin combate final, y por tanto sin honores castrenses. Era la segunda derrota militar que le tocaba vivir.

Pero su verdadera batalla era su carrera, y en ese terreno triunfaba. Su actitud durante el asedio le valió ser felicitado de nuevo por su esmero, aplicación y cuidado en el cumplimiento de sus obligaciones, y finalmente fue ascendido a cirujano del ejército. Volvió a Alicante con un permiso indefinido, a la espera de un nuevo destino. Su hijo acababa de cumplir dos años.

—Esta vez te acompañaremos el niño y yo —le dijo Josefa.

Después de tanta vida militar, era reconfortante llevar una existencia estable en la gran casa familiar de los Balmis, que también acogía a su mujer y a su hijo. Pero le faltaba el aire en ese mundo tan pequeño. Ya lo sabía todo sobre los límites de la profesión de su padre y de su abuelo. ¿Qué más podía aprender allí? Echaba de menos el contacto con grandes médicos que espoleaban su curiosidad y el afán de aprender. A los veintiocho años, más que casado con Josefa, lo estaba con la medicina castrense.

Un día llegó una carta con el membrete de su regimiento. El coronel solicitaba su incorporación como ayudante primero del cirujano mayor en una expedición que iba a combatir unas bandas de rebeldes contra su rey en Nueva Granada y que luego recalaría en México. En la carta le rogaban que realizase los trámites necesarios y se presentase en Cádiz lo antes posible. Al mando del Regimiento de Zamora estaba ahora el general Bernardo de Gálvez, el oficial a quien había cauterizado la pierna durante la batalla de Argel. Había continuado su carrera fulgurante en América, donde fundó la ciudad de Galvestown y fue nombrado gobernador de Luisiana.

Josefa, que se había hecho la ilusión de que nombrarían cirujano a su marido en un hospital de la región, Valencia, o quizás Cartagena, estaba desmoralizada.

—Nos vamos a América contigo —le dijo a Balmis.

—No es conveniente —le contestó con una cautela distante—. América está lejos, el viaje es peligroso, hay enfermedades raras e incurables... Y el niño es muy pequeño.

Estaba cargado de argumentos irrefutables, de modo que Josefa tuvo que resignarse de nuevo a otra separación, que se anunciaba más larga, más difícil y más dura que la anterior. Lo que más le dolía era que Balmis no disimulaba ni sus ganas de irse ni la excitación que sentía ante este nuevo desafío. Que Gálvez, el militar más célebre de España, hubiera solicitado su incorporación era un honor que le llenaba de orgullo. Nada como tener un padrino para prosperar en la vida. Hasta ahora, las dos aventuras militares en las que había participado, a pesar de haber acabado en sendas catástrofes, se habían saldado con su promoción profesional. Tenía razones de sobra para pensar que esta nueva empresa le depararía nuevos logros, nuevas oportunidades de brillar en su trabajo. Su padre lo entendió y, como siempre, le apoyó. Josefa quedaba a su cargo, en la casa familiar, impotente y entristecida, dándose cuenta de que el abismo que la separaba de su marido era cada vez más infranqueable.

El Nuevo Mundo fascinó y aterró al joven Balmis. La bondad de las costas, los ríos navegables, las formidables quebradas de las montañas, las selvas exuberantes: aquello era otra escala.

Querida Josefa:
Dudo mucho de que el niño y tú hubierais sobrevivido a este viaje, así que no te agries la sangre pensando que podías haberme acompañado. Aquí todo es más grande, y más intenso. No llueve, diluvia. El sol no calienta, quema. La vegetación es de una densidad inimaginable. Es una naturaleza desbocada. La humedad y el calor son extremos. Nada más desembarcar en el puerto de El Guajiro, nuestras tropas se dedicaron a combatir a indígenas soliviantados por los criollos, que son descendientes de españoles nacidos aquí. Como nuestra superioridad es clara, ahora el mando se dedica a negociar la paz. Han indultado a varios cabecillas y están prometiendo dar a los criollos puestos en la administración. Yo, mientras, me dedico a observar a los habitantes de las aldeas. Es desolador: hombres, mujeres y niños devorados por las picaduras de viruela yacen por doquier, rodeados de inmundicias y suciedad. La mayoría de los indios, que van desnudos y con el cuerpo pintarrajeado, están abatidos y desnutridos. Hay muchos ciegos, con la cara cubierta de granos. Nunca pensé que pudiera existir semejante grado de miseria humana. El padre Espinosa, un misionero local, me dice que, según sus cálculos, uno de cada tres indios muere de viruela... Pero ellos no creen que sea una enfermedad, sino que son víctimas de la cólera de sus dioses.

Balmis se desplazaba por angostos y tortuosos caminos, interrumpidos por ríos de gran caudal. Exhausto, se sentaba en una silla estrecha con una larga tabla que le servía de respaldo, la misma que iba sobre las costas del estribero, el indio porteador. Viajaba con la vista puesta en el camino que dejaba, sin poder evitar los golpes y arañazos de las ramas. Más que un parpadeo, su tic se había convertido en una contracción de la cara a la altura de los ojos, como si su rostro se encogiese de repente y el cuello se estirase. Era el terror de los niños indígenas, pero también el hazmerreír de los mayores, que a pesar de las abyectas condiciones de su existencia, no perdían el candor.

—Un salvaje como éstos, recientemente salido de la selva y atacado por las viruelas, es hombre muerto —le decía el padre Espinosa—. ¿Por qué? Porque sólo empleará fórmulas mágicas y duchas frías. No entienden que las epidemias son un castigo divino debido a sus vidas depravadas.

—No metáis a Dios en esto, padre. No tiene nada que ver.

—Entonces ¿cómo explicáis que uno de cada tres indios muera de viruela? Caen como chinches, y a veces he tenido la sensación de que no iba a quedar vivo ninguno. Está claro que Dios no los protege... Por algo será.

—Es sólo por la viruela, que es una enfermedad de la que no se conoce la causa. Y si mueren más y más rápidamente que nosotros es porque sus cuerpos son más débiles.

—Entonces ¿no creéis que es un castigo de Dios?

—Padre Espinosa, yo creo sobre todo en la ciencia, Dios me perdone —dijo santiguándose y estirando el cuello.

El cura le lanzó una mirada escéptica. Ese hombre con aquel tic tan raro de contraer la cara en un gesto que no significaba ni risa ni enfado, que ni creía en Dios ni dejaba de santiguarse, le pareció un depravado más. En su óptica particular, había depravados de toda clase: depravados indígenas y depravados blancos, como este que tenía enfrente. Optó por cambiar de conversación:

—Lo malo de todo esto es que los nobles y los terratenientes españoles americanos se quedan sin mano de obra.

La sinceridad brutal del cura provocó en Balmis otro tic.

—Tenéis razón, habría que hacer algo para contener la viruela. Muchos en la Corte no se dan cuenta de que es también un tema político, no sólo sanitario. Por ahora, lo único que ha demostrado eficacia es un procedimiento llamado variolización, pero es peligroso. Sólo nos queda extremar las medidas higiénicas.

—Y rezarle al santoral.

Ambos permanecieron clavados en una mirada de incomprensión mutua. El mundo no sólo estaba fracturado entre indígenas y europeos, sino que también la fisura se empezaba a notar cada vez más entre los propios blancos.

Josefa:

Te escribo postrado a bordo de la nave de mi regimiento, que nos transporta a Veracruz, en la Nueva España. Una vez firmada la paz con los españoles europeos, nuestras tropas han sido víctimas de una epidemia de fiebres de origen desconocido. Varios colegas cirujanos han fallecido y he tenido que asumir todo el trabajo. Pero al final tampoco me libré. Sentí un gran cansancio que me impidió seguir trabajando, padecí alucinaciones y sigo tiritando de frío, a pesar del calor. Me pregunto si no me he contagiado yo también de la viruela...

15

—Anginas —sentenció el doctor Posse Roybanes, retorciendo con sus dedos la punta de sus bigotes untada de brillantina.

Era el médico de la familia, un profesional de excelente reputación que había sido docente en la Universidad de Santiago de Compostela antes de dedicarse de lleno a trabajar en las instituciones asistenciales, donde se había hecho amigo de don Jerónimo. Al principio, el doctor vino puntualmente dos veces al día para aplicar a doña María Josefa unas gotas de tintura de mertiolato en las amígdalas inflamadas. Pero al cabo de los días, en lugar de mejorar, el estado de la enferma se agravó. Lo que empezó con fiebre y dolor al tragar acabó transformándose en convulsiones, taquicardia y fuertes calambres en brazos y piernas que le provocaban violentos dolores.

—¡Isabel...! —gritaba la señora, con la cara desencajada—. ¡Veeen, te necesito!

Sólo su criada era capaz de calmarle el dolor de los músculos entumecidos aplicándole friegas de linimento. En la antesala, todos con semblante grave, estaban el doctor Posse, don Jerónimo y las criadas.

—Tenemos que redoblar la prudencia, hay que aislar a doña María Josefa —dijo susurrando el médico, que confesaba así su desconcierto—. Conviene mandar a los niños a otra casa, preferiblemente a las afueras de la ciudad.

—Los mandaré al pazo que tenemos en Betanzos... —dijo don Jerónimo.

Agarró del brazo al médico y lo llevó a un rincón de la habitación, donde podían hablar sin ser oídos. Luego el doctor Posse se dirigió a Isabel:

—Es mejor que usted permanezca al cuidado de doña María Josefa. Tanto don Jerónimo como yo la juzgamos más preparada para afrontar una situación tan delicada —le dijo antes de darle instrucciones para aislar a la enferma, y mientras don Jerónimo mandaba a la mulata a acompañar a los niños al pazo.

«¡Si supieran la verdad sobre mí!», se decía Isabel. Se sentía deshonrada, pero como quería estar a la altura de la consideración que le tenían, se volcó en cuerpo y alma en cuidar a la enferma. Todas las mañanas la aseaba, luego la distraía contándole anécdotas de los niños, le daba de comer, por la tarde le traía zumo de limón hervido con miel y romero, y siempre estaba dispuesta a masajearle las piernas agarrotadas por los calambres. Sólo ella y el médico estaban autorizados a entrar en la habitación. La mujer extrañaba a sus hijos y lloraba tanto de dolor que Isabel dejó de pensar en su propia desdicha.

—Hay que esperar a que la enfermedad hable —decía el médico.

Después de cuatro días de agonía, el mal «habló»: en el bello rostro de doña María Josefa aparecieron manchas coloradas del tamaño de un guisante. A Isabel le recordaron a las que vio en el rostro de su madre aquella mañana en que volvía del campo, aquella mañana en que dejó atrás su infancia. Mientras le pasaba un paño empapado en agua fría sobre la frente sudorosa, el médico se dirigió a don Jerónimo para confirmar el diagnóstico:

—Se trata de un funestísimo ataque de viruela.

—¿Cómo es posible? —dijo don Jerónimo llevándose las manos a la cabeza—. ¿Qué ha hecho para merecer semejante castigo?

—Nada —dijo el médico—. La enfermedad no es un mal enviado por Dios a los hombres por sus pecados, eso dejémoslo a los curas.

También él era un hombre de la Ilustración, un enamorado de la ciencia, enemigo de la superstición. Mientras examinaba las manchas con una lupa, siguió hablando:

—De las viruelas se ven los efectos, pero se ignoran las causas. Lo único que sabemos es que se contagia por contacto.

—Pero ¿ella...?

—Las viruelas no discriminan, don Jerónimo. Les da igual el sexo, el clima, el rango o la edad.

El doctor Posse había visto centenares de caras tan bellas o más que la de María Josefa conducidas al túmulo en el estado más espantoso de fealdad. Había visto con demasiada frecuencia pudrirse criaturas inocentes. Para él, la viruela era el más tirano de los estragos, pero también sabía que no todos los casos evolucionaban de la misma manera. Por eso aportó una luz de esperanza:

—Es posible que el fermento varioloso se manifieste con benignidad.

Isabel, que escuchaba la conversación, sintió un escalofrío. Entendía ese lenguaje. Si la viruela se manifestaba con malignidad, significaba la muerte después de atroces sufrimientos, como le había ocurrido a su madre, la Ignacia. Si lo hacía con benignidad, la mujer sobreviviría. Tendría secuelas, quizás se quedaría ciega. Con toda seguridad pasaría a formar parte de la gran mayoría de las personas con la cara picada de viruela.

—Ahora es urgente adoptar medidas de buena higiene —terminó diciendo el doctor Posse.

Isabel sabía de lo que hablaba el médico. Al igual que hizo con la ropa de su madre, metió en la chimenea la de doña María Josefa. Qué pena le daba quemar las enaguas de satén, las combinaciones de percal, los corsés de seda salvaje y las faldas de brocado. No por las prendas en sí, cuyas telas se deslizaban entre sus manos como caricias, sino porque le parecía estar colaborando en la devastación de la belleza de aquella señora que hacía poco era deslumbrante. El marido mandó fumigar la mansión con vapores de aceite de vitriolo, y después le entregó dos grandes joyeros repletos de alhajas que su esposa no había lucido nunca. Isabel las cogió de una en una: broches con forma de pavo real e incrustaciones de brillantes y esmeraldas, collares de perlas grises y pendientes de rubíes. Las desinfectó con aguafuerte y lejía, como si fuesen cubiertos usados.

La deformación del cuerpo de la enferma era espantosa. Una erupción cutánea le invadió los alrededores de los orificios de la cara, y las pústulas se extendieron al pecho, los brazos y las piernas. El médico anotaba el color de las manchas: albicante, denegrida, aplomada o rubra; y la forma, más o menos elevada, dilatada o profunda. Lo peor fue la inflamación de las mucosas; apenas podía abrir los ojos por la conjuntivitis, la respiración se tornó pedregosa y la voz ronca.

—Hay peligro de edema glótico —decía el médico. En voz baja, y porque se daba cuenta de que tenía que hacerse entender, añadió—: Puede asfixiarse en cualquier momento. Otro riesgo es una septicemia, es decir, una infección generalizada. Hay que mantenerle la piel lo más limpia posible.

A los cuatro días, las pápulas se convirtieron en vesículas, cuyo contenido era turbio y purulento. Despedían un hedor insoportable, pero Isabel no mostró reparo en limpiarlas y secarlas. Lo hacía con gestos precisos, como si se hubiera dedicado a ello toda su vida. Estaban en el umbral crítico de la enfermedad porque subió la temperatura de la paciente, y lo hizo tanto que empezó a delirar. Entonces apareció un cura como por encanto, porque supuestamente nadie le había llamado, y la vio tan mal que le administró los santos óleos.

—¿Qué hace usted aquí, don Camilo? —le espetó el médico, dudoso de espíritu.

—Todos queremos que doña María Josefa pueda morir en la paz del Señor —dijo el cura con voz melosa.

—No adelante usted acontecimientos, parece usted un pájaro de mal agüero.

La visita del cura causó pánico entre la servidumbre. Alegando burdas excusas, algunos huyeron a sus respectivas aldeas. Los que se quedaron se escabullían cuando se les pedía subir las escaleras. Cuando se dirigían a Isabel, lo hacían a cierta distancia, excepto la cocinera, que ya había pasado las viruelas y estaba inmunizada. La mansión quedó envuelta en silencio y en penumbra. Don Jerónimo, tan fuerte y valiente con los asuntos del mundo, estaba hundido ante el miedo a la muerte. La imprevisibilidad de la enfermedad y la virulencia de sus efectos le habían paralizado. «¿Sobrevivirá?, ¿seré yo el próximo? —parecía preguntarse—. ¿O serán los niños?» De modo que Isabel se convirtió en el pilar de aquella casa, ocupándose con puntualidad de los cuidados, la intendencia y la organización. Entregándose a ello, teniendo la cabeza y las manos ocupadas, conseguía olvidarse de sí misma y mitigar el dolor de su corazón. Ya sabía por la muerte de su madre que aquélla era la mejor manera de soportar el vacío de la ausencia.

La *flor negra*, como llamaban a la viruela, no se llevó por delante la vida de doña María Josefa. Al duodécimo día, cuando el médico observó que las pústulas se secaban transformándose en costras oscuras, respiró aliviado.

—Ha pasado lo peor —dijo—; ha llegado a la última fase, la de la desecación. Saldrá adelante.

En efecto, los dolores fueron remitiendo, reemplazados por un intenso prurito al desprenderse las costras. Al final, la enfermedad había durado quince días.

—La única ventaja, si es que se puede emplear esa palabra, es que doña María Josefa está ahora inmunizada para el resto de su vida.

Cuando por primera vez después de dos semanas de infierno doña María Josefa se levantó y se vio en el espejo del salón, no abrió la boca. Empezó a llorar sin consuelo, en silencio, durante mucho rato. Tantas lágrimas derramó que su blusa acabó empapada e Isabel tuvo que cambiársela. No lloraba por la emoción de seguir viva, lloraba por la belleza perdida.

16

Don Jerónimo fue tajante:
—No quiero que mis hijos pasen por esto.
—Yo que usted haría como nuestro rey —le respondió el médico.

Carlos IV había pasado por una experiencia similar. Su hija, la infanta María Luisa, había sobrevivido de milagro a un ataque de viruela que la había dejado desfigurada. Asustado, el monarca quiso evitar el contagio de sus otros hijos. Harto del escaso efecto de los métodos tradicionales de curación como eran las sangrías, los purgantes, las dietas, el mercurio, la zarzaparrilla o el bálsamo de copaiba, decidió probar el único remedio preventivo que la incipiente ciencia proponía: la variolización.

—Se trata de inyectar en personas sanas pus de viruela humana —explicó el doctor Posse.

Don Jerónimo esgrimió una mueca.
—¿Meterles el mal dentro del cuerpo? ¿A los niños?
—Sí, contagio voluntario. Para provocar una infección atenuada, más o menos benigna, y proteger contra la enfermedad natural.

Don Jerónimo se quedó pensativo. Le repugnaba la idea de infectar a sus hijos.

—¿Es eso lícito para con Dios? —preguntó tímidamente.

—Eso se lo tendría que preguntar a un cura, pero no creo. La novedad es siempre peligrosa en materia de creencia, no así en medicina, en la que cada día se hacen nuevos progresos muy útiles para la humanidad.

—¿Y si la infección se desboca? ¿Me asegura que se puede mantener atenuada?

—No puedo asegurárselo, porque puede ocurrir que se desmande. Hubo un caso en que seis sirvientes contrajeron la enfermedad después de que uno de los niños de la casa fuese inoculado. Por eso algunos colegas míos creen que la variolización ayuda a que la viruela se expanda. No le voy a engañar: muchos están en contra, porque es cierto, hay riesgos. Pero esos riesgos se reducen si el sujeto está sano. Créame, don Jerónimo, se ha probado la eficacia del método y nunca es mortal. Ninguno de los infantes ha desarrollado la enfermedad. Por eso el rey lo incentiva en todos los hospitales y orfanatos que dependen de su patronazgo.

—Que los curas desconfíen de los descubrimientos científicos no significa que haya que abrazar cualquier avance con ciego entusiasmo... ¿No acabó el príncipe Carlos María Isidro gravemente enfermo? Tengo entendido que la infanta María Amalia perdió la vista...

—Padeció una grave oftalmia, es cierto. Pero se ha repuesto. Y don Carlos también. Los datos dicen que aproximadamente un tres por ciento de los variolizados desarrollan la viruela y mueren. Otros pueden enfermar y tardar semanas en recuperarse; algunos, pocos, desarrollan infecciones añadidas como la sífilis o la tuberculosis... Es el precio que hay que pagar por librarse de la viruela.

El rostro de don Jerónimo reflejaba la angustia que le producían las palabras del médico, que siguió con sus argumentos:

—Aun así, es preferible asumir esos riesgos que atrapar la viruela por contagio. Porque en ese caso la mortalidad sube del veinte al cuarenta por ciento, o pueden llegar a perder la vista. Si hay suerte, como en el caso de su esposa, sólo quedan cicatrices.

La idea del contagio voluntario para provocar la respuesta inmune del organismo era tan antigua como el deseo del hombre de acabar con aquella lacra. El médico le contó cómo en la China antigua se soplaba en las narices de personas sanas polvo de costras procedentes de un enfermo que estaba en proceso de curación; cómo en la India, una casta de brahmanes era la encargada de inyectar una gota de viruela extraída de un enfermo por medio de finas agujas. En Europa se seguían varios métodos, desde «comprar viruelas», es decir, las costras casi secas de niños que estaban en las últimas fases de la enfermedad, hasta acostar a jóvenes sanos con enfermos para así pasar las viruelas naturales.

—La variolización no es algo nuevo, don Jerónimo —le siguió explicando el doctor Posse—, ¿sabe desde cuándo se practica en Europa? Desde hace cincuenta años, desde que una inglesa, mujer del embajador británico en Constantinopla, importase la técnica de Turquía. Se llamaba Mary Montagu. Era una mujer lista y estaba desesperada porque su hermano había muerto de viruela y ella había acabado desfigurada. Después de observar cómo inoculaban a personas sanas, por medio de punciones en la piel, el pus procedente de las lesiones cutáneas de enfermos ya convalecientes, lo ensayó en su hijo... ¿Y sabe qué ocurrió?

Don Jerónimo negó con la cabeza.

—Que el niño nunca desarrolló la enfermedad. Luego inoculó a su hija, que también se libró. La mujer consiguió que el procedimiento se hiciese popular entre la aristocracia británica, hasta el punto de que las hijas del príncipe de Gales fueron variolizadas. ¿Y sabe por qué el procedimiento era popular en Turquía?

—Cómo lo voy a saber.

—Por los harenes, don Jerónimo. Porque allí donde hacían su vida, la belleza era el principal valor de las mujeres. Por eso las inoculaban desde muy pequeñas en lugares donde no se viera la cicatriz de la llaga.

Las palabras del médico acabaron por convencer a don Jerónimo, que no quiso tomar la decisión sin antes consultarlo con su mujer. Ya se imaginaba al párroco de San Nicolás alegando que nunca es lícito hacer el mal, por pequeño que sea, para procurarse algún bien, y a un amplio sector de la sociedad coruñesa indignarse ante el riesgo que hacía correr a unos inocentes. Pero ella no lo dudó ni un instante. Era tan horrible y trágica la dolencia y tan acusado el temor a padecerla que decidió salvar a sus hijos, como había hecho *lady* Mary Montagu con los suyos.

—¿Conviene que yo también me someta a ello? —preguntó don Jerónimo.

—El rey no lo hizo, y usted probablemente estará ya inmunizado. Esto funciona sobre todo con gente joven y sana... Habría que hacérselo a Isabel, por ejemplo; no estoy del todo seguro de que esté inmunizada.

Al oír su nombre, Isabel se puso tensa. El médico la hizo venir y le contó cuál era su intención:

—Tendrás que pasar largas horas a la cabecera de los niños, van a estar muy malitos. Tendrán fiebre, dolores musculares, el proceso es el mismo que ha pasado su madre, pero con menos virulencia y mucho más corto. Para que la variolización tenga éxito, hay que seguir normas higiénicas estrictas, ya las conoces.

Isabel asintió. El médico prosiguió:

—Conviene que te sometas tú también a esta práctica, y que seas la primera en hacerlo, para que estés bien repuesta y con fuerzas cuando les toque a ellos.

Isabel se quedó petrificada. Aunque hubiera querido hacerlo, no podía. Llevaba un bebé en las entrañas, e intuía que algo así sólo podría dañarlo.

—No, yo no... El señor cura dice que eso no es bueno, que si Dios...

—Eres joven y sana, deberías hacerlo. Es por tu bien, por tu futuro, por los hijos que un día tendrás. Piénsalo.

Al oír esto último, a Isabel se le saltaron las lágrimas. Miró al médico con expresión de animal perdido. Durante un breve lapso de tiempo tuvo la tentación de confesar su embarazo para que entendiese que su cuerpo ya no le pertenecía del todo. Tarde o temprano tendría que hacerlo, ¿por qué no ahora? Pero era como saltar al vacío, como descender todos los peldaños en la estima en que la tenían, como llenarse de lodo. Tenía la impresión de que perdería todo lo bueno que había conseguido, que entre confesar el pecado y encontrarse en el agujero negro de su aldea no había más que un paso.

17

Del viaje hacia la Nueva España que Balmis hizo a bordo de la nave del Regimiento de Zamora no recordaría nada, tal era su estado de debilidad atravesado de momentos de inconsciencia. Al final, el barco recaló en Veracruz, el puerto por donde transitaba el mayor tráfico marítimo del mundo, un lugar donde la fiebre amarilla era tan endémica como el vicio y el contrabando. Cientos de negros, esclavos y libres, mezclados con indios del interior, trabajaban en la carga y descarga de las naves. Pululaban indios del altiplano, reconocibles por el sombrero tan particular que portaban y por sus enormes cargamentos de cacao. A Balmis le sacaron en seguida de aquella ciudad insalubre, plagada de mosquitos y abatida por los calores, y lo transportaron al hospital de Jalapa, en las estribaciones de la montaña, donde el aire era cristalino y los frailes, atentos y afectuosos.

—Descartamos la viruela, doctor Balmis —le dijeron nada más recuperarse—. Es muy posible que estéis inmunizado, habéis andado por muchos hospitales, tengo entendido.

Balmis asintió y resopló, aliviado.

—Entonces... ¿qué ha sido?

El fraile se encogió de hombros.

—Hay tantas dolencias que desconocemos, doctor... Lo importante es que estéis bien.

La convalecencia de Balmis duró varias semanas, en las que aprovechaba para dar largos paseos por los bosques de los alrededores y visitar los pueblos de los indios, muy distintos a los que había visto en las selvas de El Guajiro. Los indios de la Nueva España venían de una antigua cultura que sobrevivía en sus trajes, su artesanía, su idioma y su profundo conocimiento de las plantas medicinales.

—Tenemos tanto que aprender de ellos... —le decía Balmis al fraile que le acompañaba.

Esa sinceridad, habitual en Balmis, podía sorprender. Lo acostumbrado entre las élites de europeos americanos era despreciar a los indígenas y todo su bagaje de tradiciones y conocimientos. Pero Balmis era abierto, receptivo y curioso como un niño. Cuando hubo recuperado la salud, los frailes le pidieron que trabajara en el hospital de Jalapa hasta recibir nuevas órdenes de su regimiento. Balmis aceptó, sin dudarlo.

En aquel entonces, falleció repentinamente el virrey de la Nueva España, Matías de Gálvez y Gallardo, un hombre honrado y querido por el pueblo, que —casualidades de la vida— era padre de Bernardo de Gálvez, comandante del Regimiento de Zamora, entre otros muchos atributos. Su hijo Bernardo, que acababa de instalarse en La Habana, fue nombrado para reemplazarle. Partió a México, donde el 17 de junio de 1785 tomó posesión del cargo. El nuevo virrey pensaba continuar la labor de su padre, que entre otras instituciones creó la Real Academia de San Carlos según el modelo de la de San Fernando en Madrid, para formar arquitectos, pintores y escultores. También pensaba fomentar la actividad agrícola, la construcción de caminos, el levantamiento cartográfico y, como buen hijo de la Ilustración, todo lo que tuviera que ver con el desarrollo de la ciencia y la medicina.

Apenas llevaba Balmis tres meses trabajando en el hospital de Jalapa cuando recibió una carta de Alonso Núñez de Haro, arzobispo de la Ciudad de México, solicitando su presencia en la capital. Balmis intuía que detrás de aquella convocatoria estaba la alargada sombra del nuevo virrey. La muy noble y muy leal Ciudad de México le sorprendió por el contraste entre la miseria de sus gigantescos arrabales y la magnificencia de sus palacios, conventos y monasterios. Balmis atravesó los salones del palacio arzobispal, vistosamente tapizados con damascos y terciopelos, con aparadores llenos de exquisita loza de Japón, de picheles de plata cincelada y piezas de oro. Del techo colgaban hermosas arañas y pantallas de plata. En un despacho suntuoso le recibió el prelado, el hombre más poderoso de la Nueva España después del virrey. Vestía casulla de terciopelo negro y lucía un collar de rubíes, del que colgaba una enorme cruz, también de rubíes. Balmis empezó a balancearse, de adelante hacia atrás, como cuando era niño y se sentía intimidado.

—Os he mandado venir atendiendo a la excelente descripción que de vuestras facultades me ha hecho el nuevo virrey.

Balmis carraspeó, y parpadeó arrugando el ceño.

—Se ha declarado otra epidemia de viruela en Oaxaca. En la última murió la mitad de los indios. Por eso necesito vuestra colaboración; tengo entendido que estáis familiarizado con el procedimiento de la variolización.

—Me introdujo en la práctica el doctor Timoteo O'Scanlan, un gran especialista. Nos conocimos durante el sitio de Gibraltar. A fecha de hoy, es el mejor método preventivo que hay. Pero tiene muchos riesgos.

—Entiendo, pero al menos puede convertir en dudosa una muerte demasiado cierta.

—En efecto —dijo Balmis.

—He mandado una circular a todos los curas de este arzobispado para que persuadan a sus feligreses de que la ejecuten en sus parroquias. Pero muchos no lo hacen porque están en contra. Cierran las iglesias por temor al contagio y huyen, lo que me obliga a tomar medidas para mantener el culto. Huir de la pestilencia es buena ciencia, dicen. Los indios también salen huyendo, y el problema se agrava porque contagian a sus parientes en las aldeas del interior. Os pido que viajéis a las zonas afectadas junto con otros facultativos del Hospital de San Andrés para variolizar a tantos como sea posible.

—Sí, pero... Eminencia, como habéis apuntado, suele haber mucho recelo a inocularse el mal...

El arzobispo le entregó un fajo de papeles.

—Éste es el padrón que, como medida de urgencia, he encargado a todos los cabildos de la zona. Incluye una lista de los que quieren variolizarse y de los que son demasiado pobres para proporcionarles el auxilio que necesitan.

Balmis le miró, admirado. Que un religioso como Núñez de Haro apostase por los avances médicos era sin duda una buena noticia.

—Será un honor para mí atender vuestro ruego —le dijo.

—Ayudadnos a frenar la mortalidad, doctor Balmis.

—Lo intentaré con todo mi fervor —dijo asintiendo.

Balmis y su equipo partieron en campaña a la ciudad de Oaxaca, la Verde Antequera, como la llamaban los españoles por el parecido con la ciudad andaluza y por las piedras de sus iglesias de un característico color verde. Era una ciudad bellísima, cuyos edificios e iglesias estaban concebidos para que ventanas y puertas recibieran el sol durante todas las épocas del año. Una ciudad conocida por la vitalidad y alegría de sus gentes y la riqueza de sus fiestas religiosas zapotecas y católicas. Pero la Verde Antequera se había convertido en una negra Oaxaca. En la entrada de la ciudad ardían enormes hogueras para purificar el aire. En el camposanto de la catedral, hombres con la cara cubierta llenaban de cadáveres las profundas fosas recién abiertas. La plaza Mayor estaba desierta, excepto por grupos de indígenas que parecían sombras famélicas, con manchas y marcas en la piel, cicatrices en los ojos y los párpados hinchados. Padecían los síntomas asociados a la viruela: la tez verdosa, una fatiga extrema y tosían sin parar. Era raro ver a una mujer bonita que no estuviera marcada de viruelas. Al ver llegar a los médicos, muchos aunaban fuerzas para levantarse y esconderse. La mayoría se oponían a ser inoculados. Balmis se enteró de que trataban la enfermedad con baños de vapor que en realidad sólo servían para acelerar el contagio. Los yerbateros prescribían también que el enfermo bebiera y se lavara la cara con orina caliente y que aplicara chile amarillo en el área afectada. «Viven cautivos del terror —escribió a su padre—, temerosos de lo que los rodea, inmersos en un mundo de espíritus y demonios que controlan sus vidas. Creen que las ofrendas a sus dioses, o las oraciones al Nuestro, consiguen mejores resultados que los tratamientos de los médicos. El problema, padre, es que muchos de los curas, que ejercen una gran influencia, son igual de ignorantes.» Cuando Balmis le sugirió a un cura que el entierro de los variolosos debía hacerse fuera de las iglesias, el hombre le respondió:

—¿Lejos de las iglesias? ¿Lejos de Dios?

—Mire, padre, para evitar el contagio, hay que establecer normas de higiene estrictas.

Y señaló a dos indios que se lavaban juntos en una charca intentando limpiarse las manchas y las erupciones.

—No deberíais permitir eso.

Luego señaló un niño que bebía de un charco, nubes de moscas alrededor de una enferma tendida en una hamaca, animales circulando entre la basura del suelo.

—Ni eso, ni esto...

—Para que Dios se apiade y les levante el castigo, hacemos rogativas a los santos sanadores, oraciones y penitencia.

—Padre, que eso no sirve.

Balmis y su equipo consiguieron variolizar a todos los que aparecían en la lista del padrón. En el informe de su viaje, que causó una impresión muy favorable en el arzobispado, hizo hincapié en la necesidad de combatir la subalimentación, el hambre, la violencia física y la suciedad en las poblaciones indígenas. También sugirió que se formase a las autoridades locales —oficiales y curas— en la práctica de la variolización para perpetuar el remedio in situ. En recompensa, Núñez de Haro le ofreció trabajar de cirujano en el Hospital de San Andrés, destinado a tratar todo tipo de enfermedades, un establecimiento con una capacidad de mil camas repartidas en treinta y nueve pabellones.

—Lo más interesante para alguien como vos, que gustáis de la investigación, es que el San Andrés contiene la mayor farmacia de la Nueva España, un laboratorio y un departamento de disecciones y autopsias.

Balmis se mecía de adelante hacia atrás. Le sudaban las manos. La propuesta le seducía mucho. Desde el punto de vista científico, México era la ciudad más avanzada de toda América. Podía seguir sus cursos de anatomía, fisiología y botánica. Nunca había trabajado en un hospital tan grande y con tantos medios.

Pero había un escollo.

—Si me quedo en México tendré que dejar el regimiento...

—Podéis abandonar la milicia en calidad de disperso. Os puedo ayudar con eso.

Disperso se decía de un militar disgregado del cuerpo al que pertenecía y que se quedaba a vivir donde le placía. Al oír esas palabras, Balmis vio el cielo abierto y le invadió un sentimiento de euforia. Se arrodilló frente al prelado y le besó la mano.

Esa noche escribió a Josefa: «Me he visto obligado a alargar mi estancia en la Nueva España a petición del arzobispo y del propio virrey...». Era un argumento de peso, incuestionable. Pero Josefa ya no respondía a sus cartas.

18

Fue la insistencia del doctor Posse en variolizar a Isabel, junto con los dos hijos del matrimonio Hijosa, lo que terminó por hacerla confesar.

—No quiero poner en peligro la vida de mi pequeño —dijo entre lágrimas—. Os lo suplico, no digáis nada a los señores.

El médico estaba estupefacto porque lo que acababa de oír no cuadraba con la personalidad intachable de Isabel. Además, le ponía en un pequeño conflicto de lealtades. Conocedor del carácter noble y tolerante de don Jerónimo y de su esposa, decidió que tenía que ponerlos al corriente.

El matrimonio convocó a Isabel al salón. La joven entró con el rostro desencajado, los ojos enrojecidos, mirando hacia el suelo de pura vergüenza. Empezó anunciando que volvería a la aldea porque había cometido un pecado imperdonable. Esperaba una reacción fulgurante, una bronca, y la expulsión. Pero se equivocó. No hubo regañinas ni sermones. En las miradas de sus patronos ella veía reproche, pero en realidad no salían de su asombro, porque hubieran podido imaginar semejante desliz de cualquiera de sus empleadas menos de ella. Entendieron que la joven se había dejado engañar, por crédula y confiada. Don Jerónimo dijo que nadie estaba a salvo de la debilidad humana, y añadió en un tono de fría distancia:

—En Galicia se juzga con menos severidad este tipo de... deslices que por ejemplo en Castilla, mi tierra, donde el código moral es más estricto. Así que no tienes que irte de casa. Te consideramos de la familia y deseamos que te quedes.

Al oír esto, Isabel se emocionó.

—Tendrás a tu hijo aquí —continuó doña María Josefa— y podrás vivir en casa con él, así que deja de llorar, y mejor vete a confesar.

—Ay, señora, eso ya lo he hecho...

—Y no cargues leña ni lleves cosas de peso.

La mujer, que estaba perdiendo la vista por las secuelas de la viruela, pensó que no podía quedarse sin la preciada ayuda de Isabel. Además, los Hijosa practicaban la caridad a todos los niveles, desde financiando parte de la construcción del nuevo Hospital de la Caridad hasta repartiendo dádivas a las familias más necesitadas según las recomendaciones del párroco. Al término de aquel encuentro, la señora fue a su habitación y pidió que Isabel la acompañase. En el vestidor, abrió los armarios y, de la ropa nueva que había comprado, le dio un vestido:

—Toma esto, necesitarás ropa más ancha...

Servir no era el pan del diablo, como un día le dijo Benito Vélez, su gran amor. Al menos, no lo fue para Isabel. En el momento más difícil de su vida, encontró en la familia que la empleaba un apoyo que no tenía precio. Otras menos afortunadas acababan en un prostíbulo y el niño en la inclusa.

Pero estaba marcada.

«Tienes que tomar la honrada resolución de borrar con intachable conducta tu estigma», le había dicho el sacerdote al término de la confesión.

Afortunadamente no entendió la palabra *estigma*, pero salió de la iglesia convencida de que la señalaban por la calle. Se sabía mancillada, sin derecho a disfrutar de la vida, condenada a redimirse, como dijo el cura. Por mucho que disimulara su barriga con los vestidos que le había regalado la señora, sabía que nunca sería considerada una más entre las mujeres decentes. Tocaba renunciar al viejo sueño de todas las jóvenes, el de encontrar un marido, porque ¿qué hombre serio la querría sabiendo que ya no sería el primero?

—*Casar, casar, sona ben e sabe mal...* —le dijo la cocinera a modo de ánimo.

Pero el horizonte de Isabel era monótono y previsible. Su destino era ocuparse de hijos de otros, comer las sobras, vivir las alegrías y las amarguras ajenas, vestir ropa usada en el mejor de los casos; en definitiva, vivir la vida prestada de la que había prometido librarle Benito Vélez. Ahora que doña María Josefa estaba postrada y medio ciega, con menos capacidad para ocuparse de sus hijos, Isabel pasaba todavía más tiempo con ellos. Siempre que le preguntaban por su embarazo, ella mencionaba al padre del niño, allá en América, y decía que esperaba recibir dinero un día para ir a reunirse con él. Era una mentira piadosa que le permitía salvar la honra.

En aquella época tuvo noticia de que la enfermedad de su padre se había agravado. Su primer reflejo fue ir a verle, quizás a despedirse para siempre. Pero luego pensó que presentarse en la aldea con aquella tripa sería una tortura. Ya imaginaba las habladurías de los vecinos, los comentarios crueles, las preguntas de sus hermanas, las inquisiciones de don Cayetano, que tanta confianza le había mostrado siempre. El sentimiento de haber fallado a todos los que habían creído en ella era lo más duro de soportar.

Al final pudieron más las ganas de ver a Jacobo, aunque sólo fuera para darle las gracias por haberla sacado de la negrura de aquella vida, que las incomodidades de la visible preñez. Se tragó el pundonor, pidió unos días de permiso y llegó a Santa Mariña de Parada un día de primavera en el que llovía y lucía el sol al mismo tiempo. Su padre estaba tumbado en el catre de la oscura choza, inconsciente, rodeado de sus hijos. Parecía que estaba esperándola, porque murió esa misma noche. Al día siguiente le enterraron donde la Ignacia, en el lugar reservado a los pobres de solemnidad. «Con Dios, padre...», dijo Isabel al lanzar una palada de tierra.

Al despedirse, el cura no pudo contener las ganas de mentarle su estado de pecado, y añadió:

—Mejor es que el Jacobo no te haya visto así.

Luego le dijo que estaba contento de volver a verla, y que le constaba que los Hijosa seguían muy satisfechos de tenerla trabajando en su casa, pero Isabel dejó de escucharle, le dio las gracias de nuevo y siguió su camino con un nudo en la garganta. La burda frase de consuelo de don Cayetano la hirió en lo más profundo. Fue el único comentario desagradable, porque por lo demás, ningún vecino ni pariente dijo nada; al contrario, la miraban con curiosidad y cariño, siempre cordiales en el trato. En Santa Mariña de Parada la gente no era intransigente. Ser madre soltera no era una condición desesperada, ni siquiera se consideraba una desgracia, más bien un contratiempo, como dijo su hermana. Isabel permaneció una noche más en la choza de su infancia. Lo que hacía unos años le parecía normal, ahora le chocaba: dormir en el jergón de paja, los animales pululando, los toscos sayales que llevaba su hermana... Se dio cuenta de lo sufrida y sobria que era su gente, insensible al padecimiento físico. Nada había cambiado, pero ella sí, ya no pertenecía a aquel mundo. En la diligencia, de regreso a La Coruña, intuyó que ya no volvería más a la aldea.

Justo cuatro meses después, el 31 de julio del año 1793, dio a luz en su habitación de la casa de los Hijosa. Era un día caluroso. Parió con ayuda de todos los sirvientes y de una comadrona empleada en la sala de partos secretos del Hospital de la Caridad, inaugurado tres meses antes, y cuya presencia fue solicitada por don Jerónimo. El niño nació en un santiamén, y en cuanto la comadrona cortó el cordón, la cocinera lo agarró en el aire bocabajo y le dio dos cachetes de bienvenida que desencadenaron el reflejo de respirar y el primero de muchos llantos. Cuando le colocaron el bebé sobre su regazo e Isabel le vio la carita, le pareció que era el vivo retrato del único hombre que había amado y, exhausta como estaba, rompió en sollozos.

—¿Cómo se va a llamar? —le preguntaron.

—Mi hijo no es de padre desconocido —dijo—, tiene un padre; pues que se llame igual: Benito Vélez.

Los demás criados de los Hijosa, que habían seguido el calvario de Isabel durante el embarazo, no entendían ese empecinamiento en perpetuar la memoria de un hombre que la había abandonado. La leve esperanza de que volviera algún día la ayudaba a soportar la vergüenza de ser madre soltera. Además, al bautizar al crío con el nombre del padre, le daba una identidad respetable; usar el apellido de la madre hubiera sido marcarlo como hijo del pecado. Transmitía así el mensaje de que lo suyo no había sido un *tropiezo* —lo que la situaría entre las mujeres *fáciles*—, sino el abandono de alguien que se había comprometido, lo que de alguna manera también era cierto. Y un abandono siempre podía ser provisional. Mejor pasar por víctima que por libertina.

Cuando empezó a criar a su hijo, el sufrimiento que había soportado por la vergüenza y el sentimiento de culpa que la habían martirizado en los últimos meses no se desvaneció. Por más que aquel niño despertase en ella una profunda emoción, se sentía triste, y entró en una espiral de melancolía.

—Eso es porque el nene no te deja dormir —le dijo la cocinera.

Pero también perdió el apetito y las ganas de vivir; la invadían sentimientos de tristeza y padecía ansiedad. Le costaba levantarse de la cama.

—Tengo la sensación de que va a ocurrir algo malo —le dijo al doctor Posse.

—No va a pasar nada —le dijo el médico—. Lo que te ocurre

es algo frecuente, melancolía después del parto... ¿Tienes dolores de cabeza, fatiga?

—Sí, doctor, y un nudo en el estómago que no me deja ni respirar.

—Pasará solo. Pero no puedes quedarte en la cama, es bueno pasear y tomar infusiones de tila. Estos humores son una reacción a todo lo que has pasado, hija mía.

Cada uno la animaba a su manera:

—Con un hijo, ya puedes llegar a vieja que no estarás sola y desamparada —le dijo la cocinera.

La crisis de Isabel duró un mes, después del cual se volcó en su hijo, que pasó a ser su mayor fuente de alegría, aunque siempre le quedaba la pena de no haber podido darle un padre. Pasaba el tiempo, cambiaban las circunstancias, el entorno se mostraba comprensivo, pero Isabel, en el fondo, no se adaptaba a su nueva situación de madre soltera. Esa rebelión interior le producía alteraciones en el estado de ánimo que lograba controlar entregándose al trabajo, que nunca faltaba en casa de los Hijosa.

«¿Vas a ser criada toda la vida?» La pregunta que un día pronunció Benito Vélez y que le hizo darse cuenta de su condición, la asediaba de manera recurrente.

19

Para Balmis, los años que vivió en México fueron los mejores de su vida. Disfrutaba de una libertad de la que nunca había gozado antes. Le gustaba ser apreciado como médico, estrictamente por su valor profesional, y no porque perteneciese a una u otra familia. En el Nuevo Mundo, se dedicó a estudiar, a trabajar y a vivir la vida con toda la fuerza de su juventud. Gracias a su cercanía con el virrey, se integró fácilmente en la sociedad local, participando en las fiestas y en la vida cultural. Se aficionó al teatro, que era una de las fuentes de financiación del Hospital Real de Naturales, institución que atendía a los indígenas. Como la contribución de éstos no era suficiente para la manutención del hospital, las entradas del teatro, entre otros apoyos, servían para su financiamiento.

Siempre era invitado por algún notable a un palco protegido por celosías para que pudieran ver sin ser vistos las funciones del Teatro del Coliseo, donde alternaban obras dramáticas españolas con sainetes, entremeses, tonadillas y zarzuelas. En ese palco conoció, después de una función, a la primera actriz Antoñita San Martín, una gaditana graciosa y parlanchina.

—He estado casada con un rufián que me maltrató tanto que acabé presentando una solicitud de separación —contaba a todo el que la quisiese oír—. ¿Y sabéis lo mejor? Que la corte virreinal sentenció a mi favor, y a mi marido lo corrieron de la ciudad «por haber vivido a mi costa», como decía el papel.

La gente se reía de buena gana. Balmis estaba anonadado: nunca había visto una mujer con ese temperamento.

—¿Y tú...? —preguntó a Balmis—. Me han dicho que lo curas todo, ¿también las penas del corazón?

Balmis se sonrojó, empezó a parpadear, y respondió muy serio:

—El corazón es un órgano...

Antoñita le interrumpió estallando de risa.

—¡Un órgano!... ¡Ja, ja, ja! ¡Las penas del órgano, que mal suena eso!

Balmis estaba pasmado ante esa mujer volcánica que lo sedujo de un plumazo, besándolo y manoseándolo sin pedirle permiso, como le gustaba contar después.

El alicantino nunca había conocido ese tipo de mujer, sola e independiente, ni ese ambiente bohemio. Del brazo de la guapa Antonia San Martín acudía a fiestas y saraos y, mientras duró el romance, se sentía el hombre más feliz del mundo. Ser el centro de atención satisfacía la necesidad que tenía de reconocimiento, ya fuese profesional o social. Durante un tiempo formaron una pareja muy conocida por la sociedad mexicana. Pero ella nunca cedió a sus avances sexuales, lo que Balmis atribuía a una estrategia femenina de seducción. Hasta que un día no pudo más e intentó forzarla, siempre a su manera desmañada:

—¡Cálmate, nene!, que es por tu bien.

—¿Qué quieres decir?

—¿Qué te crees? ¿Que no tengo ganas de... eso?

Balmis la miró desconcertado, y le salió un tic tan fuerte que Antoñita echó una carcajada.

—Ay, ¡qué vida tan perra la mía! ¡Con lo que yo te quiero!

Ella le abrazó, y lo meció como si Balmis fuese un muñeco. Entonces, en voz baja, le contó:

—Sé que después de lo que te voy a decir ahora ya no me

querrás más. Quiero que sepas que yo sí, siempre te querré, a pesar de tus rarezas... que son muchas.

—¿Por qué dices eso, estoy enamorado de ti, no te lo he dicho infinidad de veces?

—¡Virgen santa!... ¿Cómo un hombre tan sabio como tú puede ser tan necio? Te apuesto lo que quieras a que ya no me querrás...

—Apostemos.

—El par de aretes que vimos en la joyería La Princesa.

—Hecho. Vas a perder.

—Voy a ganar. ¿Quieres apostar más?

—Con las ganas que te tengo, seguiría apostando.

—Con los aretes basta, no te pediré más regalo de despedida que ése. A ver si luego me vas a odiar.

—Bueno, dime, ¿qué pasa?

—Pues que tengo el mal francés.

Balmis se quedó lívido. Como si se le hubiera cortado la respiración.

—Me lo pegó mi marido.

El médico estiró el cuello dos o tres veces, como si tuviera un muelle en la mandíbula, y se pasó la mano por su cabellera encrespada. Atravesó rápidamente varias fases: sorpresa, decepción, contrariedad, desprecio hacia aquel marido, y, como era inteligente y rápido, aceptación. Las piezas encajaban: Antoñita rechazaba sus avances, no por táctica femenina de seducción, como había pensado, sino por una razón mucho más prosaica.

—¿Por qué no me lo dijiste antes?

—¿Ves? ¡Ya está! Se acabó todo. Ahora me vas a odiar. Te lo dije... Pero no te pienso perdonar los aretes.

—No, nunca te odiaré. Es a tu marido a quien habría que odiar. —Y luego le dijo una frase que sólo podía venir de él—: Si no puedes ser mi amante, serás mi paciente.

Antoñita tuvo razón. Al tener que cejar en su empeño de llevársela a la cama, la pasión de Balmis se desinfló. Pero quedaron amigos. El médico le prescribió un enérgico tratamiento a base de mercurio. Una tarde, salió antes del hospital para comprarle los pendientes que habían visto juntos en la joyería La Princesa.

El alicantino no se desalentó y prosiguió con sus conquistas, siempre en el ambiente de la farándula, que es donde su lado mundano se expresaba con más desinhibición. No le gustaban las damas de las clases altas que no caminaban solas por la calle salvo para ir a la iglesia. Obsesionadas con aparentar un pie pequeño, costumbre que había llegado de China a través del Galeón de Manila, circulaban en el interior de sus carruajes recostadas sobre almohadones, saludando de lejos a sus amistades.

A Balmis le gustaba pasear a pie, del brazo de María *la Carpintera* o de Anita *la Queretana*, dos amores tan intensos como fugaces que le valieron una fama de galán que no se correspondía realmente con su personalidad. De quien se volvió loco de amor fue de la actriz Bárbara Ordóñez, bella y seductora, alegre y cariñosa. Su risa cristalina, su mirada de terciopelo, el vuelo de sus manos... El encanto de aquella mujer dio alas a su imaginación. Pero no entendía cómo una mujer tan guapa e inteligente podía estar sin marido. Escamado por su aventura con Antoñita, ahora temía que hubiera gato encerrado. No sabía que el gato encerrado lo tenía él en su vida.

—Quiero envejecer contigo —le decía Balmis de lo hechizado que estaba.

Ella esperaba que un día él le pidiese la mano, porque quería salir de «cómica». Los comediantes tenían una vida muy difícil, dependían directamente del virrey de turno que tenía toda clase de derechos sobre ellos. La Iglesia, por su parte, les tenía asegurada la condena eterna. Bárbara Ordóñez vio en Balmis la oportunidad de convertirse en la esposa de un médico afamado, el pasaporte a la respetabilidad. Pero nunca llegaba el momento de la pedida:

—Lo nuestro es sólo una ilusión —le dijo un día—, no tiene sentido seguir.

Balmis retrocedió.

—¿Cómo? —balbuceó con expresión de absoluto desamparo.

—¿Sabes por qué? Porque estás más enamorado de tu trabajo de lo que nunca lo estarás de mí.

—No, no es cierto...

—Sí. Si no, ya me hubieras demostrado la seriedad de tu compromiso. Y no quiero esperar más.

Balmis no podía decirle la verdad, que no podía casarse porque corría el riesgo de acabar en la hoguera de la Inquisición por bígamo. Nadie en México sabía que ya estaba casado y que tenía un hijo en España. Intentó desesperadamente seguir la relación con ella, pero Bárbara ya la había dado por finalizada.

Frustrado por los intentos de recuperarla, con el corazón partido, Balmis se refugió en su trabajo. Era tal la necesidad de tener ocupada la mente que se matriculó en la Universidad de México, donde acabó sacándose el título de bachiller en Artes. Fue su manera de superar la agonía del desamor.

El día del cumpleaños del rey de España, Balmis fue invitado al palacio virreinal a estrenar el nuevo y magnífico Salón de Besamanos. Su carreta tirada por un penco contrastaba entre los lujosos trenes de carrozas con caballos ricamente enjaezados, en los que se desplazaban los aristócratas. Otros cortesanos llegaban en sillas de mano cargadas por negros esclavos o criados de librea. Balmis, que estaba en contacto con indígenas y marginados de todo tipo, sabía que en muy poco tiempo el virrey Bernardo de Gálvez se había hecho popular entre la gente del pueblo. Para luchar contra la hambruna provocada por una pertinaz sequía, de su propio dinero y de otro que obtuvo prestado, compró maíz y frijol que repartió a los pobres. Luego emprendió una serie de obras públicas para dar trabajo, y se ocupó de intensificar las labores en los campos para aumentar la producción y evitar la escasez. Solía presentarse en público en una carretela de dos caballos, descubierta, que muchas veces él mismo conducía, y gustaba de asistir a las corridas de toros y a romerías y fiestas públicas, donde siempre era recibido con alegría y entre aplausos. Tan feliz estaba el pueblo de la Nueva España con su virrey que el propio ministro Floridablanca lo felicitó desde Madrid. Pero tanta popularidad también podía ser contraproducente. Balmis sabía que los españoles americanos adinerados y parte de la nobleza veían con malos ojos el sesgo de su política hacia los indígenas. Había algo revolucionario en la actitud de Bernardo de Gálvez que los inquietaba.

En el interior del palacio, una soberbia tela de damasco carmesí con galón, flecos y borlas de oro colgaba del techo frente a un retrato de Carlos IV. Diez docenas de sillas de madera fina estaban colocadas para recibir a los augustos invitados que, de uno en uno, se inclinaron ante el virrey:

—Vuestra merced... —dijo Balmis.

—No os agachéis —le dijo Gálvez—, que si alguien tiene que inclinarse, ése debería ser yo. Me alegra mucho veros.

Y pasándole el brazo por encima del hombro, le fue presentando a cortesanos y nobles:

—Tenemos la suerte aquí en la Nueva España de contar con uno de los mejores médicos que existen —decía.

Balmis estaba en la gloria. Su única preocupación era controlar la intensidad de sus tics, que se disparaban con las emociones.

—Os quiero presentar al explorador científico Martín de Sessé, que está de paso al mando de una expedición patrocinada por el rey con el fin de recopilar un completo catálogo de especies de plantas, aves y peces de la Nueva España.

Sessé, antiguo médico militar como Balmis, había dejado de practicar la medicina para dedicarse plenamente a la botánica, y había creado una cátedra en la Universidad de México. Aquel encuentro fortuito despertó aún más la curiosidad científica de Balmis, que empezó a interesarse muy seriamente por la botánica, convencido de que en las plantas estaba el secreto de la curación de las enfermedades.

Al cabo de un año de su llegada, el arzobispo Núñez de Haro le convocó de nuevo. Iba a unir el Hospital de San Andrés con el Hospital Militar del Amor de Dios, que se dedicaba principalmente al tratamiento del morbo gálico, la sífilis.

—Lo que os propongo, doctor Balmis, es que asumáis la dirección de la sala de gálicos del nuevo hospital fusionado, aparte de seguir con vuestro trabajo de cirujano.

Como todos los médicos militares, Balmis tenía experiencia en tratar las enfermedades venéreas. Esta promoción le daría más trabajo, pero también la posibilidad de experimentar y probar distintos tratamientos porque el que se utilizaba, a base de mercurio, provocaba una mortalidad muy alta a medio plazo.

—Acepto vuestra generosa oferta, Eminencia.

Entonces el prelado añadió:

—Quiero informaros de que he elevado una propuesta al rey para que os nombre cirujano mayor del nuevo hospital.

Balmis sintió que un estremecimiento le recorría el cuerpo, la satisfacción íntima e intensa de ver cómo se iba cumpliendo su sueño. Aquello compensaba todos los bubones, fístulas, úlceras, tumores callosos y gomosos, puerros y condilomas a los que tendría que aplicar ungüentos mercuriales de dudosa eficacia. ¡Cirujano mayor! Esa noche escribió a su familia para contarles la gran noticia.

20

Después de criar a su hijo y ahora que los niños de la casa eran mayores y exigían menos atención, el sueño de independencia de Isabel fue afianzándose. Terminó por aceptar que probablemente nunca encontraría un marido que pudiera darle a ella y a su hijo una vida digna, pero miraba con envidia a las mujeres que trabajaban en la incipiente industria de La Coruña, y que después de una jornada regresaban a sus casas. ¿No podía ser ella como una de las mil quinientas hilanderas que hacían bailar sus dedos en los telares de la fábrica de manteles que surtía desde al rey hasta a los ricos nobles americanos? ¿O emplearse en la fábrica de jarcia y cordelería de un amigo de su patrón, o mejor aún, en la sombrerería del francés Barrié d'Abadie, uno de los negocios más prósperos de la ciudad? Aunque seguiría estando dentro de la franja de población considerada pobre, sería ciertamente un avance con respecto a su condición de criada. Cuando se enteró de que su patrón, que no quería quedarse a la zaga de la tímida mejora de las manufacturas que vivía la ciudad, había abierto la primera fábrica de «indianas» o tejidos estampados de algodón, Isabel se atrevió a pedirle un empleo:

—Eso no es para ti.

«Estoy condenada a ser criada», así lo interpretó Isabel, pero don Jerónimo añadió en seguida:

—Tengo otra idea en mente.

Poco tiempo después, don Jerónimo tuvo que cerrar la fábrica aduciendo poco consumo. Para él, era una pérdida sin importancia; sus negocios, basados en el comercio de coloniales que transportaba su flota de veleros, iban, literalmente, viento en popa. Ahora que sabía que su riqueza bastaba para que varias generaciones de descendientes vivieran bien, ganar más dinero dejó de ser el gran aliciente de su vida. La viruela de su mujer le había quebrantado y, siendo un hombre religioso en los umbrales de la vejez, le preocupaba el más allá. En su afán de congraciarse con Dios y con los hombres, dedicaba parte de su tiempo a la administración del Hospital de la Caridad, el primer gran hospital público de la ciudad, obra impulsada por la muy admirada Teresa Herrera, la soltera de oro que dejó su impronta en la historia de la ciudad y que murió antes de ver su sueño realizado. Era tan devota que la gente la recordaba recorriendo de rodillas la distancia entre su casa y la iglesia de San Nicolás para librarse de los demonios que albergaba en su cuerpo. Toda su vida atendió a mujeres enfermas que no podían mantenerse y convirtió su casa en lo que llamaban «el hospitalillo de Dios». Luego, cuando recibió la herencia de su madre, la donó íntegramente a la Congregación de los Dolores, de la que Jerónimo Hijosa era miembro de la junta directiva, para levantar el hospital, la obra de su vida. El día en que pusieron la primera piedra no pudo firmar el acta de donación por ser analfabeta.

Si por toda España surgían hospitales, casas de expósitos y las conocidas casas Galera —casas de recogimiento para las mujeres públicas, que servían también para recluir y castigar a mujeres casadas a petición del marido—, era porque el gobierno de Carlos IV fomentaba las obras pías para contrarrestar la influencia republicana francesa. Además, la ingente cantidad de tullidos, mendigos, locos, niños abandonados y prostitutas que poblaban las calles chocaba con el espíritu humanista de la Ilustración. La galopante pobreza se debía en parte a los interminables conflictos bélicos del siglo. La Coruña había sido fortificada, se habían añadido polvorines, baluartes, revellines, fosos y baterías que protegían la entrada del puerto. Pero faltaban cuarteles para alojar a tanto soldado; muchos vivían en casas de los vecinos. Esta nutrida presencia, más los inmigrantes del campo, eran la clientela que alimentaba el «crecido número de mujeres entregadas a la ociosidad y a la más infame prostitución», como describía en 1793 el procurador síndico general. El resultado era un altísimo número de abortos y de hijos ilegítimos, cuyas posibilidades de supervivencia eran prácticamente nulas. A los niños se los abandonaba, muertos o vivos, en portales, basureros, nichos, debajo de haces cubiertos de rastrojo, se los arrojaba en medio de la calle a horas intempestivas y algunos aparecían medio devorados por animales. Para evitar tanto infanticidio, el Hospital de la Caridad abrió una sala de partos secretos que garantizaba el anonimato de las embarazadas, y donde no eran aceptadas las que habían manifestado en público su preñez. «Una idea benéfica digna de aplauso», como decía don Jerónimo.

Porque sabía que era eficaz, y sobre todo discreta, don Jerónimo pidió a Isabel que fuese a trabajar como ayudante de la comadrona, que estaba desbordada por la cantidad de mujeres que solicitaban ingresar, y que venían con el rostro tapado para que nadie pudiera reconocerlas. El personal del hospital tenía prohibido indagar cualquier asunto sobre sus vidas. La salvaguarda de la identidad era tan extrema que si alguna moría en el parto, el cadáver no se sacaba hasta pasada la medianoche. Isabel aceptó. Necesitaba dejar de ser una criada, quería salir de su jaula dorada, aunque fuese a un mundo marginal y cerrado.

La sala de partos secretos estaba dividida en varios aposentos, unos para mujeres pobres, cuyos muros estaban manchados de chorretones, y otros más limpios para las que eran capaces de pagar los gastos. Sólo podían acceder el capellán, una guardiana, una comadrona e Isabel. La mayoría de las mujeres iban desgreñadas y prácticamente en harapos; otras iban bien vestidas, pero todas compartían la misma mirada de sorda desesperanza. Aquellas mujeres casi no hablaban por el bochorno y la aflicción, alguna rezaba un rosario, otra se atusaba la cabellera, otra daba el pecho a su bebé sabiendo que tendría que abandonarlo en cuanto encontrasen un ama de cría. El reglamento era estricto: el capellán debía entregar el niño bautizado a una nodriza. Si más tarde alguna madre estuviese en condiciones de recuperarlo, lo podría reclamar. Pero la mayoría estaban allí de incógnito, con escasísimas probabilidades de quedarse con su hijo, que acabaría adoptado o en la inclusa. Isabel se reconocía en aquellas mujeres descarriadas, y daba gracias a Dios —y a la Ignacia— por la suerte que había tenido al cruzarse en su camino con los Hijosa. Quizás alguna de aquellas mujeres habría pecado por lujuria, pero la mayoría habían sido engañadas como ella, otras violadas, como una sobrina del obispo, muy joven y de sonrisa angelical, con aire de pájaro herido, que repetía como un mantra una frase ininteligible. Cuánto sufrimiento encerraban los muros de aquellas habitaciones... Y, sin embargo, que existiese esa sala para el cuidado de los abandonados era ciertamente un avance, un signo del cambio de los tiempos.

 Isabel no tardó en resultar indispensable para el funcionamiento de la sala de partos secretos, y durante aquellos años aprendió todo lo que una comadrona debía saber sobre nacimientos y primeros cuidados a los niños, y también nociones de administración. Hacía de todo, desde limpiar hasta comprar varas de lienzo para pañales, bayetas inglesas, jabón, botones... y registraba meticulosamente los gastos en el libro de contabilidad, que era revisado concienzudamente por los patronos de la Congregación de los Dolores. Todo se anotaba, desde el más mínimo gasto hasta las limosnas, ropas o alhajas donadas, con su debida fecha y la descripción, calidad y estado de cada objeto. El control de la administración de caudales y rendimientos de cuentas era la máxima preocupación de la Congregación.

21

Un día de noviembre, Balmis fue convocado secretamente al palacio episcopal del pueblo de Tacubaya, en el valle de México, para ver a un paciente. Era un lugar rodeado de extensas y espléndidas huertas de frutales y olivares. Sin decirle de quién se trataba, los frailes le condujeron por largos pasillos hasta una alcoba. Quien estaba en cama era el virrey, la tez verdosa, sin afeitar, visiblemente enfermo. El otrora dicharachero y amable Bernardo de Gálvez era ahora un hombre triste. Balmis se arrodilló para saludarle.

—Nada de eso... Levantaos, os lo ruego.

El médico se sentó en el borde de la cama.

—Os he mandado llamar porque una vez me salvasteis la vida y, nunca se sabe, quizás lo consigáis una segunda vez.

—Lo intentaremos. ¿Dónde os duele, señor?

—Lo que me duele es el alma.

—Dejad que os examine.

Mientras sacaba su instrumental y empezaba a palpar el cuello del virrey, éste siguió hablando:

—Os voy a decir algo, Balmis, que os puede ser útil en vuestra carrera... Los peores enemigos no son los franceses ni los ingleses ni los que uno se encuentra en el campo de batalla, sino los enemigos internos..., los que no vemos a pesar de que nos rodean..., los que hacen la reverencia y luego te dan una cuchillada por la espalda.

—¿A quién os referís, señor?

—A los nobles americanos, a los oficiales reales. A todos los que me han reprochado que destine recursos a los hambrientos y a mejorar la higiene de los arrabales para combatir las epidemias. Mi decisión de destinar a beneficencia una parte substancial del producto de la Real Lotería y otros fondos de multas les ha sentado mal.

—Me consta que os están agradecidos por haber instalado la iluminación en las calles, y haber reanudado las obras del palacio de Chapultepec.

—Eso no lo mencionan... Lo que han hecho es elevar una protesta ante la Audiencia, que ha considerado mi actitud poco formal, y poco común entre los gobernantes.

—Un gobernante debe procurar el bien público, ¿no es así?

—Así debería ser... El caso es que dicen que mi popularidad es sospechosa, me han acusado de conspirar para colocar a mis familiares y conocidos, hacerme con el poder del virreinato y separarlo de España. En Madrid se lo han creído, y me tratan de vendepatrias.

La Corte, que unos meses antes le alababa, ahora le había reprendido tan severamente que Gálvez se había convertido en un ser melancólico. Balmis entendió que los sentimientos de injusticia y frustración habían precipitado la enfermedad. El virrey no podía entender que le tratasen con semejante dureza, insinuando que era un traidor a la patria por querer aliviar las penalidades de los más pobres. Él, que había protagonizado una de las hazañas más heroicas de toda la historia militar española al entrar solo con su bergantín en la bahía de Pensacola y conseguir reducir a los enemigos ingleses, lo que le valió que el rey añadiera la leyenda *Yo solo* a su escudo de armas. Él, que había llevado con éxito la política española de contribuir a la independencia de Estados Unidos, dando nombre a una ciudad en

Texas y a una bahía en el golfo de México. Él, que estuvo a la derecha de George Washington en el primer desfile de la victoria norteamericana, el 4 de julio de 1783. Ahora el héroe había sido despojado de su gloria porque se habían vuelto las tornas. Al rey ya no le interesaba prodigar que España apoyaba a los republicanos del norte, porque la idea de independencia podía contagiarse hacia la América española.

—Todas estas cicatrices —dijo Gálvez—, ¿no son prueba suficiente de mi patriotismo?

Balmis miró la cicatriz de la pierna que él mismo había cauterizado y le volvió a la memoria la batalla de Argel. Le invadió un sentimiento de rabia contenida. Un gobernante como el virrey, que atendía con extremado celo las necesidades del pueblo, no merecía ser humillado de aquella manera. Si aliviar las penalidades de los más débiles significaba ser un traidor, algo iba definitivamente muy mal en la maquinaria del Imperio. Para Balmis, estaba claro que el virrey estaba aquejado de una enfermedad nerviosa provocada por un quebranto del humor y del ánimo.

—Voy a morir —dijo Gálvez después de un largo silencio.

Balmis le miró:

—Todos vamos a morir. —Luego prosiguió—: Quizás no tan pronto como creéis. Voy a sangraros y daros unas recetas a base de artemisa, espliego y flores de amapola. Os recomiendo beber mucho zumo de uva, evitar comer carnes y salazones, nada excitante. Y baños tibios.

Fue la última vez que lo vio. Unos días más tarde, el virrey exhaló su último suspiro en esa misma alcoba. Tenía cuarenta años de edad. Fue sepultado junto a su padre en la iglesia de San Fernando, en Ciudad de México. Balmis asistió al entierro, donde empezó a correrse la voz de que había sido envenenado. Pero el médico sabía que Gálvez había muerto de pena, víctima de las envidias y recelos que su propia gloria había alentado.

Se quedó sin protector, pero no sin protección, porque el

arzobispo Núñez de Haro fue nombrado virrey interino, a la espera de uno nuevo que vendría de España.

Balmis consiguió la calidad de disperso, con un sueldo de ciento cincuenta reales al mes. En los años siguientes, su prestigio y su clientela fueron creciendo. Su fama y sus pacientes le abrían puertas allá adonde iba. De todas partes venían a verle curanderos para proponerle nuevos remedios, a sabiendas de que Balmis se interesaba por el uso de las plantas medicinales. Un día llegó uno de Páztcuaro, perteneciente al obispado de Michoacán, que se hacía llamar, en español, Nicolás de Viana, *el Beato*. Era un hombre delgado, con la piel cobriza y profundas arrugas en el rostro, el cabello blanco le caía sobre los hombros, y llevaba un collar de plumas de ave alrededor del cuello. Andaba descalzo y vestía una túnica larga y una chaqueta de piel mal curtida con amuletos que colgaban de las solapas. En España, le hubieran tomado por un vagabundo o un iluminado. Ningún médico que se preciara de serlo le hubiera prestado la más mínima atención. Balmis no le hubiera recibido si no hubiera sido por el documento que el hombre le presentó: una carta de recomendación del Tribunal de Medicina del Hospital de Michoacán.

—Oiga usted, doctor, yo tengo un remedio para la cura de la sífilis.

Balmis aguzó el oído: ése era un tema al que había dedicado muchas horas de estudio y experimentación.

—¿A base de qué, buen hombre?

—Me lo enseñó una *indiesita*, que ha curado a veintisiete infectados... Y escuche bien, doctor: sin el uso del mercurio.

—¿Ah, sí?

Balmis arqueó las cejas. Era demasiado bonito para ser cierto.

—Vengo llagado de mis pies para poder verle, y como quiero que se me reconozca, aquí en la capital, el resultado de la curación, le ruego que venga conmigo a ver mis resultados.

—¿En qué consiste el remedio? —preguntó Balmis.

—Un hervor de maguey, tres onzas de raíz de la misma, dos

de carne de víbora y una de rosa de Castilla. Mire, lo pongo a hervir hasta que se evapora la mitad, luego lo cuelo con un paño, y se lo doy a tomar al enfermo en la cama, para que lo sude todo...

—Es lo que se llama un cocimiento sudorífico... —apuntó Balmis.

—¿Mande?

—Nada, nada, siga contándome...

—Luego me hago otro remedio, revuelvo anís y polvos de begonia, ¿y sabe por dónde les entra? —Balmis negó con la cabeza. El curandero prosiguió—: Pues por el fundillo.

—¿Una lavativa, queréis decir?

—Pues, llámelo como quiera...

Balmis se desplazó a Pátzcuaro y examinó a los pacientes, que efectivamente estaban libres de llagas y demás signos de la enfermedad. Habló con otros facultativos, que le confirmaron que ese método usado sin distinción de sexo, dosis ni edad surtía efecto. Balmis se entusiasmó, convencido de que estaba a las puertas de encontrar una curación definitiva para el mal escrofuloso. «¿Os imagináis que consiga un remedio inocuo, es decir, definitivo? —escribió a su padre—. Sería la culminación de todos los esfuerzos que he hecho desde la campaña de Gibraltar para atajar tan devastadora enfermedad. Sí, padre, creo de verdad que estoy a las puertas de un enorme descubrimiento que evitará mucho sufrimiento a la humanidad, y que me consagrará como médico...»

Durante tres meses se dedicó a probar el remedio. Balmis puso en marcha su espíritu científico: quería separar lo que era pura superstición de lo que era producto de una sabiduría ancestral.

—Voy a probar eliminando la carne de víbora —le dijo a Viana.

—¡Pero si la carne de víbora mata los malos espíritus que causan la enfermedad! Si usted se la quita, el remedio no va a resultar.

—Vamos a probarlo.

—Ustedes los médicos no confían... ¿A que usted no cree que yo pueda, con sólo mirar y dando sobadas, sanar a un enfermo?

Balmis carraspeó y le salió su típico tic al parpadear. El conflicto entre la innovación científica y la sabiduría tradicional, entre el humanista Balmis, con su espíritu racionalista, y el sabio curandero sin formación médica que atesoraba remedios eficaces, estaba servido. Viana prosiguió:

—Le tengo que presentar a doña Pachita, que se sienta a meditar frente a su altarcito, y cuando le zumban los oídos, entra en trance y realiza operaciones quirúrgicas. Hay curanderos que con sólo mirar al enfermo saben lo que les pasa.

—Yo, como médico, suelo saber si mi paciente está enfermo o no nada más entrar por la puerta de mi consulta. En eso estamos de acuerdo.

—Puede que ustedes sepan si el enfermo está de verdad malito, pero no creen que se los puede curar con la mirada, ni con las manos.

—No, eso no.

—Pues yo curo con la mirada. Lo que pasa es que ustedes siempre quieren tener la verdad y sólo creen lo que ven y lo que pueden tocar... Pues yo le voy a decir una cosa, doctor: su Dios está en todas partes y, sin embargo, ¿lo ha visto alguna vez? ¿Le ha podido dar una sobada?

Balmis no supo muy bien qué contestarle. El curandero había tocado un punto delicado, allí donde la religión se une con la ciencia. Balmis creía en Dios, pero a su manera, como una necesidad para explicar el misterio de la vida.

—Creo en un solo Dios, amigo Viana, pero no en los espíritus, ni en la magia.

—Pues a usted no le va a funcionar el remedio... porque este remedio lleva dando resultados desde hace miles y miles de años... ¿Y usted lo quiere modificar? ¿Usted sabe más que miles de años de pruebas?

A su manera, Viana sacaba a relucir la arrogancia del médico, que hacía de aprendiz de brujo. El curandero había revelado a Balmis los secretos del agave para curar la sífilis, y éste, que había aceptado el «regalo», lo cambiaba a su antojo. A un hombre humilde como Viana, le parecía una falta de respeto. Sentía que, al modificarlo, Balmis se estaba apropiando del invento (en eso no iba desencaminado). Al humanista Balmis le faltaba humanidad, pensaba el curandero, y le sobraba ambición.

—Sólo quiero aplicar un método científico a un remedio que sabemos que funciona —le contestó Balmis.

—Si sabemos que funciona, ¿para qué mete usted la ciencia?... Pues no cambie lo que Dios pone en sus manos.

—Sólo quiero simplificar el tratamiento y estudiar a fondo los efectos terapéuticos del medicamento resultante.

—¿Mande?

Balmis estaba convencido de haber dado con la clave para encontrar un remedio definitivo contra el mal gálico, y el beneficio enorme que la humanidad entera sacaría de ello no podía estar condicionado por el respeto a unas creencias que no compartía. De modo que dejó de lado al curandero y trabajó a destajo modificando las fórmulas originales, siguiendo el método de ensayo y error. Al final, compuso el sudorífico con la raíz del maguey (agave americano) y el pulque, y comprobó que era más eficaz. Para purgante usó únicamente la begonia, una planta encontrada por Martín de Sessé en Páztcuaro y a la que se denominó *Begonia syphilitica* por la fama de que gozaba en la región de Michoacán. Balmis desechó todo lo demás. «El resultado de mis trabajos —escribió a su padre— no puede ser más alentador. Trescientos veintitrés enfermos de ambos sexos, entre hombres ancianos, mujeres embarazadas y niños contaminados por la gestación o la lactancia, se han curado sin los efectos nocivos del mercurio. El Real Tribunal del Protomedicato, reunido en el Hospital de San Andrés de Ciudad de México, ha aprobado mi método en base a que es sencillo, barato, seguro y breve para la curación del mal venéreo. Padre, os confieso que siento una satisfacción tan profunda...»

Entusiasmado con el descubrimiento, Alonso Núñez de Haro exhortó a que todos los médicos del virreinato lo usaran. Pensaba que el mundo entero debía beneficiarse de tan novedosa medicina.

—Quiero que llevéis el descubrimiento a España —le dijo a Balmis.

El médico se sintió halagado. El siguiente paso, volver a Madrid con una cura universal contra el mal venéreo y el aval del virrey obispo de la Nueva España, prometía ser muy excitante:

—Podría continuar los experimentos y las observaciones en la Corte de Madrid.

—Sí, Balmis, sólo vos podéis conseguir que el maguey se sume a las otras plantas que han transformado la farmacopea europea desde hace dos siglos.

—¿Os referís a la zarzaparrilla?

—Sí, y también al guayacán y la jalapa.

—Como siempre, Eminencia, os agradezco la confianza que depositáis en mí.

—La gratitud es mía. Siempre me han sorprendido la calidad de vuestras observaciones y vuestra dedicación al trabajo.

Balmis escribió a su padre para compartir su entusiasmo por su inminente regreso, pero no recibió respuesta. Un silencio que se sumaba al de las últimas cartas que le había enviado. Que su padre pudiese estar enfermo o —no quería pensarlo— hubiera muerto, era un acicate más para acelerar la vuelta.

A la hora de despedirse de su mecenas, el alicantino lo hizo con el corazón en un puño. ¿Le volvería a ver?

—No sobran los hombres de Dios con tan buena disposición para aceptar nuevas ideas.

Así se lo dijo Balmis, de rodillas, antes de besarle el grueso anillo de oro que llevaba en el anular.

—La Iglesia no puede situarse al margen de las necesidades de los hombres —le respondió Núñez de Haro.

22

Balmis llevaba once años lejos de la Península. Había aprendido a amar los contrastes y los paisajes de México, las comidas y las costumbres, la tolerancia y el trato solemne y educado de sus gentes. Se sentía respetado y querido. Pero pesaba más su ambición de gloria. Volver con semejante descubrimiento era asegurarse un lugar en el olimpo de la medicina. Otra razón le empujó a regresar: su mujer, Josefa, había pedido ayuda al rey por haberse quedado sin medio de supervivencia. El rey, habiéndose enterado por verídicos informes de la buena conducta de la interesada, dictó una orden real que envió al virrey de la Nueva España, para obligar a Balmis a asistir a su mujer con respecto a sus facultades. Para el médico, aquello fue la confirmación de que su padre, que daba protección y ayuda a Josefa, debía de haber fallecido. Inmediatamente tomó el relevo y fue mandando una cantidad a su mujer todos los meses.

Balmis salió de la Nueva España con cien arrobas de maguey y treinta de begonia recolectadas por él mismo en los alrededores de Páztcuaro, donde se daban los mejores especímenes. Desde Cádiz, donde arribó, mandó a Madrid su preciado cargamento mientras él ponía rumbo a Alicante.

—¿Madre?

Sólo recibió el eco de su llamada como respuesta. La casa que antaño había sido un hogar alegre, estaba ahora en penumbra y en silencio.

—¡Francisco...!

Su madre hablaba con un hilillo de voz. Le abrazó llorando.

—¿Y padre?

Aunque supiera la respuesta, sintió un punzón atravesándole el pecho.

—En el cielo, hijo mío, está en el cielo.

Toda su infancia desfiló por su mente, tantos recuerdos impregnados de ternura, de momentos felices pasados en aquella casa siempre atestada de niños, de parientes, de pacientes y de amigos. Tanto tiempo compartido con su padre. ¡Qué lejanos parecían aquellos días en los que no conocía la soledad! Ahora sus hermanas se habían casado y Josefa y su hijo se habían instalado por su cuenta. Su madre estaba sola con sus recuerdos.

—Acompáñame al camposanto a depositar unas flores en su tumba, y luego te llevaré adonde la Josefa y el niño.

Caminaron despacio porque su madre era ya una anciana. Después de recogerse ante la tumba de su padre, siguieron hacia la casa de su esposa. Les abrió una mujer que no reconoció: tenía el rostro ajado, el pelo canoso y aparentaba más edad de la que tenía.

—Siento haberte importunado por haber tenido que pedir ayuda al rey, pero no teníamos ni para comer —le confesó su mujer.

—Hubo una sequía y una hambruna muy malas... —añadió su madre.

Apareció su hijo. Venía de casa de su tío, donde trabajaba de aprendiz de sacador de muelas. Era un muchacho de dieciséis años que lo miraba con recelo. ¿Quién era ese padre que surgía de nuevo en su vida, ese médico famoso que los había abandonado a él y a su madre?

—¿También vas a ser cirujano? —le preguntó Balmis.
—No, yo no quiero ser como usted.
—¡Miguel, así no se habla! —lo reprendió la madre.

¿Qué podía esperar Balmis después de tan larga ausencia?, ¿que su hijo le recibiese con los brazos abiertos? El chico estaba resentido, y apenas le hizo preguntas sobre la vida en México o su trabajo, por lo que Balmis dedujo que no tenía interés en él. ¿Cómo podía ser de otra manera?

—El chico no te conoce —le dijo su madre.

Le invadió un sentimiento de culpa al comparar la relación que él había tenido con su padre y la que ahora tenía con su hijo, si es que a aquello se le podía llamar relación.

—Una vida de estudio y de trabajo consume tanto tiempo que poco queda para cultivar los afectos —dijo Balmis, a modo de disculpa.

Siempre encontraba el modo de justificarse.

—No, tú no has elegido la vida familiar —le contestó su madre, siempre tan comprensiva—, sino servir a la humanidad.

Entonces Balmis le contó todo sobre el remedio revolucionario que había traído de México y las prisas que tenía para llegar a Madrid y darlo a conocer.

—Madre, estoy a las puertas de la gloria.
—Es lo que siempre has deseado, hijo. Cada cual tiene su destino, se lo digo siempre a la Josefa, para ayudarla a soportar tanta soledad.

Pero Balmis callaba, no sentía compasión por Josefa, ni siquiera por su hijo. Vivía en su mundo donde no cabían esas querencias.

Era primavera cuando se estableció en el número 26 de la calle de la Montera en Madrid. Reanudó sus experimentos en el Hospital San Juan de Dios, bajo la supervisión del Protomedicato. En seguida sintió que aquél no era el ambiente distendido y abierto del Hospital de San Andrés, donde un indígena podía llegar con plantas curativas y lo tomaban en serio, donde equivocarse no implicaba ser crucificado. Esto era Madrid, la capital de un imperio donde reinaba el despotismo ministerial y la corrupción, donde todo se desmoronaba, excepto los prejuicios, la soberbia y la envidia.

Balmis, que intentaba aclimatar sus plantas en el nuevo Jardín Botánico, encontró una actitud escéptica, cerrada y abiertamente hostil en los protomédicos que, antes siquiera de iniciar los experimentos, cuestionaron las virtudes de aquellas plantas. Una mentalidad que se podía resumir en una pregunta: ¿acaso un cirujano llegado de la Nueva España podía darles lecciones? Balmis aprendió la amarga verdad de que llegar con un brillante historial no garantizaba el respeto de los colegas.

Cuando pensaba que estaba a punto de alcanzar la cumbre del éxito profesional, se encontró en el abismo de la incomprensión. Los médicos más hostiles a las innovaciones denigraron sus hallazgos, convencidos de que el único tratamiento posible del morbo gálico era el mercurio.

—¡Nos propone terapias de curandero! —decían con malicia—. ¡Él mismo nos lo ha contado!

Muy pronto Balmis y sus tics se convirtieron en objeto de burla. Sabía que sus colegas le insultaban a sus espaldas. Cuando tuvo que presentar sus resultados frente a la comisión médica, se fraguó una discusión enconada entre los tradicionalistas y los innovadores, que acabó en abucheos e insultos. El reputado doctor Bartolomé Piñera abandonó la sala y en los pasillos del hospital iba dando voces:

—¡Fraude! —gritaba—. ¡Engaño, engaño!

Balmis no estaba preparado para una reacción tan violenta. Estaba claro que querían acusarle de fraude para hundir su carrera. Pero ¿por qué?, se preguntaba.

«Aquí somos así...», ésa fue toda la explicación que obtuvo de uno de sus colegas, un innovador. Balmis se derrumbó, herido en lo más profundo de su ser, como un buque tocado en la línea de flotación.

—Sólo soy un profesor que persigue el conocimiento, soy honrado y tengo buena fe, ¿por qué me hacen esto?

—¡Sois un charlatán! —le gritaba el doctor Piñera.

Balmis se esforzaba en contener su rabia ante los ataques de aquel enemigo mortal, que no podía quitarse de la mente ni en sueños. Piñera le provocaba pesadillas y un pánico cerval que le recordaba el que experimentaba de joven ante un profesor demasiado exigente y severo.

Pero era suficientemente inteligente para no entrar al trapo de los que buscaban su humillación pública. Al contrario, reaccionó con moderación y sabiduría. Se puso manos a la obra y redactó un informe sobre «las eficaces virtudes del agave y la begonia para la curación del vicio venéreo y escrofuloso» en el que, además de rebatir contundentemente las acusaciones, explicaba detalladamente sus observaciones clínicas. En su conclusión se lamentaba de la actitud exageradamente desafiante que había encontrado en la clase médica de la Península y afirmaba sus principios: «Yo vine a España no como los charlatanes, sino como un profesor instruido en la materia, deseoso de procurar un bien público y de cumplir la misión importante de ser útil a la salud de los hombres».

Pero la polémica suscitada dejó a Balmis desengañado, dolido y abatido. Se arrepentía de haber vuelto a la Corte. ¡Qué ingenuo había sido al creer que todo sería un camino de rosas, al estar convencido de que el mérito sería reconocido de inmediato! Ahora, su orgullo y su nombre estaban mancillados para siempre.

Tenía la impresión de haber dado un enorme paso atrás en su carrera. Para alguien que vivía por y para el reconocimiento profesional, lo que acababa de ocurrirle era sencillamente lo peor. Para luchar contra el desencanto, se dejó llevar por su curiosidad innata, su afición al estudio y su amor a la medicina.

Balmis necesitaba poco a los demás; tenía un mundo interior rico y estimulante, y prefería quedarse encerrado en casa leyendo las últimas revistas médicas que reunirse en las tertulias con otros colegas para criticar a sus detractores o hablar de lo dura e injusta que era la profesión. Como era un hombre que vivía en un estado de formación permanente, prefirió hincar los codos y estudiar dos cursos de medicina clínica, con el objetivo de obtener el título de doctor en Medicina. Era un sueño antiguo, el de pasar a formar parte de los hombres que trabajaban con la mente. Pensó en su padre, en su abuelo, y en lo orgullosos que se sentirían de él si lo conseguía.

Sentado en el sillón desvencijado de su piso de la calle de la Montera, las piernas bajo el faldón de la mesa camilla para aprovechar el calor del brasero alimentado por carbón que uno de sus criados llenaba con regularidad, cuando se cansaba de estudiar, cerraba los ojos y recordaba sus días en México, la temperatura suave, el sabor del mole de guajolote, del caldo de res, del chocolatito y la copita de mezcal, las funciones en el Coliseo, los olores del mercado de Parián y el trato cortés del pueblito. En Madrid todo le parecía duro, abrupto, cortante, desde el frío de agujas hasta el contacto personal, pasando por el acento de la gente al hablar, que ahora le sonaba áspero.

Un día, al hojear un ejemplar de *La Gaceta de Madrid*, le volvieron a la mente otro tipo de recuerdos: Oaxaca devastada por la viruela; aldeas selváticas pobladas de indígenas postrados, los rostros picados de granos; discusiones eternas con los curas que se negaban a dejarle variolizar. *La Gaceta* hablaba de un libro publicado en Inglaterra por un tal doctor Edward Jenner con el título de *Una investigación sobre las causas y los efectos de la vacuna de la viruela*, que estaba dando mucho que hablar entre los círculos médicos y científicos de toda Europa. Citaba a un médico catalán, Francisco Piguillem, que glosaba los beneficios del invento de Jenner y que se disponía a proceder a las primeras vacunaciones en Puigcerdá, una vez hubiera recibido fluido vacunífero desde París o Londres. Para un médico como Balmis, apasionado por las innovaciones científicas, esas informaciones eran como un elixir de vida. Confirmaban sus sospechas sobre la inmunología del cuerpo humano, de modo que, inmediatamente, quiso saberlo todo sobre este descubrimiento.

Por otra parte, y para su satisfacción, el debate médico sobre su tratamiento contra la sífilis fue inclinándose a su favor, tanto que hasta el mismísimo papa ordenó introducirlo en un hospital de Roma.

—Está claro que funciona, le pese a quien le pese —decía su amigo el doctor Ruiz de Luzuriaga.

Se habían conocido porque a ambos les tocó defender la idea de la vacuna de Jenner ante los mismos médicos que habían atacado a Balmis y que ahora se cebaban con el médico inglés.

El caso es que el tratamiento del maguey y la begonia acabó teniendo tan buena aceptación que otros médicos lo recomendaron para tratar no sólo la sífilis, sino también las erupciones cutáneas, la gota, la artritis y las obstrucciones viscerales.

Aquél era un pobre consuelo para un hombre que tanto había apostado por aquella cura. Balmis era consciente de que su reputación estaba manchada. Cuando, en 1801, consiguió el título de doctor en Medicina, sintió la dicha enorme de haber cumplido con su máxima expectativa. Daba así un salto social que le había costado años obtener, a pesar de que otros lo conseguían en poco tiempo por ser hijos de familias nobles. Sabía que, a partir de entonces, se le abrirían las puertas de la Academia de Medicina de Madrid, lo que le permitiría codearse con lo más granado del círculo médico y científico. Pero ni este hito en su vida ni el reconocimiento oficial del diccionario de botánica mexicana, que cambió el nombre de *Begonia syphilitica* por el de *Begonia balmisiana*, ni los tres cursos de botánica que Balmis estudió en el Real Jardín Botánico de Madrid, ni los dos años de química en el Real Laboratorio, ni el título de cirujano de cámara que le otorgó Su Majestad el rey Carlos IV, con seis mil reales más de sueldo al año, consiguieron borrar el recuerdo de aquella humillación.

De la experiencia del maguey y la begonia sacó la lección de desconfiar siempre de los colegas, tal y como le había aconsejado Bernardo de Gálvez cuando le dijo, antes de morir, que los peores enemigos son los que uno tiene a su alrededor; y la determinación sorda y tenaz de seguir demostrando al mundo su valía.

23

La Coruña se llenaba de gente. Todos los días acudían familias campesinas del interior de Galicia, de Castilla o de Asturias. Respondían así a un plan de la Corona para aliviar tanta pobreza, y que consistía en contratar familias para colonizar el Río de la Plata y la costa patagónica. Llegaban en un estado deplorable. En el puerto, los examinaban, los inscribían y los preparaban para el día en que sus respectivos barcos tuvieran que partir. El encargado de supervisar la salud de los colonizadores era el doctor Posse, que había sido nombrado a tal efecto por un alto oficial real. Era una tarea ingente, para la que se rodeó de cuatro médicos, de varios cirujanos y de un farmacéutico militar. Su función era descubrir a todos aquellos colonos que, por su estado físico, no fuesen aptos para el viaje.

De entre las enfermedades contagiosas, la viruela era la más común. Cuando descubrían a algún enfermo, el médico les recomendaba que fuesen liberados de sus contratos y que volviesen a sus aldeas.

—Tu única posibilidad de curación es el aire limpio de tu pueblo —les decía.

Poco a poco fueron apareciendo cada vez más campesinos aquejados de viruela, lo que hizo temer la aparición de una nueva epidemia. Inmediatamente, Posse mandó a su equipo a buscar posibles casos entre los campesinos albergados en casas particulares y barracones del ejército, tanto dentro como fuera de la ciudad. Ordenó fumigaciones y realizó innumerables visitas a los colonos, consciente de la importancia de apartar a los contagiosos. Mandó prohibir la entrada en la ciudad de cualquier persona procedente de provincias contaminadas aunque trajera pasaporte de buena salud y cuarentena pasada. Trabajó a destajo en el Hospital Militar y aun así le sobraba tiempo para pasarse por la beneficencia municipal por si necesitaban sus servicios. Su dedicación le valió el elogio del intendente del Reino, que le nombró médico municipal de La Coruña, calificándolo de «sujeto capaz y de tan buena conducta».

Un día el doctor Posse llegó a casa de don Jerónimo en un estado de suma excitación. Llevaba en su mano un ejemplar del *Semanario de agricultura y artes dirigidos a los párrocos*, que, a pesar del título, era una revista científica. Aquel ejemplar reproducía un resumen del libro del médico inglés Edward Jenner.

—Esto es una auténtica revolución, don Jerónimo. Es un hito en la Historia de la humanidad.

Don Jerónimo estaba un poco perplejo ante el desbordante entusiasmo de su amigo.

—¡Es el principio del fin de la viruela! —repetía exaltado Posse.

—¿No estáis exagerando, doctor?

—No, no... Ya le he hablado de los trabajos de este médico rural inglés, llevo mucho tiempo siguiéndolo. Empezó por una observación muy sencilla, que las campesinas que ordeñan vacas nunca padecen la viruela. ¿Por qué? Ha tardado veinte años en encontrar una respuesta.

—¿Y...?

—Descubrió que estaban protegidas de la viruela por un virus parecido, que sólo se da en las vacas, y que provoca una enfermedad similar a la viruela humana, pero mucho más benigna, y no contagiosa. Jenner ha demostrado que el virus de la viruela bovina inmuniza definitivamente contra el de la viruela humana.

El doctor Posse le tendió el ejemplar que llevaba en la mano, y don Jerónimo se enfrascó en su lectura. Los experimentos del médico inglés habían consistido en inocular pus infectado de viruela de las vacas en seres humanos. Ninguno había desarrollado la enfermedad ni efectos indeseables.

—A su procedimiento lo ha llamado vacuna, de la palabra *vaca*, y es bastante simple. Es parecido a la variolización, pero inoculando pus de vaca en vez de pus de viruela humana. Quiero poner en práctica el remedio, y le vengo a pedir que me conceda el uso de una sala en el Hospital de la Caridad para efectuar las primeras vacunaciones.

Don Jerónimo frunció el ceño.

—¿No hay riesgo en infectar a gente sana con material extraído de un animal? —preguntó.

—Siga leyendo el artículo... Ningún riesgo.

Don Jerónimo leía con sumo interés, y siempre con una mueca de escepticismo.

—No os voy a negar que hay algo que me perturba en todo esto... Al fin y al cabo, se están mezclando las especies al inocular fluido de vaca en un ser humano.

—Es cierto que hasta ahora no se ha puesto en práctica ninguna medida que introduzca materia animal en la especie humana. Imagino que muchos curas alzarán los brazos al cielo, pero lo importante es el resultado.

—Sí, pero no sabemos qué puede ocurrir si se mezclan las especies, ¿quién sabe los efectos que pueden desarrollarse a largo plazo, como resultado de mezclar fluidos de especies distintas?

—Todo avance de la ciencia conlleva sus riesgos, don Jerónimo. Si podemos atajar una enfermedad que ataca al sesenta por ciento de la población y causa el diez por ciento de todas las muertes con un procedimiento que no ofrece peligro, ¿nos vamos a quedar de brazos cruzados?

—Hay que asegurarse de que no ofrece peligro. Déjeme consultar con los demás patronos de la Congregación sobre el uso de la sala.

La publicación del informe de Edward Jenner daba la vuelta al mundo, suscitando tanto críticas feroces como felicitaciones. El argumento principal de los detractores era el que había apuntado don Jerónimo. Les parecía inmoral y sacrílego infectar a gente sana con el fluido repugnante y sucio de un animal. En Inglaterra, un médico se atrevió a decir en público:

—¡Os aseguro que la vacunación hará que al vacunado le crezcan cuernos bovinos en la frente! ¡No se pueden desafiar las leyes de la naturaleza, que son también las leyes de Dios, sin pagar un alto precio!

Que la frontera entre especies se viese amenazada produjo tanto pánico que al principio el papa prohibió ensayos con la vacuna en los Estados Pontificios. Pero los resultados hablaban por sí solos: la vacuna era un procedimiento tan fácil, inocuo y eficaz que el mundo médico y científico europeo se adhirió con entusiasmo a su práctica. Desde Estados Unidos, el presidente Thomas Jefferson envió una carta de enhorabuena a Jenner. En Francia, Napoleón ordenó vacunar a sus tropas, y en Rusia, la emperatriz mandó que el primer niño vacunado fuese llamado Vaccinoff y disfrutase de una renta vitalicia a cuenta del gobierno imperial. Don Jerónimo, que era ilustrado y tenía una fe ciega en el doctor Posse, convenció a los patronos para instaurar una sala de vacunación en el Hospital de la Caridad. Se había dado un paso de gigante en la comprensión de la inmunización y Posse no descansó hasta verse empapado de todo lo que sabía de cierto sobre sus buenos efectos.

El primer problema al que se enfrentaba era conseguir virus vacuno. La viruela de las vacas era una enfermedad que sólo se daba en ganado del norte de Europa, por eso fracasaron los intentos de conseguirlo en España. Posse escribió al doctor Piguillem, pionero de la vacuna en Cataluña, solicitando que le remitiese hilas que habían sido impregnadas con pústulas de vacas enfermas de viruela.

Unos días más tarde, mientras preparaba la sala de vacunaciones en el Hospital de la Caridad, se encontró con Isabel, siempre muy atareada.

—Esta vez no hay riesgo alguno —le dijo después de explicarle el nuevo procedimiento—. Para que veas la confianza que tengo, el primero al que voy a vacunar es la criatura que más quiero, mi nieto de cinco meses. Pero quiero vacunar a tu hijo también. Serán los primeros en toda Galicia.

—Pero ¿está usted seguro de que no se me va a poner malito, como los hijos de don Jerónimo?

—Seguro. Esto no tiene nada que ver con lo que hicimos entonces. Piensa que quedará librado de la viruela para siempre.

Isabel sentía cierto resquemor, pero no se vio con fuerzas para negarse. Ya no tenía excusas como cuando le propusieron variolizarse estando embarazada. De modo que el 16 de agosto del año 1800, el doctor Posse efectuó las primeras vacunaciones en Galicia en la persona de su nieto y del pequeño Benito, que tenía siete años, en el Hospital de la Caridad, y lo hizo con las hilas de algodón que le había mandado el doctor Piguillem desde Barcelona. Siguió vacunando a muchos niños con el mismo método, la vacuna transportada en hilas, pero siempre le quedaba el temor de que el virus hubiera dejado de ser activo y la vacuna no prendiera.

24

Un día de febrero del año 1801, un trágico accidente en la inclusa del hospital propulsó a Isabel a una nueva vida. Un niño se estrelló en la calle desde la ventana del segundo piso, y murió entre alaridos que sobrecogieron a la ciudad entera. Un accidente que se sumaba a un sonado caso que acababa de hacerse público, el de unos niños valencianos adoptados por unos comediantes, a quienes les habían roto las articulaciones para mantener la flexibilidad y a quienes limitaban el alimento para que fueran ágiles. Por primera vez se cuestionaba la incipiente asistencia pública. La poderosa Congregación de los Dolores, dañada en su reputación, vio en aquel infortunio el resultado del desorden reinante en el establecimiento, lo que, unido a la falta de higiene y a las cuentas poco rigurosas, provocó el despido fulminante de la rectora, Lucía Pérez.

—No existe nadie en La Coruña con mejores aptitudes que Isabel Zendal para llevar las riendas de la inclusa —dijo don Jerónimo en la reunión urgente de los patronos.

Isabel carecía de cualificaciones para ese puesto, difícil de cubrir porque la exigencia era muy alta y la paga escasa. Ésta era la segunda rectora que despedían; la primera había sido acusada de no justificar gastos debidamente. Si bien, de acuerdo con el reglamento, la designación de ese puesto debía pasar por un proceso de selección, en el caso de Isabel fue la insistencia de don Jerónimo lo que determinó su nombramiento. Era imperativo disponer de una rectora. Otra consideración que sin duda pesó fue que su hijo, de ocho años, empezaba a ocupar demasiado espacio.

—Te dije hace poco que tenía un trabajo en mente para ti, ¿te acuerdas?

—Sí, sí, don Jerónimo.

—El Patronato de la Congregación de los Dolores, reunido ayer, ha decidido ofrecerte el puesto de rectora de la inclusa del Hospital de la Caridad.

Isabel sonrió. Unas incipientes patas de gallo surgieron en el borde de sus ojos. Estaba contenta: sus patronos no se habían olvidado de ella.

—Los niños son ya mayores, y doña María Josefa y yo creemos que podrás ser más útil ocupándote de la inclusa.

—¿Creéis de verdad que puedo hacer ese trabajo?

—Estoy convencido de que eres la mejor para ese puesto. Pero no es un trabajo fácil: tu presencia es indispensable las veinticuatro horas del día, de modo que tendrás que mudarte allí con Benito. Cobrarás un salario mensual de cincuenta reales y el pago en especies de libra y media de pan al día, con harina fina de primera criba. Para que te hagas una idea, la tornera cobra cuarenta reales; la maestra de hilado y calceta, sesenta, y otros sesenta percibe el maestro de primeras letras.

—Os estoy muy agradecida, don Jerónimo. No sé si me merezco...

Isabel estaba emocionada. Le daba igual lo duro que fuese el trabajo, lo importante era que salía de criada. Se lo debía a sus patronos, pero también a la Ignacia, que la había obligado a ir a aprender cuentas y letras a la escuelita de la parroquia de Santa Mariña de Parada. Sin ese saber, no hubiera podido nunca aspirar a nada.

—Mereces eso y más —le dijo don Jerónimo, e Isabel se quedó pasmada porque no estaba acostumbrada a recibir halagos—. Mira, hija —prosiguió—, lo que da lustre al puesto de rectora son las gratificaciones: cobrarás un aguinaldo en Nochebuena y dos bulas de carne en Cuaresma.

Lo primero que hizo la nueva rectora fue mandar colocar celosías en las ventanas de los cuartos de los expósitos para impedir que cayeran por ellas a la calle. Luego habilitó dos piezas para separar un sexo del otro, montó camas nuevas e instaló faroles en las habitaciones. Se propuso que los niños, que estaban en un estado lamentable de dejadez, luciesen sanos y fuertes como su hijo Benito, cuyo inmenso privilegio, el de tener una madre y la suerte de dormir en el mismo cuarto que ella, provocaba en los demás una mezcla de envidia y fascinación. Instauró nuevas normas de higiene, muchas por indicación del doctor Posse: mandó cambiar con regularidad la paja de los jergones, compró pinzas de hierro para quitar las raíces de la sarna y les afeitó la cabeza para despiojarlos. A los que enfermaban, les daba friegas de aguardiente con paños calientes, y pan blanco y carne para comer. Compró escobas de palma para limpiar el torno, y vigilaba de cerca a la tornera para que no se ausentase bajo ningún motivo, como ocurría anteriormente. Al mes de entrar a trabajar, la inclusa no se parecía en nada a lo que había sido.

—Para mostrar mi satisfacción y la de los patronos, hemos acordado recompensarte con una paga extraordinaria mensual de dieciséis reales por la confección de ropa de uso —le dijo don Jerónimo.

Consistía en hacer camisas y pañales de sábanas viejas, remendar pantalones y chaquetas y reponer cordones y botones en los calzones. A pesar de toda esa carga de trabajo, Isabel estaba contenta y no se quejaba. De vez en cuando añoraba la comodidad y la vida plácida de la casa de los Hijosa. Pero rumiaba poco sobre su destino; era la ventaja de carecer de tiempo para sí misma.

Muy pronto pasó a considerar como hijos suyos a todos los

niños de la inclusa. Admiraba su capacidad de supervivencia. Tres cuartas partes de los que aparecían en el torno morían antes de tres días; hubo épocas en que el porcentaje escalaba al noventa y hasta al cien por cien: no sobrevivía ninguno. Al principio, se lo contaba alarmada al doctor Posse, como si éste pudiese hacer algo:

—Llegan en muy mal estado, doctor. Llegan con la cabeza abollada, el cuerpo llagado y el ombligo suelto. Vienen de aldeas lejanas, y los traen en cestas y hasta en alforjas de caballería.

Bien lo sabía el médico, que visitaba asiduamente los establecimientos de beneficencia. Era tan grande la mortalidad que dos agencias funerarias en La Coruña se encargaban en exclusiva de la conducción de cadáveres de párvulos y jóvenes. La carroza de la Gloria, una construcción barroca pintada de blanco que suscitaba gran curiosidad, quedaba reservada para las familias pudientes. Los expósitos muertos acababan donde los pobres de solemnidad, en el atrio de sus parroquias.

Las madres, desesperadas, traían a sus hijos de noche, para no ser reconocidas. Isabel, obligada a reemplazar a la tornera, que siempre estaba enferma, oía primero los pasos en la calle, después el llanto de un bebé que era expuesto en el torno, luego los sollozos de la madre, que probablemente no lo vería más, y como adiós, el rechinar del torno al girar sobre su eje, y la irónica nota alegre de la campanilla que avisaba sobre la llegada de un nuevo pequeño. Del otro lado, en el interior, Isabel recibía a esos hijos de la vergüenza y la pobreza.

Algunos venían bautizados, a otros les ponía el nombre del santo del día, como rezaba el reglamento. La mayoría llegaban envueltos en simples trapos, hasta en una servilleta o un pedazo de mantilla, o en una hoja de calendario; el 19 de marzo de 1800 apareció un sombrero con un bebé desnudo en su interior. Lo llamaron José. Otras veces no era la madre, sino alguien que se había encontrado al niño abandonado en un corral, en un pajar, en una fuente o en un estercolero, y que lo depositaba en la inclusa. Un retoño de tres años fue traído por un hombre que lo encontró abandonado al pie de la iglesia de San Nicolás, con los pies atados para que no escapara tras sus padres. Muchos traían una nota con el nombre, la filiación, la fecha de nacimiento o del bautizo: «Juan Pérez, hijo de dos pobres honrados, a punto de cumplir un año», y que terminaba con un ruego: «Denle de comer, porque no ha comido». En el caso del bebé Vicente María, echado al torno el 13 de mayo de 1800, una nota en una cinta atada a la oreja decía que sus padres volverían a por él cuando las cosas les fuesen mejor; adjuntaban una generosa limosna «para colaborar en la crianza». Cómo sería la miseria en sus casas que aquellos padres pensaban que la inclusa era un destino preferible al propio hogar.

Isabel acariciaba a los expósitos mientras los desnudaba y observaba cada centímetro de piel por si hubiera alguna señal de maltrato, como ocurrió con una niña que llegó con cardenales en la cara y moratones en el cuerpo, o alguna marca anunciadora de un brote de viruela o contagio sifilítico, en cuyo caso los entregaba al facultativo del hospital. Esos niños estaban condenados a morir rápidamente porque el peligro de contagio les impedía ser amamantados por nodrizas; se les daba un pobre sustituto, leche de cabra, hasta que se apagaban. A los que pasaban esa primera criba, se los bautizaba y se los entregaba a las amas de leche. Como las fijas en la inclusa estaban desbordadas, amamantando hasta a seis niños cada una, Isabel recurría a lo que se llamaba la lactancia mercenaria. Le resultaba terrible enterarse de los muchos descuidos o fraudes de las nodrizas, que a cambio de treinta reales al mes se llevaban a los niños a sus casas. Descubrió que algunas los dejaban morir y no lo comunicaban para seguir cobrando; otras volvían a la inclusa con un niño distinto del que habían recibido; otras restringían la leche que daban al expósito para favorecer a su propio hijo. Descubrió el caso de una madre que, tras depositar a su hijo en el torno, ocultando su condición, lo recuperó para, de ese modo, cobrar el mísero salario que la inclusa pagaba por criar a los niños.

Harta de tanto engaño, Isabel no tuvo más remedio que imponer la misma norma que en el Hospicio de Santiago: el marcado, un sistema humillante y cruel. Pidió al cirujano que a todos los recién llegados les hiciese una incisión sangrante en el brazo, suficientemente profunda como para dejar una marca indeleble. Les daba así una identidad protectora que les duraba hasta que abandonaban definitivamente la inclusa, entre los diez y los catorce años.

Aunque no lo fuera, Isabel vivió su nuevo trabajo como una liberación. No era lo mismo ocuparse de los hijos de una familia rica que de un puñado de niños abandonados. Pero en su vida era un ascenso importante, que le ayudaría a limpiar su reputación. Sentía un afán enfermizo en demostrar que era digna de confianza, en recuperar la honra, porque no había remedio para curar su mayor dolor, el estigma de la ilegitimidad que pesaba sobre su hijo y del que nunca podría librarle. ¡Cómo le dolía cuando Benito venía a casa llorando porque le habían gritado obscenidades en la calle! El niño redoblaba su tartamudez, y aunque el doctor Posse le dijo que se debía a que los maestros le obligaban a ser diestro cuando en realidad era zurdo, Isabel estaba convencida de que era por el acoso al que le sometían.

—Ma... dre, ma... dre, me han llamado hijo de... hijo de...

—Calla, Benito, no hace falta que sigas —le decía Isabel abrazándole y temblando de coraje.

25

La Granja de San Ildefonso, 4 de noviembre de 1802. Una nevada temprana sorprendió a la familia real días antes de su anual peregrinación al Palacio de Aranjuez, donde, como todos los años, pasarían el invierno disfrutando de un clima más benigno que entre las montañas de Segovia.

—Godoy —dijo Carlos IV a su ministro favorito y hombre de confianza—, insisto: quiero alargar mi estancia aquí.

—¿Con este tiempo, Majestad?

—Hasta el día de mi onomástica.

—Entonces pensáis cumplir con la costumbre de abrir al pueblo los jardines del palacio..., ¿con este frío?

—El pueblo aguanta mejor las inclemencias del tiempo que la alteración de las tradiciones.

Manuel Godoy sabía que había otra poderosa razón por la que el rey quería permanecer en La Granja. De su padre Carlos III, el monarca había heredado la pasión por cazar, a la que se entregaba todos los días, del alba al anochecer, aun cuando sus obligaciones reales no se lo permitían.

El día de su santo, Carlos IV asomó su perfil de nariz recta y barriga prominente a los cristales de la ventana del segundo piso del palacio. El pueblo llenaba los jardines pulcramente mantenidos, alrededor de las fuentes cuyos surtidores daban vida a un paisaje congelado de abetos tan oscuros que parecían negros, ribeteados por la nieve.

—¿Veis cómo tenía razón, Godoy? Mirad esa muchedumbre...

Cuando los visitantes se percataron de que la figura detrás de los cristales era la del monarca, levantaron la mirada y aplaudieron.

—¡Viva el rey!

—¡Viva!

Carlos IV saludó con su habitual ademán distraído. Permaneció unos segundos observándolos. Seguían deleitándose, como siempre, ante los juegos de agua de las fuentes. Se acordó de la cantidad de veces que en este mismo lugar había celebrado el santo con su padre, Carlos III, tan serio, tan imperial. Al morir, le había dejado una lista interminable de instrucciones y consejos, y se esforzó en seguirlos porque era de carácter dócil, pero luego los tiempos fueron cambiando, y ahora le movían otros intereses y buscaba hacer las cosas a su manera.

—De joven, después del saludo me dedicaba a espiar a la gente desde el ventanuco del fondo, donde podía ver sin ser visto —le contaba a Godoy—. Y en el momento en que más gente se juntaba en los parterres, yo iba y abría el surtidor... ¡Ja, ja, ja! Me destornillaba ante los aspavientos de la muchedumbre, que no sabía por qué estaba empapada.

Godoy se rio de buena gana. Eran otros tiempos. Cuando Carlos IV sólo era príncipe de Asturias, su padre gobernaba una monarquía y un imperio que no habían entrado en la decadencia en la que se encontraba ahora. Cierto que a él le había tocado una época particularmente difícil, en la que se cuestionaba no sólo la supervivencia, sino también el principio mismo de la monarquía. Para salvar el trono, se había visto obligado a cerrar el país a la influencia extranjera, él que había nacido en Italia, que era culto y sensible a las innovaciones del siglo de la Ilustración; una contradicción que pesaba en su carácter indolente.

Incapaz de enfrentarse solo a los crudos desafíos de la política, delegaba los asuntos más espinosos en su esposa, la reina María Luisa, y en sus ministros, especialmente en Manuel Godoy. La religión —oía misa varias veces al día— y sus aficiones le ayudaban a evadirse de la presión cotidiana de gobernar un imperio sumido en una vorágine de confusión y miseria desconocidas hasta entonces. Entre sus aficiones destacaban la música —tocaba el violín y compró para la Corte un cuarteto de instrumentos Stradivarius— y la pintura. Fue él quien descubrió y mantuvo a Francisco de Goya y Lucientes. Pero la más insólita de sus distracciones era la fontanería, resultado de su pasión por la arquitectura y de su interés por los mecanismos que hacían funcionar las fuentes del palacio de La Granja. También le gustaba la carpintería, y sobre todo la relojería, jactándose de que no se había inventado reloj de bolsillo que no supiera reparar. Relojes cuyo tictac marcaban el fin de un mundo.

Si destacó en el mecenazgo artístico, también lo hizo en el científico, a pesar de que en España era una mala época para la libre circulación de las ideas. En sus primeros diez años de reinado impulsó las ciencias médicas con la creación del Real Colegio de Medicina, así como de una Escuela Veterinaria y un Laboratorio de Química en Madrid, instituciones que surtió de nutridas bibliotecas especializadas en medicina, botánica y farmacología. Patrocinó varias expediciones científicas, como la del barón Alejandro de Humboldt y la de Martín de Sessé por América del Sur, o la de Malaspina y Bustamante alrededor del mundo. Era, en el fondo, un piadoso ilustrado atrapado en las contradicciones de su tiempo, amante del progreso pero temeroso de la libertad que lo acompañaba. Que estaba genuinamente preocupado por el bienestar de su pueblo lo demostró cuando en el curso de una tarde durante aquella estancia en La Granja, obligado por el mal tiempo a permanecer en palacio, se le presentó la oportunidad de impulsar la mayor hazaña médica jamás realizada.

Enfundado en una manta de piel y sentado frente a su mesa de despacho, el rey recibió a su ministro principal, Manuel Godoy, al atardecer, como era habitual. Se habían conocido quince años atrás en los patios de ese mismo palacio, cuando el caballo que montaba Godoy, entonces un simple guardia real de veintiún años de edad y de espigada figura, lo arrojó al suelo mientras realizaba labores de escolta. El joven se incorporó y con gran temple volvió a montar, lo que impresionó a María Luisa, la esposa del rey, que contemplaba el accidente desde su carruaje. Lo mandó llamar, lo presentó a su marido y, sin ningún otro argumento, ambos lo introdujeron en la vida de la Corte y de la política, causando enorme perplejidad. Carlos se había dado cuenta de que había encontrado lo que buscaba: un hombre enteramente suyo. Gracias a Godoy, se podía librar para siempre de la larga sombra de su padre y de todos los que seguían medrando como si siguiese vivo. Así le iniciaron en su increíble carrera. Fue colmado de honores y riquezas, y nombrado primer secretario de Estado a los veinticinco años de edad.

Un lustro más tarde, era el hombre más poderoso de España. La pregunta que invariablemente le hacía el rey todas las tardes en que despachaban no tardó en caer:

—¿Qué se ha hecho hoy por mis vasallos, Manuel...?

—Lo que humanamente se ha podido, Majestad... —contestó con sorna—. Con los enemigos de siempre, vamos tratando, hay otros que no nos dan tregua...

Aquel día le entregó un informe del Virreinato de Nueva Granada del 12 de junio de 1802. Carlos suspiró, carraspeó y se puso a leer. A medida que iba pasando las páginas, su semblante se fue haciendo más grave. La ciudad de Santa Fe de Bogotá padecía una terrible epidemia de viruela desde hacía casi dos años, anunciaba el informe. Describía una situación desesperante, en la que los cadáveres se transportaban de noche no tanto para evitar el contagio como para impedir el pánico. El Cabildo elevaba una súplica a la Corona para que intercediese ante el virrey, que se negaba a desbloquear fondos del Cabildo de cara a construir un nuevo hospital e implementar medidas de urgencia, como cavar zanjas profundas que sirviesen de cementerios especiales donde depositar los cadáveres, acondicionar espacios para cuarentenas y avituallarse de cal viva y otras substancias desinfectantes.

—Santa Fe de Bogotá está encenagada en el mal pestilencial —dijo Godoy—. Teniendo en cuenta que la epidemia de hace diez años se llevó casi al quince por ciento de la población, se teme que esta vez supere esa cifra con creces.

A Carlos se le encogió el estómago. Sabía perfectamente lo que una epidemia era capaz de hacer con una ciudad: primero crear problemas de abastecimiento, dando lugar a una escasez de productos de primera necesidad, lo que a su vez provocaba un alza desbocada de precios y finalmente la ruina.

Llamó a su ayuda de cámara:

—Traedme al doctor Requena, que venga con el regalo del médico italiano. Él sabe a lo que me refiero.

El hombre abandonó el despacho. Carlos se volvió hacia Godoy:

—La viruela, siempre la viruela —dijo en tono abatido.

Caracas en 1766, Ciudad de México en 1778, Guatemala en 1780, Cádiz en 1800... La lista era tan extensa como vasto era el Imperio español. Cada vez que parecía controlada, resurgía como el ave fénix, sobre todo en las Américas.

Y en su propia familia: ¿cómo olvidar el terror y la tristeza provocados por tantas muertes de parientes cercanos? Las de su propio hermano don Gabriel junto con la de su cuñada y la de su hija recién nacida, estaban grabadas en el recuerdo con dolor. Cuando, poco tiempo atrás, su propia hija María Luisa padeció la enfermedad, sintió el mismo nudo en el estómago que ahora, al enterarse de la epidemia en Nueva Granada. Un miedo que paralizaba, justo en el momento en que urgía hacer algo para evitar el contagio, para que el pánico no cundiese en la Corte.

Para él, como para los demás reyes de España, la viruela era el enemigo más antiguo, el más correoso, el más cruel. Entre sus distinguidas víctimas mortales se encontraban el emperador Fernando IV de Austria, el de Japón Gokomyo, el de China Fu-Lin, el negus de Etiopía o el mismísimo rey Luis XV de Francia. En Inglaterra había diezmado a los Estuardo. Se calculaba que, en el mundo entero, mataba o desfiguraba a una quinta parte de la humanidad. De todas las plagas que habían azotado al hombre, era la más difundida y la más duradera. Ni la peste, ni el cólera, ni la fiebre amarilla llegaron a representar nunca un flagelo tan universal y persistente como la viruela.

El propio Carlos IV temía que por momentos su linaje no sobreviviese... ¿Acaso la viruela no había acabado con la casa de Austria, dando paso a la de Borbón? ¿Cuánto tiempo habría de pasar antes de que los Borbones padeciesen la misma suerte que los Habsburgo?, se preguntaba, sabedor de que en España la viruela había alterado la Historia más que cualquier otro enemigo.

De pronto, entró el doctor Requena, médico de cámara del rey, un hombre bajo y regordete. Llevaba en la mano una cajita de madera y unos documentos que entregó al monarca después de hacer una larga reverencia.

—¿Cómo se llamaba aquel médico italiano...?

—El doctor Careno, Majestad —dijo Requena. Os he traído también la copia del tratado del médico inglés Jenner con la que os obsequió.

Se lo entregó todo al rey, que a su vez se lo dio a Godoy.

—Tengo entendido que la vacunación está dando grandes resultados —dijo.

—Sí, aunque aquí las plagas se siguen combatiendo con la oración, la mortificación y la penitencia —apuntó Requena en tono sarcástico.

—No es fácil convencer a la gente de que inoculando el mal se puede curar ese mismo mal —apuntó Godoy.

—Razón tenéis, sólo funciona el ejemplo. Como el que disteis, Majestad.

Requena se refería a cuando Carlos IV decidió someter a su hija y a sus dos hijos a la variolización con la esperanza de que sus vasallos los imitasen. Al rey le gustó el cumplido.

—Seguí vuestro consejo, doctor. Deberíamos conseguir lo mismo con la vacunación... ¿No creéis?

El médico asintió. El rey abrió la cajita de madera y extrajo unas láminas de cristal selladas con cera en cuyo interior se podían ver unos filamentos.

—Estos hilos están impregnados de material purulento de una vaca, ¿no es así, doctor?

—Sí, venían con el informe de Jenner. Si se inoculan en el ser humano, se evita el contagio... La idea que me he permitido sugerir a Vuestra Majestad es la de organizar una expedición para llevar estos hilos a nuestros territorios de Ultramar, y generalizar allí el uso de la vacuna.

Godoy permaneció pensativo, y luego preguntó:

—¿Y no se pueden utilizar vacas de allí, vacas americanas?

—Desafortunadamente, no —interrumpió el médico—. El virus de la viruela bovina sólo se da en animales del norte de Europa...

—Godoy, la salud y la felicidad del pueblo son la suprema ley —dijo el monarca ante la falta de entusiasmo de su valido. Con la mirada fija en la montaña nevada, Carlos IV se dejó llevar por la ensoñación—. Sería la única manera de impedir que la población siga mermando, que siga estancado el comercio, que los campos se abandonen y continúe el declive de la minería. Si se cubren esas grandes distancias de hombres útiles y laboriosos, que sean activos y trabajen, conseguiremos fomentar la felicidad pública. —Miró fijamente a Godoy y continuó en tono ligeramente irónico—: A más salud, más hombres produciendo, y mayor tributo..., así que sois el primer interesado, Godoy, en llevar allí la práctica de la vacuna.

Una poderosa razón de Estado avalaba esa idea: mantener y hasta aumentar la fuerza de trabajo era también una manera eficaz de mejorar las relaciones con los nobles americanos, en tensión desde hacía unos años por las obligaciones fiscales y el recorte a los privilegios locales que Godoy se había visto forzado a imponer.

Carlos IV se retiró pronto a dormir. Pero no logró conciliar el sueño. La palabra *viruela* producía en él un pánico difícil de dominar. Le vino el recuerdo de un documento que un día le enseñó su padre, una carta del virrey de la Nueva España, Martín de Mayorga, que escribía a propósito de la epidemia de 1779 en México que «no se veían en la calle sino cadáveres, no se oían en la ciudad sino clamores y lamentos». Nunca se le olvidó aquello, ni el dato escalofriante que manejaban los ministros de su padre, que estimaban que el noventa por ciento de la población autóctona de América se había extinguido desde que un esclavo negro lleno de viruelas llamado Francisco de Eguía, que formaba parte del contingente del conquistador Pánfilo de Narváez, desembarcase en Veracruz en 1518, provocando la primera gran epidemia en México central. Fray Bartolomé de las Casas había añadido dos causas que tampoco se podían ignorar para explicar el tamaño de semejante extinción: el desengaño y la tristeza de los indígenas al ver su mundo derrumbarse, y la violencia de las armas.

—América del Norte tampoco se libró —decía siempre Carlos IV cuando se aludía a la elevada mortalidad de las poblaciones autóctonas—. Todo el mundo sabe la historia del comandante inglés Jeffrey Amherst, que ordenó que se enviaran mantas contaminadas de viruela a los indios ottawa. ¡Eso nosotros no lo hemos hecho!

Pero compararse con los que habían sido peores era un argumento débil.

—Ahora el progreso científico os brinda la oportunidad de fortalecer el Imperio —le había dicho el doctor Requena—. Se puede conseguir llevando una expedición que sea la envidia de las otras naciones.

«Ah, si yo pudiera invertir el curso de la Historia —pensó el monarca, mientras a la mañana siguiente daba su paseo matutino por los jardines de La Granja— y devolver la prosperidad a mis dominios, entonces mi reinado tendría un sentido, más allá de la estrecha política nacional, de los intereses imperiales, de la amenaza de nuestros vecinos y de las razones económicas que tanto le gustan a Godoy. Un sentido que quizás los hombres no entiendan ahora, pero que nuestro Dios Todopoderoso sabrá valorar...»

26

Si Manuel Godoy vio en la vacunación de los territorios de Ultramar una medida política para evitar las ansias emancipadoras de los criollos y nobles americanos, los médicos de cámara del monarca, imbuidos de inquietud científica, vieron en esa expedición un formidable desafío médico, técnico y organizativo. A petición de Godoy, el 28 de febrero de 1803, su consejero en materia sanitaria, el médico Joseph Flores, oriundo de Guatemala, presentó a la Junta de Cirujanos de Cámara su informe:

—Lo que propongo, señorías, es transportar la vacuna en barcos de línea llevando a bordo vacas infectadas con el virus de la viruela bovina, más una notable cantidad de cristales que contengan el suero vacunífero.

Manuel Godoy frunció el ceño:

—Me parece muy caro y complicado. ¿Meter vacas contaminadas en veleros durante semanas? ¿En qué estado llegarán si es que sobreviven?

Se oyó un murmullo de aprobación.

—Además, ¿se sabe cómo soportarán las vacas del norte de Europa las temperaturas tropicales?

Otro murmullo, seguido de un silencio.

En cambio, lo que sí le pareció digno de interés fue la idea central del informe de Flores de revestir el acto de la vacunación de carácter religioso.

—Mi idea es involucrar a los párrocos de los pueblos de América. A cambio de bautizar a los niños, solicitaremos a los padres que los traigan a los seis meses para vacunarlos.

—¿Y quién efectuaría la vacunación?

—El propio cura, en defecto de un médico local, podría llevar a cabo la operación y consignarla después en un libro parroquial que se llamaría «Libro de vacunación».

—Eso es una excelente idea —dijo Godoy, que pensaba que todo lo que fuese evitar gastos al Estado cargándoselos a la Iglesia le facilitaba la tarea.

Pero Godoy estaba reticente. No acababa de verlo claro. En una reunión que sostuvo con el rey a finales de marzo de 1803, le dijo:

—La propagación de la vacuna genera muchos gastos, y los beneficios, si es que los vemos algún día, son a largo plazo.

El rey le contestó hablando en tercera persona. Lo hacía cuando no le gustaba lo que oía:

—Su Majestad lo sabe, es un proyecto de futuro, Godoy, pero el futuro ya está aquí.

—Son muchas las personas que hay que movilizar, grandes los problemas técnicos que solventar. Y luego, Majestad, está la dimensión geográfica de la empresa...

Godoy le recordó la sucesión de juros reales sin pagar, las malas cosechas, los desastres naturales, las epidemias y un siglo de guerras incesantes que habían arrastrado a España a la situación ruinosa en la que se encontraba. Si bien era un imperio donde no se ponía el sol, tampoco se ponía para el déficit presupuestario anual que seguía creciendo irremediablemente.

—Lo bueno sería... —continuó el ministro— conseguir que las instituciones locales financien directamente la práctica de la vacuna. Por eso sería tan importante vincular a la Iglesia... Les debería interesar que el grueso de diezmos de la dotación de sus parroquias no decaiga con la mortalidad de sus feligreses.

—Sí, pero el clero necesita tiempo. Una vez convencido de la bondad y la necesidad de la vacuna, acabará involucrándose, estoy seguro —le contestó el monarca—; como lo hizo con la variolización.

—Flores sugiere que, para conseguir el apoyo de la Iglesia, Vuestra Majestad pida a Su Santidad una bula que santifique esta práctica.

El rey suspiró profundamente. Algo le chirriaba en la propuesta.

—Este Flores lo confunde todo —dijo el monarca—. Coloca la idea religiosa a mi servicio, pero es la monarquía la que está al servicio de Dios.

—No hay duda de que la grandeza de España es la consecuencia de la propagación de la fe —replicó Godoy—, pero se trata de que cada día haya más almas para convertir otras a la fe. Por eso no viene mal que Flores subvierta un poco el orden.

Atrapado entre su devoción religiosa y su pasión por el progreso, el rey seguía incómodo:

—¿No es una paradoja que, siendo rey por la gracia de Dios, le diga al representante de Dios lo que debe hacer?

—Al fin y al cabo, Majestad, se trata de apoderarse de los corazones de vuestros vasallos para persuadirlos de algo que revertirá en su bien... ¿Y qué mejor manera de hacerlo que a través de la religión?

El rey esbozó una mueca. El argumento de Godoy le seguía chirriando, aunque no tuvo más remedio que reconocer que era práctico.

—Godoy, os estáis convirtiendo en un político... ejem... sagaz, digámoslo así. Está bien, Su Majestad suplicará al papa que emita una bula, y recemos por que lo consiga, pero no podemos esperar a que el clero se convenza de las bondades de la vacuna. Hay que actuar antes, con lo que esté en nuestra mano. Y lo que sí está, Godoy, lo que podemos hacer, es instar a virreyes, gobernadores y demás autoridades civiles y militares a que fomenten la vacunación por decreto, y a que den ejemplo, como han hecho con la variolización. En cuanto a los medios para llevar a cabo la expedición, solicitemos consejo al ministerio de Indias.

En el ministerio se enzarzaron en largas discusiones sobre el objetivo de la expedición. ¿Era político, estratégico, filantrópico, o todo a la vez?, se preguntaban confundidos. Sobre la manera de llevar a cabo tan singular empresa, los debates fueron aún más encendidos:

—¿Cómo vamos a cambiar el mundo desde la ruina en que nos encontramos? —lanzó el fiscal de la Oficina General de Contabilidad.

En realidad, nadie sabía cómo lidiar con el problema. El rey les había colocado un tema candente. Hicieron lo lógico, consultar con el Protomedicato, un cuerpo técnico encargado de vigilar el ejercicio de las profesiones sanitarias (médicos, cirujanos y farmacéuticos), así como de ejercer una función docente. Mientras esperaban la deliberación de tan docta institución, la plana mayor del ministerio de Indias sugirió mandar a varios médicos en barcos de línea a diferentes partes de Sudamérica. El marqués de Bajamar, en desacuerdo, formuló otra propuesta:

—Que se monten cuatro expediciones, una a cada virreinato, para aprovechar así las divisiones organizativas ya existentes. Y que médicos españoles instruyan a practicantes locales sobre la manera de vacunar.

—Pero no indicáis ni cómo se transportará el fluido, ni la manera de financiar las expediciones —le respondió un colega—. ¿Desde el ramo de los tributos de los indios?, ¿el ramo de propios?, ¿los diezmos eclesiásticos?

Al final, después de tres meses de vacilaciones, discusiones y broncas, el ministerio de Indias sugirió, en su informe del 22 de mayo de 1803, que los gastos fuesen inicialmente sufragados por la Real Hacienda, y que éstos serían más tarde reintegrados por los fondos de los cabildos de las ciudades directamente beneficiadas por la expedición. El rey montó en cólera:

—¡Tres meses para llegar a esta conclusión! ¿Cuántos organismos del Estado se han consultado? ¿Cuatro? ¿Cinco? ¡Y todo para que respondan esta banalidad? ¡Godoy! Os ordeno que aceleréis y deis prioridad absoluta a esta empresa.

Nunca había visto Godoy al rey enfurecerse de esa manera. Para el ministro, era un proyecto que sólo suponía problemas, que se añadían a otros, tan inmensos como irresolubles, que involucraban la administración de un imperio cuyas costuras se deshacían. Godoy sabía hasta dónde podía manejar al rey, conocía su ascendente sobre su personalidad voluble y pasiva, era capaz de medir la influencia que podía ejercer su esposa la reina María Luisa, pero entendió que esta vez el rey iba en serio. La viruela tocaba su fibra más íntima, y más valía no jugar con ello. Para Godoy, cuya capacidad de síntesis y de análisis de los problemas era bien conocida, el desafío que le planteaba el rey se reducía a algo tan simple como difícil: conseguir a un hombre que pudiera gestionar y dirigir semejante empresa.

27

En el frío saloncito de su piso de la calle de la Montera, Balmis terminó la traducción y el prólogo de un tratado sobre la vacuna que había escrito el prestigioso médico francés Jacques-Louis Moreau de la Sarthe. Le había dedicado muchas horas, casi tantas como las que había dedicado a la práctica de la vacuna. Balmis había sido uno de los primeros en entender la teoría, en defenderla a ultranza de los ataques de colegas suspicaces que recelaban de la mezcla de fluidos entre especies. Curiosamente, eran los mismos que se habían empecinado contra el tratamiento del maguey y la begonia. Siempre eran los mismos quienes se oponían a las innovaciones.

Balmis aprendió la técnica y ayudó a introducirla en España, convirtiéndose pronto en el vacunador más famoso de Madrid. Si había querido publicar ese libro, no era sólo porque se trataba de una guía práctica de indudable utilidad, sino porque quería afianzarse como experto en la materia. Era ya reconocido como un maestro en los distintos modos de inoculación, en el manejo del instrumental, en la obtención de suero vacunífero y en el método que había de seguirse para asegurar que la vacuna prendiese.

La publicación de aquella traducción y su éxito de difusión apuntalaron su reputación. Empezó a recibir correspondencia de toda España, hasta de Galicia, donde el doctor Posse Roybanes, nada más terminar de leer el libro, le escribió para preguntarle cómo podía conseguir pus fresco que garantizase el éxito de sus vacunaciones. En Madrid, el tratado de Moreau de la Sarthe se convirtió en lectura obligada entre los miembros de la élite científica y médica. El eco de aquel éxito llegó a oídos de Godoy, que inmediatamente le convocó a palacio.

Balmis se preparó a conciencia para la entrevista con el hombre más poderoso del Imperio español. Conocedor de la razón por la que se le llamaba, puso todo de su parte para no desaprovechar la oportunidad de conseguir dirigir la expedición sanitaria que el rey quería emprender. Sabía que era el hombre perfecto para llevarla a cabo, por su conocimiento de la práctica vacunífera y de la América española. Era la ocasión soñada para quitarse la espina que tenía clavada, y dar el empujón definitivo a su carrera. Sabía que su propuesta debía ser incuestionable. No podía fallar.

Cuando atravesó el patio de armas del Palacio Real de Madrid, sintió que su corazón iba al galope, a pesar de las tilas que llevaba sorbiendo en las últimas horas. Tenía el convencimiento íntimo de que estaba respondiendo a una llamada del destino, que le ofrecía redimir su reputación mancillada. Sí, se dijo a sí mismo, la justicia divina existe. Se encontraba en el interior de esas paredes de piedra de granito levantadas por Carlos III, escoltado por un soldado de la Guardia Real. Balmis subió las escaleras recubiertas de una espesa alfombra de color azul marino y se dirigió al despacho amplio y suntuoso del valido, que gozaba de unas espléndidas vistas a la sierra. Godoy fue a su encuentro y lo saludó afectuosamente, como si lo conociese de toda la vida. Balmis no pudo reprimir un par de tics encogiendo el cuello y cerrando los ojos repetidas veces, y sintió que Godoy contenía sus ganas de reír.

—Sentaos, os escucho —dijo Godoy, encendiendo un cigarrillo y dando una larga calada.

Balmis se transformó. En un abrir y cerrar de ojos de uno de sus tics, pasó de ser un hombre tímido y zoquete a transformarse en lo que en realidad era: un científico con un agudo sentido del método, un gestor con grandes dotes de organización y, sobre todo, un hombre con una visión clara y realista de los problemas.

Lo primero que hizo fue desmontar la idea que el marqués de Bajamar había propuesto a sus colegas del ministerio de Indias:

—No tiene sentido montar cuatro expediciones. Equivale a complicar substancialmente la práctica del proyecto, es obvio que hay que hacer sólo una.

A Manuel Godoy le gustaba lo que oía.

—Una sola expedición, bajo un mando unificado, es sin duda más racional —dijo el ministro—. Fletar un solo buque es menos gravoso para la Hacienda pública.

—Tenéis que descartar la idea de llevar vacas en los barcos —prosiguió Balmis—. Transportar terneras infectadas del virus de la viruela bovina entraña el riesgo de transmisión de infecciones como la sífilis.

—Entonces..., ¿cuál creéis que es la mejor manera de transportar el virus?

—Jenner ha demostrado que el virus de la viruela de las vacas puede ser transmitido de persona a persona, por el procedimiento del brazo a brazo, y no sólo directamente del propio ganado al ser humano.

Godoy arqueó las cejas, entre sorprendido y fascinado por lo que oía. Se le cayó ceniza sobre su chaqueta, que frotó sin ganas. Aquello facilitaba de manera contundente la transmisión de la vacuna.

Balmis siguió explicando:

—Se introduce el pus mediante incisión en un brazo, se espera a la erupción de una pústula, generalmente nueve o diez días, luego se extrae el líquido de esa vesícula y se transmite a otro individuo. De esa forma, se puede conservar la vacuna indefinidamente.

—Entonces se podría transportar por medio de soldados que se irían inoculando.

—No pueden ser adultos... Muchos de esos soldados habrían pasado las viruelas naturales y estarían inmunizados. Hay que hacerlo con niños.

—¿Niños?

—Sí. Ésa es la clave.

Godoy permaneció pensativo. Todo se volvía a complicar.

—Los niños son más frágiles que los adultos, es cierto —prosiguió Balmis—, pero no suelen estar inmunizados.

—¿Y no es muy arriesgado hacerlo con... niños?

—Hay riesgos, claro. Que se rompa la cadena de inoculaciones, que se destruya la vesícula antes de su empleo, por ejemplo rascándose el brazo, puede ocurrir. Para minimizarlos, habría que vacunar a dos a la vez, por si falla en uno. Y tendrían que estar vigilados constantemente.

—¿Y creéis que unos padres dejarían marchar a sus hijos?

—Si estuvieran muy necesitados... Pero ya lo he pensado. Como bien decís, unos padres en su sano juicio jamás dejarían a sus hijos.

—¿Entonces?

—Sólo existe una solución: tenemos que procurarnos niños abandonados en las inclusas, por ejemplo, en la Casa de Desamparados de Madrid o en la inclusa del puerto de donde salgamos.

Godoy no estaba seguro de si había escuchado una locura o una idea genial. Balmis no era ningún lunático, y la idea era ocurrente y original, aunque seguía sin ver claro cómo llevarla a cabo. Una expedición con niños suscitaba muchas dudas, de modo que reunió a los miembros del Protomedicato. Unos lo vieron como una idea sencilla y hasta formidable, otros como una aventura demasiado arriesgada, otros como una excentricidad.

—¿Desde cuándo se hacen expediciones con niños? —exclamó un protomédico.

—¿Y si juntamos al doctor Joseph Flores con Balmis? —propuso Godoy—. Estamos hablando de dos de los mejores expertos que tenemos.

Un murmullo recorrió la sala. Flores fue el primer médico consultado, el guatemalteco que sedujo a Godoy con su idea de involucrar a los párrocos en las vacunaciones.

—El alicantino es un original —dijo el doctor Gimbernat, un médico muy amigo de Flores—. Ojo con sus ideas, que a veces son peregrinas, ¿os acordáis de la que se montó cuando decía haber conseguido un remedio a base de cactus y margaritas?

—Agave y begonia —corrigió otro.

—Eso, pero en fin, para lo que nos atañe, viene a ser lo mismo.

El ataque rastrero contra Balmis fue una burda maniobra para favorecer a Flores. Codazos y zancadillas estaban a la orden del día en el pequeño mundo de los favores reales. De modo que Godoy insistió en que, si bien la valía de Flores estaba fuera de cuestión, varias bazas hacían de Balmis alguien especialmente apto para el cargo. Tenía años de experiencia como cirujano y una reputación avalada por grandes médicos militares, a lo que se sumaba una aguda curiosidad científica y un carácter aventurero que le habían llevado a vivir once años en la Nueva España.

—Lo más sensato sería encargar a Balmis un proyecto de expedición como el que encargamos a Flores, y luego comparar... —propuso uno de los asistentes.

La propuesta concitó la aprobación general.

Unos días más tarde, Balmis les presentó un plan titulado *Reglamento y Derrotero para conducir con la mayor brevedad la vacuna verdadera y asegurar su feliz propagación en los Virreinatos de América*. Era un documento dividido en siete apartados, cuya idea central era llevar una caravana de niños no inmunizados para ir inoculándolos progresivamente durante el viaje. Estarían a cargo de enfermeros que deberían acompañarlos en todo momento para evitar que destruyeran accidentalmente las vesículas. La expedición contaría con dos o tres ayudantes, y un director, él mismo.

La segunda idea clave era la puesta en marcha de un modelo de organización que ni siquiera existía en España. Como si fuera una extensión de la propuesta del doctor Flores, proponía crear una serie de juntas de vacunación en cada territorio, presididas por un jefe de distrito, preferentemente médico o practicante, si no oficial o eclesiástico, encargados de llevar un libro de registros, de conservar la vacuna y de perpetuar su práctica. El derrotero que proponía cubría buena parte del globo: Canarias, Puerto Rico, La Guaira, La Habana... hasta llegar a México, desde donde saldría otra subexpedición a Santa Fe de Bogotá, Lima, Santiago de Chile y Buenos Aires. Incluía también la posibilidad de llevar la vacuna hasta Filipinas.

Balmis había calculado el número de niños que necesitaría, unos doce cada seis semanas, por lo que preveía salir con una veintena desde La Coruña, porque pensó que allí sería más fácil encontrar un barco rápido, una corbeta, al ser un puerto que mantenía un nutrido tráfico con América. Además, había un hospicio de niños huérfanos en Santiago. El metódico Balmis había pensado en todo.

Los miembros del Protomedicato se enzarzaron en una discusión bizantina sobre la viabilidad del proyecto, sobre la dudosa moralidad de utilizar niños de los hospicios y sobre los peligros de la empresa. Cada cual pugnaba por añadir su granito de arena. Reconocieron que, técnicamente, se sostenía. Pero, debido a que nunca se había realizado nada semejante en el pasado, planeaba siempre la sombra de la duda: ¿era realmente una idea innovadora o una excentricidad? Al fin y al cabo, la reputación de la Monarquía española estaba en juego, por lo que no se podía zanjar el asunto a la ligera. Pero Godoy sabía que el rey tenía prisa, y él no podía dedicarle mucho más tiempo al tema, de modo que fue directamente a recabar su opinión.

Carlos IV entendió en seguida que la idea era ocurrente, y muy ingeniosa.

—No veo problema de moralidad ninguna, ya que los niños acabarán protegidos contra un mal que hace estragos.

—Está el riesgo del viaje en sí, pero ese riesgo existiría en cualquier circunstancia —dijo Godoy.

—Lo que sí veo es una oportunidad de ejercer sobre mis súbditos más jóvenes e indefensos la caridad cristiana y la generosidad.

El rey sentía una responsabilidad paternal con «sus» huérfanos; muchas inclusas habían sido creadas con el respaldo de la Corona.

—Contribuirán al progreso de la ciencia, lo que dará dignidad y un sentido a sus vidas —concluyó el monarca.

28

Madrid, mayo de 1803. Godoy, haciéndose eco de la objeción levantada por uno de los miembros del Protomedicato, le dijo a Balmis:

—El doctor Gimbernat insiste en que debéis proponer dos sujetos iguales a vos al mando de la expedición.

El rostro de Balmis se ensombreció y esgrimió una mueca de disgusto. Ese embate le venía directamente de Flores, vía Gimbernat, que era su amigo. Pura lucha de poder. Balmis carraspeó, parpadeó varias veces encogiendo el cuello, y dijo:

—Pienso que sería un error, señor. El mando que yo pretendo no es por arrogancia ni deseo de mandar, pues incluso en mi casa dejo el mando a los criados, sino por el celo de poder organizar una expedición tan gloriosa que será la envidia de todas las naciones.

—Os entiendo, pero...

Balmis no le dejó acabar:

—Repartir el mando equivale a difuminar responsabilidades, y al final lo padecerá el servicio del rey.

—¿Y si, por desgracia, Dios no lo quiera, caéis enfermo o por cualquier causa os veis impedido en el ejercicio de vuestras funciones? No lo toméis como una muestra de desconfianza, es más bien una medida destinada a incrementar la seguridad de una empresa... ejem... arriesgada. No es poco cruzar el océano con un conjunto tan variado de personas, con tantos niños y en un recorrido tan extenso.

—Señor —dijo muy serio—, para asumir la responsabilidad total del éxito o del fracaso de la expedición, tengo que ejercer yo la autoridad máxima. De no haber una cabeza visible, las consecuencias pueden ser calamitosas.

Godoy entendió que era una condición innegociable, que Balmis no aceptaría a nadie, menos aún a un colega y rival como Flores. El ministro era suficientemente inteligente como para darse cuenta de que esta misión filantrópica, en principio jaleada por todos, despertaba recelos y envidias entre otros médicos que frecuentaban los círculos de poder en la Corte madrileña. Y que las pegas del doctor Gimbernat bien podían deberse al deseo de asumir cierto control a través de su amigo Flores sobre una empresa cuyo éxito significaría un renovado prestigio para su máximo responsable y sus patrocinadores.

Godoy le propuso entonces nombrar un subdirector, que asumiría el mando en caso de accidente o enfermedad del director, o si hubiera que dividir la expedición. El médico frunció el ceño. Tampoco le gustaba esa idea.

—Una expedición, un barco, un director —dijo Balmis, luchando por disimular su irritación.

Se encontraba incómodo, como siempre que trataba con gente de un rango social superior. Ni el tacto ni la diplomacia eran lo suyo. A pesar de haber llegado muy lejos en su carrera, seguía pesándole no haber nacido en esa parte de la sociedad en la que se tomaban las grandes decisiones.

Godoy matizó su propuesta:

—Será un vicedirector que estará en todo momento bajo vuestras órdenes.

Balmis masculló unas frases alegando que cualquiera de sus ayudantes podría tomar el mando y reemplazarle llegado el caso. Pero le faltaban argumentos sólidos para atrincherarse en esa posición.

—Creo francamente que tanto Su Majestad como la Junta de Cirujanos de Cámara lo verán imprescindible.

Al final, Balmis transigió, a regañadientes. Era correoso, se dijo Godoy, pero también organizado, autoritario, tenaz, seguro de sí mismo, cualidades que sólo podían redundar en beneficio de la expedición. Le impresionó su entusiasmo contagioso, la descripción realista de las dificultades que iban a encontrar y también la manera minuciosa en que había desglosado las diferentes partidas. Balmis tenía el arrojo y la capacidad organizativa de las que carecía Flores. Definitivamente, este hombre era la solución.

29

Balmis quería conseguir el puesto, pero no a cualquier precio. Había aprendido a conocer bien la tortuosa manera en que se tomaban las decisiones en las altas esferas de poder, y aunque le nombrasen director, temía que le cercenaran la libertad de acción necesaria para organizar la expedición tal y como la tenía pensada. Él era un profesional de la medicina, no un político. Sus recelos no tardaron en verse confirmados cuando el doctor Requena, el médico que en primer lugar sugirió a Carlos IV llevar la vacuna a América, se entrevistó con él:

—El nombramiento de los cargos debería hacerse entre voluntarios —le dijo Requena nada más recibirle.

—¿Voluntarios? —terció Balmis, desconcertado.

—Sí, profesionales que no perciban sueldo ni compensación económica. Estamos hablando de una gran empresa humanitaria.

Balmis conocía la precariedad y las dificultades de la Real Hacienda, pero que propusiesen semejante idea le pareció descabellado.

—Con mi debido respeto, doctor, debe primar la profesionalidad frente a la filantropía.

—Hablo de profesionales voluntarios... ¿Se imagina el prestigio que puede ganar la expedición entre las naciones europeas?

—Ya será difícil encontrar profesionales que quieran comprometerse con esta expedición a cambio de las compensaciones que se ofrecen... Ni a un voluntario se le puede pedir cargar con el peso de semejante responsabilidad, ni sería bueno para la expedición. ¿Cómo exigirles que cumplan con sus tareas si no se los compensa?

La actitud de Requena le era familiar, muy propia de los médicos más preparados y cultos, que se sentían con derecho a opinar de todo, muchas veces por puro afán de protagonismo. Balmis pensó que Requena sentía unos celos terribles al verse fuera de una empresa cuya idea había sido inicialmente suya y que, al proponer ideas concebidas para seducir a los que ostentaban el poder, hacerles ahorrar dinero, buscaba integrarse de algún modo en el proyecto. Balmis, que no era un adulador, le contestó irritado:

—Doctor, entiendo que queráis primar el ahorro frente al gasto, pero vuestra idea es un sueño utópico.

Requena se quedó boquiabierto.

A pesar de las interferencias de este tipo de médicos, Carlos IV tenía su opinión bien formada después de escuchar la de Godoy y de leer el informe favorable de la Junta de Cirujanos de Cámara. El 29 de junio de 1803, publicó una orden dirigida a todas las autoridades civiles y religiosas en los territorios españoles de América y Asia en la que nombraba a Francisco Xavier Balmis y Berenguer director de la Real Expedición Filantrópica de la Vacuna.

Como subdirector, el rey designaba al médico catalán Josep Salvany i Lleopart, de veintiséis años, natural de Barcelona, cirujano del Real Sitio de Aranjuez y discípulo del Colegio de la Ciudad Condal, que sustituiría al director en caso de ausencia o muerte; de ayudantes nombraba a Manuel Grajales, recién licenciado de cirujano médico y al doctor Ramón Fernández de Ochoa; y a dos practicantes y tres enfermeros cuya función sería cuidar del aseo y asistencia de los niños y acompañarlos en todo momento, tanto en el barco como cuando saltaran a tierra.

Salvany era un joven cirujano con un brillante expediente académico, un hombre lleno de entusiasmo y de valor, con fama de bondadoso y serio. Estaba imbuido de su misión de salvar al mundo de la viruela, por un idealismo propio de la Ilustración, y también por convencimiento científico. Su aspecto reflejaba el contraste entre su fortaleza intelectual y su debilidad física. Enjuto y pálido, tenía una mirada luminosa y la sonrisa siempre en los labios. Balmis lo conocía de sus tiempos en el ejército y, como le doblaba la edad, sabía que no le haría sombra. No obstante, le sorprendió que designasen a alguien de salud delicada, sin experiencia en los territorios de Ultramar ni costumbre de mando.

—¿Cómo me ponen a un hombre enfermo de segundo? —preguntó Balmis a su colega Ruiz de Luzuriaga, al que veía asiduamente desde que ambos se encontraron en el mismo bando defendiendo a ultranza el invento de Jenner y su aplicación en España.

—Tiene lo que se llama una mala salud de hierro.

—Es tísico, todo el mundo lo sabe.

—Y muy buen médico, eso también lo sabe todo el mundo. Cada año de los seis que estuvo en el Colegio de Cirugía, obtuvo la nota de sobresaliente. —Aquello no parecía impresionar a Balmis—. Y no os metáis con la enfermedad, porque es la mejor aliada de los buenos médicos. Si no hubiera tenido ataques recurrentes de reuma desde niño, ¿creéis que Salvany habría podido estudiar tanto y haber llegado donde ha llegado? ¿Con lo joven que es?

—En el ejército no le fue muy bien...

—¡Hombre, se contagió de malaria! Además de las infecciones pulmonares que padecía. Bastante bien que le fue... Me hubiera gustado veros en las mismas...

—¡Y encima poeta! —dijo Balmis alzando la vista al cielo, como si fuese lo más estúpido que se pudiera ser.

Ruiz de Luzuriaga se rio.

—Lo que todos sabemos, amigo Balmis, es que ese chico ha destacado siempre por su acierto en el diagnóstico, la exactitud en los tratamientos y su habilidad al operar. Os guste o no. ¿Os imagináis estar en su puesto, pobre Salvany, con un jefe como vos resoplándole en el cogote?

Balmis sonrió, pero se le notaba preocupado.

—¿Creéis de verdad que la expedición necesita a un poeta enfermo?

—Él ha presentado su candidatura a la expedición porque piensa que en América va a encontrar un clima más benigno para su salud. Cada cual tiene sus razones.

—Eso dice mucho sobre su desconocimiento de América.

Hubo un silencio. Ruiz de Luzuriaga se volvió hacia él y le miró a los ojos:

—Balmis, más os vale tener a Salvany de segundo que a un resabiado con ambición como es Ramón Fernández de Ochoa. Todos sabemos que está medrando entre Godoy y los ministros para quedarse él con el puesto del catalán.

Era cierto. Ramón Fernández de Ochoa, el otro médico de la expedición propuesto por el rey, estaba furioso por no haber sido nombrado subdirector. Protestó vehementemente y arremetió contra Salvany, aduciendo su precario estado de salud.

De modo que a Balmis le tocó defender a Salvany mucho antes de lo que hubiera esperado. Aunque le parecía abnegado, de carácter blando, y a pesar de que su tos seca y constante le ponía nervioso, terminó por reconocer que, a la postre, Salvany tenía cualidades para mantener un grupo cohesionado, algo crucial en una expedición tan singular. Así que, ni corto ni perezoso, expulsó a Fernández de Ochoa.

—No tenéis autoridad para prescindir de mí —le espetó Ochoa.

—Soy el responsable último, y no quiero gente como vos, que genera desconfianza y desunión en el equipo.

Fernández de Ochoa salió dando un portazo, y se dirigió al Protomedicato a quejarse, sin medir que, de esa forma, estaba ayudando a establecer la autoridad definitiva de Balmis, dispuesto a no dejarse gobernar.

Para asentar su poder, Balmis escribió una carta a don José Caballero, ministro de Gracia y Justicia, agradeciéndole el nombramiento y explicándole las razones que le habían llevado a prescindir de Ochoa. También solicitaba un sueldo para todos los integrantes de la expedición, así como el compromiso de la Corona de mantener y educar a los niños huérfanos hasta que tuvieran edad suficiente y ocupación útil. Como quiera que sus ayudantes le habían sido impuestos, pidió también que figuraran tres profesionales sanitarios de su confianza, uno de ellos, su sobrino Francisco Pastor y Balmis, ya que era muy instruido en la vacunación, por haberla practicado constantemente a su lado.

En su contestación, el ministro le hizo saber que el propio monarca le apoyaba sin fisuras y que le facultaba para separar de la expedición a cualquier miembro que no fuese de su agrado. La Corona se comprometía a encargarse de la educación y eventual adopción de los huérfanos por respetables familias novohispanas, y aceptaba el nombramiento de los tres enfermeros que había propuesto, incluyendo a su sobrino.

Balmis respiró hondo: esa respuesta suponía el espaldarazo definitivo a su poder. La Administración le concedía casi todo lo que pedía. El alojamiento, la comida y los sueldos estaban asignados en función del reconocimiento social y laboral de los expedicionarios: el director cobraba el doble que el subdirector, y éste el doble que los enfermeros, y así sucesivamente. La comida de la primera mesa sería una olla, dos o tres principios y postres con vino y pan fresco; la de la segunda mesa, lo mismo que la primera, con excepción de un principio y un postre menos... A los de la tercera mesa les tocaría un buen cocido, y para los niños que enfermasen, doble ración de carne.

Todo muy burocratizado y atento a las jerarquías. Pero los

sueldos eran tan bajos que Balmis, conocedor del alto coste de la vida en América, volvió a dirigirse al ministro Caballero: «Es imposible que pueda mantenerse ningún individuo de su cuenta con los sueldos asignados, de manera que llegaría el día que no reinase entre los individuos de una expedición tan brillante más que escasez y miseria y el descontento que acompaña en estas circunstancias», le escribió. La petición era tan lógica que Caballero ordenó a la Real Hacienda doblar los sueldos. Aunque Balmis se dio cuenta de que la lucha por obtener recursos sería una constante en la expedición porque gran parte de los gastos serían imprevisibles, había conseguido de la autoridad la confianza que necesitaba.

Estaba exultante. El propio rey le había encargado encabezar una empresa filantrópica a la altura de la enormidad del Imperio. Era muy consciente de que sólo en contadas ocasiones se le presentaba a un hombre el privilegio de mejorar la vida de sus semejantes. ¿Existía acaso propósito más noble? Además, había conseguido el mando único: se quitó a su rival Flores de en medio y ahora sí que se sacudía el prurito de la herida que antaño le habían infligido los colegas encabezados por aquel médico que le quitaba el sueño, el doctor Bartolomé Piñera. Estaba un paso más cerca de cumplir con su sueño de la infancia.

Sin ser un hombre religioso, sintió la necesidad de entrar en la iglesia de San Nicolás de Bari, próxima a su casa. Sentado en el último banco, disfrutaba del frescor, del olor a incienso y del silencio. ¡Cuántos peldaños había ascendido desde que a los diecisiete años ingresara en el Hospital Militar de Alicante como practicante interno! Cirujano militar, bachiller en Medicina, cirujano de cámara... Siempre estudiando, no sólo cirugía, sino también química, botánica y medicina práctica. Y ahora estaba a punto de dar el paso más difícil, el que podía situarle en un plano superior al del resto de los mortales.

30

Cuando salió a la calle, respiró una bocanada de aire cálido; el viento de la sierra traía olor a jara. La magnitud de lo que se le venía encima le daba vértigo. Se encerró en su casa para ultimar los preparativos con la premura que exigía la urgencia de la epidemia y la insistencia del rey. No descuidó ningún detalle.

—Salvany, quiero encargar para los ayudantes los uniformes que usan los médicos de los hospitales militares.

—¿Y para el resto?

—El de los porteros del Jardín Botánico.

Salvany le lanzó una mirada de asombro, que no pasó desapercibida a Balmis.

—Es importante por la disciplina, porque el uniforme es un recordatorio del lugar de cada cual en la jerarquía, y de sus funciones.

—Me parece perfecto, doctor Balmis. ¿Y qué hacemos con el botiquín? —preguntó Salvany, con la frase entrecortada por una tos seca y recurrente.

—He mandado construir termómetros y barómetros para que vayamos anotando los cambios meteorológicos susceptibles de afectar la calidad del pus de la vacuna.

Prepararon cuidadosamente todo el instrumental. Aunque el fluido vacuno se transportaría brazo a brazo, llevaron también dos mil cristales para experimentar eventuales cambios según la diferencia de temperatura y una máquina neumática para hacer el vacío y sellar los vidrios. Balmis encargó medio millar de ejemplares de la obra de Moreau de la Sarthe que él mismo había traducido para que sirviese de manual de cara a difundir la vacuna en los lugares por donde pasaría la expedición. Previendo que mantendría una copiosa correspondencia, también solicitó precios especiales para el franqueo de sus cartas y paquetes. A su vez, el ministro Caballero escribió al juez de Arribadas de La Coruña para encargarle el fletamento de un mercante de aproximadamente doscientas cincuenta toneladas en las condiciones más ventajosas posibles para la Real Hacienda.

Pero lo fundamental eran los niños, de quienes dependía el éxito de la empresa. Balmis se dirigió al 117 de la calle Atocha donde estaba el Colegio de Desamparados de Madrid, el hospicio más antiguo de España, construido en 1610. Era un edificio de dos plantas, austero, y que también acogía a las mujeres incurables, a las parturientas sin medios económicos y a los pobres que no tuvieran donde pasar la noche. Pensando que Balmis podía ser un donante en potencia, el cura director le recibió con los brazos abiertos, quejándose mucho de los recortes en el presupuesto que venía sufriendo el centro.

—Aquí viven ciento ochenta niños abandonados, la mayoría de más de siete años de edad, así como huérfanos de padre y madre de entre seis y trece años.

Balmis vio que los niños dormían tres en cada cama.

—Apenas tenemos material para el taller de carpintería, nos faltan telas para el de sastrería y clavos para el de zapatería. El único que está bien abastecido es el de sombrerería, porque disponemos de una clientela fija. Mire, le voy a presentar al maestro de entierros.

Balmis saludó a un individuo vestido de negro, larguirucho y con aspecto bohemio, el pelo largo y el bigote fino.

—Yo vivo permanentemente aquí —dijo—. Mi trabajo consiste en que los niños se ganen la vida. Y lo hacen cantando en los entierros a cambio de una limosna. Les enseño a cantar y a tocar el órgano y los acompaño a entierros y funerales.

—Procuramos educarlos y darles un oficio para que se ganen la vida —explicó el cura director—. A las niñas se les enseña el aseado de la casa, y en general se las prepara para que un día puedan trabajar de sirvientas.

—En realidad, yo no vengo a adoptar ningún niño, ni podría ser un donante aunque quisiera...

El cura director no pudo ocultar su decepción. Balmis pasó a explicarle el motivo de su visita; venía a escoger a seis niños libres de viruelas para vacunarlos, de manera que pudieran transportar el suero hasta La Coruña. Los dos primeros vacunados volverían de Galicia inmediatamente, y los cuatro restantes seguirían viaje hasta la primera escala en Santa Cruz de Tenerife, de donde se los mandaría de regreso, una vez vacunados, en el primer correo.

Era una petición tan fuera de lo común que el cura director no sabía qué pensar. Aquel médico venía de parte del rey, de modo que no se le podía poner pega alguna. En realidad, a aquel cura no le preocupaban los peligros de semejante viaje, estaba obsesionado con que los niños continuasen con su educación religiosa:

—Nada más levantarse, a las cuatro en verano y a las cinco y media en invierno, hacen sus oraciones. Y comulgan dos veces al mes. Antes de todas las comidas rezan tres padrenuestros y la acción de gracias. Después de la cena, a las nueve de la noche, toque de queda y a la cama con un padrenuestro.

—Haremos todo lo que esté a nuestro alcance para que continúen con su atento fervor —dijo Balmis.

—Estos niños están asilvestrados, la mayoría han sido abandonados y tienen rencor, por eso es tan importante que entren en el redil de Dios.

—Lo entiendo, padre.

Balmis tenía interés en hablar con el barbero-sangrador-cirujano que también residía en el colegio de forma permanente. Sólo él podía ayudarle a escoger niños sanos, fuertes y que no hubieran pasado las viruelas naturales.

—Habéis llegado en el mejor momento, es la hora del almuerzo, están todos juntos.

Cruzaron el patio donde había un lavadero que se usaba una vez al mes en invierno y cada quince días en verano. Un fuerte olor a repollo salía del refectorio. Hoy tocaba olla con berzas, repollo y tocino. El cirujano sangrador le iba indicando los niños que, mejillas enrojecidas y aspecto garrulo, sabía más sanos. Todos llevaban el pelo rapado para evitar los piojos y miraban intimidados a los médicos. Muchos estaban raquíticos para la edad que tenían. El cirujano le explicó que se debía al destete prematuro o a la escasez de nodrizas.

—Todos los canijos que veis han sido alimentados artificialmente con leche de cabra y sopas de vino.

—¿Y ése?

Señaló un niño de unos ocho años sentado en el suelo, mordisqueando un trozo de pan. Tenía los ojos de un azul intenso, el pelo rubio y un aire angelical.

—Cándido de la Caridad, chico sano, libre de viruelas. Está sancionado a pan y agua, en el suelo delante de todos los demás, por haberse fugado después de cantar en un entierro.

Cándido miró a Balmis con unos ojos que expresaban desconcierto y angustia. El médico se agachó para hablar con él:

—¿Quieres venir a La Coruña con otros chicos de aquí? —le susurró.

—¿Qué es La Coruña?

Balmis sonrió.

—Una ciudad, al borde del mar. ¿Has visto el mar?

El muchacho negó con la cabeza.

—Pues hablaré con el director para que te levante el castigo.

Balmis eligió a seis chicos: Cándido, Juan Francisco, Antonio, Andrés, Gerónimo y el más pequeño, Jacinto, que tenía seis años.

—Os he elegido para que salvéis el mundo, sois unos pequeños héroes cuya contribución a la salud de la humanidad quedará para siempre grabada en los libros de Historia. Quiero que sepáis que, a cambio de vuestra contribución, la Corona se ha comprometido a velar por vuestra formación.

Los niños no entendían nada. No sabían lo que era recibir elogios. Pero a su corta edad, ya intuían que algo tendrían que dar a cambio de tan «formidable suerte».

El día anterior a la partida desde Madrid, se enteraron de lo que se les exigía. Los tres enfermeros, Basilio Bolaños, Francisco Pastor y Pedro Ortega, a quienes debían obedecer en todo momento, llevaron a Jacinto y a Andrés al despacho del doctor Balmis para ser vacunados. Balmis quería asegurarse de la óptima calidad del pus, utilizando el obtenido de otros niños que él mismo había vacunado y cuyos resultados había podido comprobar. Lo que nadie esperaba fue la reacción de esos huérfanos que, al ver al médico acercarse con la lanceta, empezaron a gritar y a intentar escabullirse.

—Que esto no duele... —les decía el médico.

Por mucho que les explicasen que la vacuna los libraría de una enfermedad terrible, no hubo manera de convencerlos, ni siquiera ofreciéndoles un dulce. Los niños miraban a su alrededor con recelo, como si fuesen animalitos a punto de ser degollados. Al final, el enfermero Basilio Bolaños, un gigante con manos de matarife, agarró a Jacinto por la fuerza mientras Francisco, el otro enfermero, sujetaba al pequeño Andrés. Balmis les hizo una ínfima incisión con la lanceta e introdujo el pus. Todo entre alaridos.

Al día siguiente, 10 de septiembre, los integrantes de la expedición salieron de Madrid en varios coches de caballos. Los tres enfermeros escoltaban a los niños recién vacunados para evitar que se rascasen y, durante las paradas, les prohibieron acercarse a los demás para que no los contagiaran. Pero al menor descuido, los niños desobedecían. Corrían a pelearse, su juego favorito, ante la mirada despavorida de los adultos, mientras los enfermeros los perseguían para separarlos. Sólo se portaron bien cuando les empezó a hacer efecto la vacuna: el cansancio y un poco de fiebre los convirtió en seres dóciles. El que parecía un angelito, Cándido, resultó ser el más levantisco. Cuando habían tratado de vacunarlo, se había negado rotundamente. Lloró, suplicó, gritó, insultó, pegó puñetazos y patadas y, para escabullirse como una lagartija, había mordido a Basilio en su manaza con tanta fuerza que le había hecho sangrar. Se fue corriendo y escapó de la posada. Así que habían vacunado al pequeño Andrés en su lugar. A la mañana siguiente, cuando salían para denunciar ante el alguacil la fuga de Cándido, éste apareció, con aire contrito.

—Fuiste el primero que escogí, ¿y así me lo agradeces? —le dijo Balmis.

—Me da miedo eso.

—Ya os he dicho que no duele... Mira a Andrés, ni ha llorado.

El niño miró a Andrés y se encogió de hombros, como si no fuese con él. Se había salido con la suya, y era lo único que le importaba. «Ingobernables, recelosos, miedosos e impacientes.» Balmis se acordó de la advertencia del cura director del hospicio. Eran niños maltratados por la vida, abandonados a su suerte y sin confianza en la gente que los rodeaba.

Llevada a la práctica, la idea de emplear niños para trasladar la vacuna era mucho más complicada de lo que Balmis había pensado en un principio. Cada uno tenía su personalidad, su carácter, su genio, su pasado de abandono. Convivir con ellos no parecía sencillo. Balmis, Salvany y los demás adultos se preguntaban cómo iban a aguantar todos —niños y adultos— una travesía de varias semanas en el espacio reducido de un barco si el viaje por carretera era ya infernal. ¿Cómo mantener la disciplina? ¿Cómo matar las horas tediosas de la navegación? ¿Cómo curarlos cuando enfermasen? ¿Cómo soportarían los cambios de temperatura? Balmis estaba obsesionado con aquella parte de la organización porque se le escapaba de las manos; todo lo que tenía que ver con niños le era ajeno. Nunca se había rozado con ellos. Sin embargo, los necesitaba; sin chiquillos no había forma de hacer llegar al otro lado del mundo la materia para vacunar. Sin los seres más débiles de la sociedad, no podía llevarse a cabo la hazaña médica y humanitaria más ambiciosa de la Historia.

31

La Coruña, 21 de septiembre de 1803. Desde hacía varios días, en la ciudad no se hablaba de otra cosa que de la llegada de los expedicionarios. Las madres esperaban ansiosas porque las autoridades habían anunciado que el doctor Balmis vacunaría gratuitamente a los niños. El personal del Hospital de la Caridad, el primer gran hospital público de La Coruña, se afanaba en habilitar las dependencias destinadas a los peregrinos para albergar a aquellos invitados extraordinarios. Aunque en un principio Balmis había solicitado alojarse en el convento de los Agustinos, el intendente del ejército pensó que en ese reluciente hospital estarían mejor, sobre todo porque en las instalaciones anexas se ubicaba la inclusa de la ciudad, repleta de niños excitadísimos ante la llegada de otros huérfanos de Madrid.

En el hospicio, el griterío de los niños que, pegados a la ventana del primer piso, acechaban la llegada de la comitiva alertó a Isabel, que pidió silencio en su habitual tono sereno y firme. Reconocía en las miradas de los más pequeños el nerviosismo y la aprensión de cuando llegaban visitas; fantaseaban con la idea de que un matrimonio sin hijos los escogiese en adopción, aunque lo más común era que un hombre solo viniese en busca de un chico para que le ayudara en su trabajo. «¡Hay hombres de uniforme!», gritó un muchacho. Abajo, en la calle, la rectora vio cómo las autoridades militares, civiles y religiosas, así como los cuatro médicos y el capellán del hospital, escoltaban al grupo de expedicionarios que entraba en tropel en el edificio principal.

En la puerta, el doctor Posse dio una cálida bienvenida a Balmis y a su séquito, e inmediatamente los acompañó a una pequeña sala.

—¡Gracias a Dios habéis llegado! Aquí es donde he iniciado la difusión del método de Jenner —dijo Posse—. He tenido que cesar la actividad porque no consigo fluido vacunal ni logro conservarlo puro.

—Traigo todo lo necesario —le aseguró Balmis.

Balmis propuso empezar a vacunar al día siguiente, pero en la colegiata y no en el hospital, ya que el abad había insistido en prestarle sus aposentos para dar más importancia y boato a la operación de inoculación pública.

Más tarde, Posse los guio hacia el hospedaje de peregrinos, donde las habitaciones exiguas y sombrías no gustaron al alicantino, que se disculpó ante el médico y pidió que le buscasen alojamiento en casas privadas para él y sus acompañantes. Antes, había dejado a los niños en la inclusa. Cruzaron un patio donde había un huerto y donde, de espaldas al muro, una fila de niños pequeños estaban sentados en sus orinales. Esa misma mañana habían sido desparasitados a base de una cocción de nogal negro y, para evitar los malos olores en el interior, los habían colocado fuera. En una esquina del patio, una empleada metía en un perol la ropa sucia de los pequeños con ayuda de una horca. Alrededor del fuego que calentaba el caldero había otros niños, los mocos colgando, los ojos muy abiertos.

—La rectora —dijo de pronto una voz.

Entonces apareció en el quicio de la puerta una mujer joven, el cuerpo delgado y el andar resuelto, secándose las manos con un trapo. Hizo una ligera reverencia ante Balmis y saludó con un gesto apenas perceptible a los demás acompañantes.

—Isabel Zendal, para serviros.

Balmis la miró con su acostumbrada altivez, como lo hubiera hecho con cualquier subordinado. Salvany, en cambio, lo hizo detenidamente. Algo le conmovió en aquella mujer de ojos grandes muy negros y mirada profunda, rodeada de niños. Observó la frente despejada, el pañuelo negro que le cubría el pelo, y un pequeño rictus a la altura de los ojos como de pesadumbre. Luego vio las manos, rugosas. Al notar que la estaban mirando, ella agachó la vista y les hizo señal de entrar.

El hospicio estaba tan abarrotado que Isabel se excusó, como si fuese su culpa:

—Tenemos capacidad para treinta y somos casi el doble...

La miseria creciente del campo provocaba la llegada de oleadas de niños abandonados a las inclusas, donde no se rechazaba a nadie porque así lo mandaba el reglamento. No sólo eran huérfanos o hijos de madres indigentes; cada vez llegaban más hijos legítimos de padres pobres. Isabel llevaba dos días haciendo gestiones en la ciudad para obtener unos camastros, garbanzos, algo de azúcar y almendras para horchata que pudiera ofrecer a los recién llegados. El presupuesto no alcanzaba para todo el alimento, la ropa y las medicinas que necesitaba, pero quejarse no era lo suyo y no comentó nada con los visitantes.

—No os preocupéis —le dijo Balmis—; de estos niños que os traigo, sólo cuatro continúan el viaje en barco; el resto, los que ya han sido vacunados, vuelven a Madrid.

Isabel estaba sorprendida por el deplorable estado de esos niños de la capital. Mugrientos, desgreñados, llevaban los uniformes hechos jirones y parecían cansados. Se rascaban por la irritación que la incisión de la vacuna les había causado, a pesar de la reprobación constante de los enfermeros. Se peleaban mucho. Andrés estaba muy pálido y ojeroso, y apenas se tenía en pie.

—Ayer le subió la fiebre —dijo un enfermero.

—Vamos a acostarte, ven...

Y dejó plantados a los visitantes mientras se ocupaba del crío. En contraste con el comportamiento asilvestrado de los madrileños, los niños de la inclusa coruñesa mostraban unos modales bien distintos. A pesar de lo abarrotado del lugar, no había chillidos ni comportamientos abyectos; tenían aspecto saludable y mostraban un cariño reverencial por la rectora. Cuando ésta regresó, Balmis le dijo:

—Muy pronto os sobrará espacio...

—¿Queréis decir que nos vais a conceder un donativo para ampliar las instalaciones? —preguntó en tono socarrón.

—No alcanza la caridad para tanto huérfano... —contestó el médico—. Lo que voy a hacer es llevarme a algunos niños que estén bajo amparo de la inclusa para la travesía... y quiero que me ayudéis a elegirlos.

Isabel mudó de expresión mientras Balmis sacaba de su cartera un fajo de papeles.

—Mirad, éste es el reglamento de la expedición, visado por Su Majestad, el rey.

Isabel lo hojeó rápidamente.

—¿Cómo? ¿Os vais a llevar niños expósitos a... a América?

—Con permiso de Su Majestad, para librar al mundo de la viruela.

—Pero, pero... para tan noble propósito, ¿tenéis que venir a una inclusa a buscar niños huérfanos?

—No hay otra posibilidad.

Entonces Balmis y Salvany, al darse cuenta de que se encontraban frente a un escollo imprevisible, se aplicaron en explicarle los pormenores de la expedición, la necesidad de transportar el suero por niños que no hubieran estado en contacto con la enfermedad y que no tuvieran familia...

—Nunca unos padres dejarían marchar a sus hijos tan lejos, y en caso de que aceptasen, lo harían por dinero, lo que va en contra del espíritu de la expedición... Por eso estamos aquí, en la inclusa —le dijo Balmis.

Hicieron hincapié en que no suponía riesgo alguno para los chicos, sino al revés: quedarían inmunizados de por vida. Hablaron de la trascendencia de la expedición, del respaldo del rey, de la premura, de las dificultades... hasta que ella los interrumpió. Su instinto se rebelaba contra la idea de dejar marchar a «sus» niños.

—¿Y luego quién se hará cargo de ellos?

—Serán mantenidos con cargo a la Real Hacienda hasta que tengan destino u ocupación con que vivir. Esperamos que la mayoría puedan ser colocados en casas de familias pudientes; en caso de que no fuera así, serán devueltos a sus pueblos... Es el compromiso de la Corona.

—Y nosotros velaremos por que se cumpla —añadió Salvany, entre dos ataques de tos.

—Es una oportunidad para ellos, pensadlo bien... —insistió Balmis—. Participarán en una gran aventura filantrópica, la Corona se lo agradecerá siempre. Porque, si no, decidme, ¿qué futuro les espera en Galicia cuando salgan de aquí? Las calles están llenas de jóvenes mendigos...

Isabel estaba confundida.

—No tienen nada que perder —añadió Salvany.

—Estos niños no han ido más allá de la Torre de Hércules... —dijo ella—. ¿Cómo podéis estar seguros de que van a sobrevivir a un viaje tan largo? ¿Y los temporales? ¿Y si se hunde el barco?

—Cada dos meses los barcos correo van y vienen de aquí a Buenos Aires y a México y no se hunden... Escogeremos un barco seguro, siempre con el acuerdo de la Casa Real. Los niños estarán acompañados en todo momento por cuatro médicos y tres enfermeros, algo que en tierra jamás ocurre... Además, si alguno tiene que morir, su muerte servirá para evitar miles de muertes por la viruela. Créame —prosiguió Balmis—, participar en esta expedición es un privilegio; para ellos, para nosotros, los médicos, para la humanidad entera.

La mujer parecía desamparada. Comprendía lo que aquellos engolados médicos le contaban, pero no lo aceptaba. Un niño de unos ocho años se le acercó y tiró de su falda:

—Ma... madre, tengo hambre...
—Tendrás que esperar a la hora de la cena, como los demás.
El niño la dejó y, refunfuñando, fue a unirse a los otros.
—A ése ni lo consideren —espetó Isabel—. Es mi hijo.
¡Ay, si doña Teresa Herrera estuviese viva! Jamás permitiría que se llevasen a sus niños de la inclusa. La mujer cuyos donativos habían hecho posible la construcción del hospital era analfabeta, pero tenía dinero y mundo, fue muy respetada y siempre fue capaz de imponer su criterio. En cambio... ¿quién era Isabel Zendal? ¿Quién era ella para oponerse a esos médicos que venían de parte del rey? Era sólo una empleada mal pagada, una mujer descarriada que había tenido la suerte de acabar de rectora de un orfanato. Su opinión carecía de peso. No sólo no podría impedirles llevar a cabo su propósito, sino que además se sentía obligada a colaborar, a ser cómplice de algo que le repugnaba. ¿Cómo decidir qué niño debía quedarse y cuál marchar?

32

Llegó el mes de octubre y la expedición no estaba lista. La fecha de partida se posponía indefinidamente, lo que hizo cundir el desánimo en algunos de los participantes y el escepticismo entre empleados de la Real Hacienda, que no acababan de encajar un viaje tan inusual y complicado. Balmis y Salvany pugnaban por solucionar un problema imprevisto, la falta de un barco. Inexplicablemente, las gestiones del juez de Arribada habían fallado, y tuvieron que buscar ellos mismos algún buque disponible. Siguiendo el criterio de velocidad frente a comodidad, Balmis optó por la fragata *San José*, pero como, pese a las promesas del armador, no estuvo lista en el día indicado, se replegó sobre su segunda elección, una corbeta más pequeña, de doscientas toneladas y una sola cubierta llamada *María Pita* en honor a la heroína que defendió La Coruña en 1589 contra los corsarios ingleses de Francis Drake. Incorporaba las últimas innovaciones, como un artilugio formado por una pieza de hierro de un metro de longitud con forma de cono truncado que servía de pararrayos, y embarcaciones menores situadas sobre cubierta para facilitar su uso. Negoció una rebaja de cuatrocientos pesos fuertes, lo que fue determinante para que el rey autorizase la transacción. La Real Hacienda transfirió los fondos el 21 de octubre de 1803, una rapidez insólita para la proverbial lentitud de la Administración. A pesar de ello, a Balmis le parecía que nada ocurría con la suficiente celeridad. Llevaban un mes de retraso y todavía faltaba pertrechar el barco: quería quitarle los cañones para ganar espacio y comodidad. Luego había que avituallarlo y contratar a la tripulación, una veintena de hombres entre los que era preciso encontrar un capitán, un primer piloto, un carpintero, un cocinero y los marineros.

Quedaba por resolver el problema de los niños. Después de la primera visita, Balmis se había presentado varias veces en la inclusa, pero Isabel esgrimía cualquier excusa para esquivarle: aducía estar ocupada, o estaba milagrosamente ausente cuando él llegaba. De modo que se puso en contacto con la Congregación de los Dolores y una tarde se presentó acompañado del doctor Posse.

—Quiero que atendáis al doctor Balmis como si fuera yo mismo... —le dijo Posse a la rectora.

—Sí, doctor.

Isabel, intimidada, supo que no tenía más remedio que obedecer. No sólo era el doctor Posse una autoridad, también era muy próximo a don Jerónimo. La mujer tomó de un estante los libros de registro y los colocó sobre una mesa.

—La condición más importante es que no hayan pasado las viruelas naturales —dijo Balmis.

—De ésos no hay muchos.

Isabel abrió uno de los libros y empezó a señalar números:

—147, Francisco Antonio, entregado por María Fernández, esposa de Antonio Fernández, labrador... —Y añadía—: libre de viruelas. —Y seguía leyendo—: 291, Manuel María, entregado el 15 de octubre de 1796..., libre de viruelas. Pascual Aniceto, criado en la aldea de San Pedro de Nós por la lactante Manuela Pérez..., libre de viruelas.

Era la historia del abandono de la infancia lo que desfilaba por aquellas páginas. Después de un escueto comentario sobre el estado físico de cada cual, hablaba del carácter: «Jorge José no, porque tiene genio y alborota a los demás», o «Juan Francisco sí, tiene buen talante...».

—¿Cuántos va a necesitar? —preguntó el doctor Posse.

—Necesito ir vacunando de dos en dos, por si algún caso no prende y así estar cubiertos... Para una travesía de cuatro semanas, como he calculado, necesitaré veintidós niños.

—¿Veintidós?

A Isabel le parecieron muchos. Balmis volvió a explicarle detalladamente el procedimiento. En Madrid había trasplantado a dos de los expósitos una primera dosis de linfa, y cuando un grano delató el contagio alcanzando su punto álgido de eclosión, había extraído fluido y lo había inoculado en otro portador. Así es como harían camino hasta América.

Balmis iba haciendo sus propias anotaciones, y luego, con la ayuda del doctor Posse, examinaron a los que se encontraban en la inclusa. Les palpaban los nódulos, les hacían enseñar la dentadura, ponían su oído en el pecho para auscultar los ruidos respiratorios, observaban el blanco del ojo. A los demás niños había que hacerles venir de las aldeas, donde vivían en casa de sus antiguas amas de leche, o con alguna otra familia que los criaba por dinero. Todo exigía tiempo.

Al término de aquella reunión, Balmis se dio cuenta de un dilema: iba a ser difícil conseguir veintidós niños de entre siete y diez años. Esa franja de edad representaba un problema tanto de conducta, que ya había podido experimentar en el viaje desde Madrid, como de riesgo de que hubieran sido expuestos al virus de la viruela. El problema que se planteaba era: ¿cómo estar cien por cien seguros de que no habían sido expuestos? En algunos casos, la viruela no dejaba marcas.

Esa misma noche, Balmis lo comentó con Salvany:

—Si se trata de minimizar el riesgo de previa exposición, la solución está en llevarse a niños más pequeños —dijo Balmis.

—¿Más pequeños?..., ¿de tres y cuatro años?

—Pues sí...

Salvany alzó la mirada al cielo.

—Pero ¿os imagináis los problemas que eso nos plantea? ¿Lo habéis consultado con los enfermeros?

—Lo crucial es reducir el riesgo, que no falle la cadena.

—Pero a costa de crear un riesgo mayor... Los niños a esas edades son mucho más frágiles.

—Por eso mismo —le dijo Balmis en su tono altanero—. Son frágiles porque todavía no han tenido contacto con la enfermedad. A ésos necesitamos. Además, son más dóciles.

Salvany pensó que el afán perfeccionista de Balmis le estaba llevando a cometer un disparate. ¿Estaba dispuesto Balmis a jugar con la vida de los más inocentes por asegurarse el funcionamiento del proceso? ¿Dónde estaba el límite entre lo que era lícito o no con esos niños totalmente indefensos? Las preguntas que se hizo Salvany se las guardó para sí mismo, sabía que al jefe no le gustaba la disensión.

Pero los comentarios de su segundo no cayeron en saco roto. Balmis no podía ignorar el problema logístico que representaba llevar a bordo niños de edades tan tempranas. Sin saber cómo lidiar con el problema, presionado por la propia maquinaria que había puesto en marcha, con prisas pero incapaz de avanzar, estaba descorazonado. En su fuero interno llegó a dudar sobre la viabilidad de llevar a tantos niños, aunque nunca lo hubiera reconocido. Él, que siempre había defendido su idea con pasión, ahora se veía en el infierno de la duda. Pensó en la inclusa, en la pulcritud del lugar, en el rigor de las anotaciones de los libros, y sintió un ramalazo de compasión por los expósitos que había examinado, las mejillas encarnadas, los cuerpos delgados y huesudos, la mirada asustadiza. Luego pensó en Isabel Zendal.

33

Al día siguiente, Balmis fue a ver al doctor Posse a su casa, y se lo encontró cuando éste se disponía a salir hacia el hospital. Al médico gallego le extrañó su repentina curiosidad sobre los orígenes de Isabel, su trayectoria, cómo había acabado de rectora, sus vínculos con la ciudad, su familia... Posse empezó a contarle, pero en seguida frunció el ceño:

—¿A qué viene tanto fisgoneo?

—La necesitamos.

—¿Nos vais a dejar sin rectora? —preguntó socarrón.

—Me tenéis que ayudar a conseguirla, como sea.

Posse entendió perfectamente la importancia de lo que le planteaba Balmis. Además de médico, como él, era quien había introducido la vacuna en Galicia. Conocía a los niños y la intensidad del vínculo que los unía a la rectora. Como hombre ilustrado y militante de la vacuna, era un firme valedor de la expedición, de modo que dirigió sus pasos hacia la calle Real, el domicilio de don Jerónimo Hijosa, el único que podría ayudarle. En aquel salón siempre en penumbra en el que Isabel había sacado brillo a los objetos miles de veces, fueron invitados a sentarse. Después de las explicaciones preliminares, Balmis fue directamente al grano:

—¿Sería mucho pediros, don Jerónimo, que intervengáis

directamente ante la rectora para proponerle que se una a la expedición?

Don Jerónimo hizo una mueca de desagrado; Balmis era muy directo, demasiado para los usos y costumbres de Galicia. Después de un silencio le respondió:

—Prescindir de Isabel nos supone a los patronos de la Congregación un serio inconveniente. —Se calló, y sostuvo un silencio largo, como para que calasen sus palabras. Balmis quiso intervenir, pero don Jerónimo no era alguien que se dejara interrumpir; le hizo un gesto para que se callara y continuó—: Pero teniendo en cuenta la envergadura del proyecto, su trascendencia filantrópica y el patrocinio de Su Majestad, creo poder convencerlos de la bondad de sacrificar a Isabel por un bien mayor. —Dejó que se instalase otro silencio. Luego prosiguió—: Ahora bien, lo que no puedo, doctor Balmis, ni voy a hacer, es obligarla a adoptar una decisión que quizás ella no quiera tomar.

—Sólo os pido utilizar vuestra influencia para...

—Si viene y me pregunta, le daré buen consejo; unirse a la expedición siempre será un destino más glorioso que quedarse de rectora en la inclusa. Pero no me pidáis que intervenga directamente. Sois vos quien tenéis que convencerla, Balmis.

En la inclusa, Isabel, ajena a lo que se tramaba a sus espaldas, sintió que la invadía una ola de calor cuando vio desde la ventana del primer piso llegar de nuevo a Balmis. Aquel hombre redundante y avasallador le hacía perder mucho tiempo. Ya se había plegado a regañadientes a sus demandas, ¿qué más quería?

—La quiero a usted —le espetó el médico.

La mujer se estremeció. Luego Balmis, sin rodeos, la conminó a unirse a la noble tarea de salvar el mundo. Además de un prometedor futuro, le asignaría un buen sueldo. Isabel se quedó fría, por la sorpresa y porque las grandes palabras no la conmovían. Bastante tenía con salvarse a sí misma. Estaba tan perpleja que sólo se le ocurrió decir:

—Nunca... nunca he subido a un barco. —Luego reaccionó—. No, no puedo dejar todo esto.

Balmis calló. Isabel se acercó a la ventana y miró el trajín del patio.

—Os lleváis a veintidós, pero aquí se quedan muchos más —dijo.

—La Congregación puede contratar a otra mujer en vuestro puesto. En la expedición sois irreemplazable; esos niños os conocen y os respetan.

—¿No dijisteis que disponíais de enfermeros y de médicos?

—Sí, pero no es lo mismo que teneros a vos en el barco. Lo sabéis tan bien como yo.

Isabel estaba contrariada: ni quería marcharse ni quería que se fuesen los niños. Balmis, más hábil de lo que su tosquedad permitía entrever y gracias a la información que le habían proporcionado Posse y don Jerónimo, tocó la tecla adecuada:

—Ni que decir tiene que vendríais con Benito, aunque esté vacunado y no nos valga para transportar el fluido. No sé si lo sabéis, pero en América el número de hijos no reconocidos es tan alto que no supone diferencia de trato ni de consideración. Es un mundo nuevo donde la vida será mucho más fácil para vuestro hijo, para ambos.

Aquellas palabras le recordaron las del otro Benito, el padre. «Cuando quieren algo, todos los hombres son iguales», pensó. Y en el fulgor de un instante se preguntó dónde estaría ahora aquel que la había engañado. Luego se reprendió y dijo:

—Mi hijo será un hijo natural tanto aquí como allá.

—Os equivocáis —replicó Balmis.

—¿Por qué las cosas han de ser más fáciles en las Américas?

—Escuchadme bien —le dijo el médico mirándola fijamente a los ojos para reclamar toda su atención ahora que se disponía a sacar su as de la manga—, lo que os propongo es que, a cambio de acompañarnos en la expedición, con la gloria, las prebendas, las obligaciones y los riesgos que ello supone, os libréis en América de todos los prejuicios que arrastráis aquí.

Isabel no entendía muy bien adónde quería llegar Balmis.

—Tengo intención de solicitar una cédula de gracia para vos y para vuestro hijo.

Al oír aquellas palabras, Isabel se sobresaltó. Incrédula, preguntó:

—Una cédula de gracia... ¿para mí?

—Sí, para vos. Es posible gracias a las relaciones privilegiadas que mantengo con la Corona —continuó Balmis—. De este modo, la mancha de la ilegitimidad quedará eliminada para siempre; en los nuevos papeles que os entregaré apareceréis como la madre adoptiva de vuestro hijo. Nada más salir por la bocana del puerto, dejaréis de arrastrar el marchamo de madre soltera, y el niño dejará de ser natural... Sabéis lo que eso significa, ¿verdad?

Lo sabía bien. Hasta hacía poco, a los hijos naturales no les permitían aprender gramática, ni cultivarse, sólo les estaban permitidos los oficios artesanales. La ley acababa de cambiar, pero los prejuicios seguían bien anclados. Isabel permaneció largo rato en silencio. Lo que le proponía Balmis era redimirse por completo, recuperar su identidad y, sobre todo, devolver la dignidad a su hijo. Una nueva vida, un futuro para el niño. Sobre todo, podía aspirar a proseguir su mérito, servir a don Jerónimo y confiar en que el rey la recompensase. Balmis añadió:

—A cambio, os pido vuestro compromiso de acompañar a la expedición hasta el final, hasta Filipinas. Luego podréis escoger entre regresar a España con los niños o permanecer donde os plazca.

Isabel, balbuceante ante la enormidad de la propuesta, contestó:

—Tengo... tengo que consultarlo con don Jerónimo.

Entonces Balmis supo que había ganado esa batalla.

34

El 30 de noviembre de 1803, zarpaba de La Coruña la corbeta *María Pita*. Aunque partía con dos meses de retraso, la rapidez de los oficiales reales a la hora de solucionar todos los problemas financieros y organizativos había sido totalmente inusual y sólo se explicaba por la implicación directa del rey. Ese mismo día, en América, los franceses tomaban posesión de Nueva Orleans y empezaban a desmantelar las instituciones españolas. La expedición era una pequeña luz en el oscuro declive del Imperio.

Nunca marineros tan aguerridos como los que formaban la tripulación de la *María Pita* habían visto un cargamento tan dispar. Desde hacía días, unas chalupas traían hasta la corbeta, fondeada en la bahía, bolsas de lona, frascos de ungüento, vendas, paquetes con libros, cajas con cristales, varas de lienzo... Dos marineros se encargaban de estibarlo todo, según las indicaciones de Salvany. Otros dos, mientras atendían órdenes del capitán encaramados en la fina arboladura, comentaban que iban a curar a los indios con la sangre de esos niños. En la playa, los expósitos vivían su momento de gloria. Habían salido una hora antes de la inclusa, marchando en fila al son de los acordes de la banda municipal, los más pequeños de la mano de los mayores, todos luciendo sus lustrosos uniformes del Jardín Botánico de Madrid, pero incómodos en sus zapatos nuevos. Al final, Balmis había impuesto su criterio y había ocho niños de tres años de edad a los que les costaba caminar. Y sobre todo había conseguido la cédula de gracia y el permiso del rey para contratar a Isabel, sin la cual no hubiera sido posible reunir el necesario número de niños. Juntos habían acudido al Hospicio de Santiago a reclutar a los que faltaban, e incluso tuvieron que convencer personalmente a la madre de Francisco Antonio, de ocho años, para que le dejase marchar como servicio a Su Majestad, a cambio de un futuro para el niño.

Los últimos días habían sido frenéticos. Cada expósito necesitaba una gorra, seis camisas, tres pantalones de lino, uno de lana, una chaqueta, tres pañuelos para el cuello, tres para la nariz, un peine... y la tornera quería, además, que Isabel se llevase un ajuar:

—Estoy segura de que encontrarás un marido en América.

—¿Qué hombre va a querer a una mujer con veintidós niños a su cargo?

—No conoces a los hombres —le contestó la mujer.

Al trasiego de los preparativos se sumó la aparición de familiares de expósitos que nunca antes se habían asomado por allí, todos reclamando un dinero porque «sus» niños habían sido elegidos por Su Majestad el rey. Costaba tanto deshacerse de todos los que venían a sacar provecho del abandono, que la propia tornera se dedicó a recibirlos y a recordarles que, al «echar» a sus hijos al torno, habían perdido la patria potestad, por lo que no tenían derecho a reclamar nada. Pero insistían de manera torticera; enviaban a tíos, hermanos, incluso a las amas de cría.

Hubo un pequeño drama en la inclusa antes de la partida. Al enterarse de que no formarían parte del viaje y que debían regresar a la Casa de Desamparados, Jacinto y Andrés, los dos niños vacunados a la salida de Madrid, se echaron a llorar, suplicando que no los dejasen atrás. También ellos querían embarcar, seguir la aventura con sus compañeros; no querían volver al frío, a la olla de repollo y tocino, a cantar en los entierros o a rezar en el refectorio. Isabel hizo todo lo posible por consolarlos, pero era difícil. Aquellos niños, que tenían pavor al abandono porque ya habían sido abandonados en una inclusa al nacer, pataleaban y sollozaban y no atendían a razones. El rubio y angelical Cándido, que lucía su rutilante uniforme, fue testigo de la escena. Si se hubiera dejado vacunar —pensó— estaría en la misma situación que los dos pequeños: de vuelta a la Casa de Desamparados. Al final, Isabel se los llevó a la cocina y los dejó en manos de la tornera, que los atiborró de magdalenas recién horneadas. Aun así, los niños no dejaron de llorar.

Tras los grandes ventanales de las casas coruñesas los vecinos veían pasar ese insólito cortejo de expósitos convertidos en héroes, encabezado por el arzobispo y las autoridades. A la altura de la calle Real, Isabel miró hacia el ventanal de la casa donde tantos años había trabajado y distinguió entre los reflejos de la cristalera la silueta de doña María Josefa, con la mirada perdida. Isabel la saludó con la mano, a sabiendas de que la señora estaba ya completamente ciega por la viruela. Cuál no fue su sorpresa cuando le devolvió el saludo. ¿Coincidencia en los gestos? Isabel pensó que la mujer los había visto, si no con los ojos, sí con el corazón.

En el puerto, las autoridades se deshicieron en discursos grandilocuentes:

—Viajaréis a lugares remotos, recorreréis parajes sorprendentes, conoceréis culturas extravagantes, viviréis experiencias únicas, encontraréis a seres necesitados; y lo que haréis por ellos, Dios os lo devolverá con creces.

Hubo vivas al rey, a Balmis, a la expedición. Como el viento arreciaba —razón por la que partían ese día— las palabras oficiales se perdían y los niños se mostraban impacientes. Unos tenían hambre, otros no conseguían mantenerse quietos y jugaban lanzando las gorras al viento. Alcanzaron a oírse palabras sobre Isabel Zendal, tantas veces ninguneada, ahora ensalzada por su valor al cruzar el mar, única mujer entre medio centenar de varones. Al final, los expedicionarios, una treintena, tuvieron que pasar por delante del corregidor, que leía sus nombres de viva voz, y del arzobispo, que los rociaba con agua bendita antes de embarcar en la chalupa que los llevaría a la *María Pita*. A todos aplaudían. Después de los niños, se oyó:

—Doña Isabel Zendal.

Al oír que la trataban de «doña» por primera vez, no pudo reprimir un gesto que revelaba un regocijo íntimo y profundo.

Pero no duró mucho. Nada más subir a bordo, aturdida por el ruido de las drizas, las cadenas y los cabos enloquecidos por el viento, se encontró frente a marineros, la piel curtida por el sol y el salitre, con caras de pocos amigos.

—Que sólo viene a acompañar a los niños, luego desembarca... —dijo uno de ellos.

—No, yo viajo con ustedes.

Para los oficiales de caza y braza, una mujer a bordo daba mal fario. Su presencia irritó tanto a la tripulación que el propio capitán, un hombre llamado Pedro del Barco y España, vasco, teniente de fragata, tuvo que intervenir y amenazar de expulsión a los que antes de zarpar provocaban ya un conato de motín.

—¡Tú, al cabestrante a levar el ancla! ¡Tú, deprisa, hay que aprovechar el nordeste y la fuerza de la marea! ¡A soltar las brazas! ¡Desplegad foque, mayor y mesana! ¡Nada de rezagados!

Le obedecieron a regañadientes. Pedro del Barco era un marinero de probada valía. También él había discutido con Balmis el problema de llevar una mujer a bordo y había intentado disuadirlo. En vano. Aunque era la más alta autoridad dentro del buque después de Dios, la descripción del informe del Ministerio de Marina al que tuvo acceso Balmis le hacía justicia: «Conducta, muy buena; Inteligencia, bastante; Desempeño, bueno; Subordinación, mucha; Desinterés, mucho».

—¡Izad el trinquete! ¡Cazad las escotas!

Fijado el rumbo, las velas se hincharon suavemente. La *María Pita* escoró, lo que provocó un estallido de pánico entre los niños e Isabel, que estaban en cubierta viendo cómo la gente agitaba pañuelos y el sol refulgía en los ventanales de las grandes casas de La Coruña. Era un día magnífico, fresco, luminoso.

—Benito, quiero decirte algo.

El niño se acercó a su madre.

—A partir de este momento, nunca tendrás que decir que tu padre abandonó a tu madre, ¿enterado?

El niño asintió.

—Si te lo preguntan, y a quien te lo pregunte, di siempre que soy tu madre adoptiva.

—¿A... adoptiva?

—Sí, quiere decir que en lugar de haberte tenido en mi tripa, te adopté cuando ya habías nacido.

Benito estaba desconcertado.

—Pero... ¿es ver... es verdad?

—¡Claro que no! Es un secreto entre tú y yo. Es para que nunca más nos molesten con eso de que tu padre nos abandonó.

—Entonces nunca más van a decir... que tú... que tú eres una... una...

—No, nunca más.

El niño la miró fijamente:

—Pero sigues siendo mi madre, ¿no?

Isabel estalló de risa. Luego se quedó pensando que su hijo había dicho una frase entera de corrido, sin tartamudear. Era la primera vez que lo oía. El niño se soltó del abrazo materno y salió corriendo.

—¿Adónde vas?

—¡Pues a jugar!

—Ten cuidado.

Al aproximarse a la costa de Sada, el capitán ordenó largar las escotas, virar y poner rumbo al este. La corbeta transmitía una buena sensación al navegar. Al poco tiempo, tenían la Torre de Hércules por el través. Instintivamente, Isabel buscó los restos de aquel barco escollado donde vivió el momento más intenso de su vida en brazos del padre de su hijo. Pero hacía tiempo que el mar se los había tragado. Permaneció largo rato apoyada en la borda, viendo desfilar por última vez el verde paisaje de su infancia.

35

Dos semanas después de la salida, apareció en la inclusa un matrimonio de campesinos, vestidos de pana oscura, los rostros orondos, la piel cobriza. Venían a por su hijo, el pequeño Vicente María, que habían depositado al nacer por no poder asumir su crianza. Habían dejado una pequeña suma de dinero para colaborar y una nota que decía que vendrían a por el niño cuando mejorasen las cosas. Ahora habían mejorado, porque, según explicaron a la tornera, que reemplazaba provisionalmente a Isabel como rectora, habían heredado una fanega de tierra en la aldea. De hecho, traían de regalo una cesta llena de verduras del huerto.

—Debe de tener tres añitos y cinco meses...

La expresión de la tornera se descompuso. La verdad era que nadie había tomado en serio aquella nota. ¡Tantos padres decían que volvían a por sus hijos y no aparecían nunca!

—Su hijo no está. Va camino de América —balbuceó.

Los campesinos se quedaron estupefactos. La tornera les explicó como pudo lo que había sucedido, porque ellos no sabían nada ni de la expedición ni de la lucha contra la viruela, vivían apartados del mundo. La mujer se puso a llorar, en silencio, y luego a sollozar; gruesas lágrimas rodaban por sus mejillas enrojecidas. El hombre estaba quebrantado. Pero ni protestaron ni alzaron la voz. La tornera los llevó a la capilla, consciente de que la santidad del lugar actuaría a su favor. Tuvo razón. Los padres aceptaron con resignación el pobre consuelo que les ofreció la nueva rectora al informarles de que su hijo estaba participando en una hazaña de amor a los más necesitados que sería recompensada por Dios y por el rey, y que su porvenir estaba asegurado.

—Si es por su bien... —concluyó la madre, santiguándose.

Luego, cabizbajos, se despidieron de la tornera y abandonaron la inclusa.

Isabel había avisado a Balmis de la situación de Vicente María, de la nota que decía que sus padres volverían a por él, pero el médico se encogió de hombros. Bastante trabajo había costado obtener suficientes brazos para el viaje como para detenerse en el caso de la improbable recuperación de este niño. No había sido nada fácil conseguirlos y había tenido que usar todo su arsenal de persuasión, y hasta de coacción. Su certeza de que la expedición redundaría en beneficio de la humanidad no daba lugar a pensar en el caso individual de unos padres. Balmis era un idealista que vivía por y para esa expedición pionera, y automáticamente descartaba todo lo que no beneficiase a la misma. No era un hombre de afectos directos, estaba tan convencido del buen fin de su misión que toda piedra en el camino era apartada sin mayores miramientos. ¿Qué importancia tenía el sentimiento de unos padres que añorarían a su hijo el resto de sus vidas comparado con la grandeza de propagar la vacuna por el mundo? Ser filántropo conllevaba una cierta arrogancia, no era para sentimentales.

Llegados a alta mar, el viento arreció. Las velas cangrejas sostenidas por los tres mástiles de la *María Pita* se hincharon y la corbeta empezó a cabecear para sortear el mar de fondo. Navegaba a todo trapo. El capitán ordenó a todos que abandonasen la cubierta, no fuera a ser que una ola se llevase por delante a un niño ahora que anochecía. En el interior, el espacio era muy restringido, un mundo oscuro donde la única claridad entraba por las portas donde en su día hubo cañones. De noche, ninguna luz era autorizada por el temor obsesivo al incendio. Los niños empezaron a llorar. Era un coro que se iba amplificando de lamentos y sollozos que se mezclaban con el ruido del mar contra el casco. La oscuridad los había dejado sin referencia alguna, y en un entorno con el que no estaban familiarizados.

—¡Mamaaa, mamaaa...! —gritaba desesperado Tomás Melitón, un niño de tres años y medio, con las orejas despegadas, ojazos grandes de color castaño y una expresión de perpetuo asombro en su mirada. Era uno de los preferidos de los mayores por su carácter comunicativo, su vivacidad y docilidad.

—¡*Pa* qué gritas eso si no tienes madre! —le soltó Cándido, el rubio.

—¡Cállate! —dijo Isabel, que cogió al pequeño Tomás en su regazo.

—Yo también..., yo también quiero —dijo Benito, a quien, en momentos difíciles, no le gustaba compartir madre con nadie.

Cándido sintió una arcada y vomitó con todas sus fuerzas. Otros fueron imitándole. Pronto, el barco era un caos de llantos, vomitonas y gritos de pánico. Un auténtico infierno. Y el viaje no había hecho más que empezar.

Tan reducido era el espacio que Isabel tenía que agacharse para desplazarse por el interior. En cuanto los niños se calmaron un poco, después de que el barco hubiera virado y hubiera dejado de escorar tanto, fue a ver a Balmis.

—Doctor, tengo a los niños echando las tripas, pero es que además hay una peste horrible que sube de las bodegas.

—Sí, sí, la hediondez viene de las sentinas, hablaré con el capitán.

Allá abajo se acumulaba el agua de los temporales y la que chorreaba por las aberturas del buque, aguas de lluvia, agua del lavado de cubierta, aguas residuales de la vida de los hombres y los escasos animales que transportaban.

—Mañana ordenaré que se hagan fumigaciones diarias de vinagre, enebro y pólvora de cañón en las bodegas. Pero ahora no podemos hacer nada.

Fue la noche más larga de todo el viaje. La vida en un barco, capaz de poner a prueba los espíritus más curtidos, fue traumatizante para los niños. Isabel, que dormía en un camarote con su hijo y los más pequeños, se preguntaba cómo podrían aguantar así hasta llegar a puerto. No lo veía posible. Los tres enfermeros, que dormían en un camarote grande con los demás niños, también estaban mareados. Eran incapaces de vigilar a los recién vacunados, que dormían en literas superpuestas.

Para hacer sus necesidades, Isabel disponía de un cubo que luego debía vaciar por la borda. Aun así, era mejor que las letrinas de la tripulación, situadas en proa, en unas maderas con agujeros llamados beques, bajo el bauprés justo detrás del mascarón de proa. De noche, los hombres vacilaban a la hora de ir al beque, temerosos de ser barridos por un golpe de mar, y utilizaban las sentinas para desahogarse. Balmis, Salvany y el capitán gozaban del privilegio de dos beques en popa, donde estaban resguardados de las inclemencias del tiempo.

Para Isabel, la promiscuidad era más difícil de soportar que los mareos, las pantocadas o los llantos de los que se encontraban mal. Estaba en el punto de mira de todos: como responsable de los niños, era blanco de su atención constante; como única mujer entre veintiséis miembros de la tripulación y nueve expedicionarios, era blanco de las miradas procaces de los hombres. Tenía un miedo cerval a la menstruación. ¡Cómo añoraba tener la ayuda de otra mujer! Tenía que lavar los paños manchados a escondidas, pero no se atrevía a ponerlos a secar en cubierta por la vergüenza de que los marineros descubriesen de qué se trataba. Pensaba en su madre, en sus hermanas, en doña María Josefa, y añoraba la compañía de la tornera... Hablaba con ellas en la privacidad de su corazón. Tuvo que hacerse un mundo aparte en medio de los demás y encerrarse en él. Era duro ser el bicho raro, paradójicamente objeto de escarnio y de deseo. Cuando los marineros la veían departir con alguno de los enfermeros a solas, se disparaban los dimes y diretes salpicados de frases soeces. Pero ninguno se atrevió a arremeter contra ella, por miedo de acabar él mismo de pasto para tiburones.

36

Al principio, los niños se mareaban mucho, sobre todo cuando los obligaban a meterse bajo cubierta. Vomitaban en los orinales donde hacían sus necesidades, lloraban, se quejaban de dolor de tripa. Los más afortunados se quedaban dormidos, la mejor manera de pasar el mareo. Cándido estaba aún más pálido que de costumbre, sacaba la cabeza por un ojo de buey para respirar aire puro y mirar a lo lejos, como le habían aconsejado. Isabel, que departía con los médicos a diario para llevar a cabo el plan de vacunaciones, les pidió, tanto a Balmis como a Salvany, que se revisara el estado de salud de los niños dos veces al día, una por la mañana y otra por la tarde, lo que también ayudaría a crear una rutina. Isabel necesitaba ayuda médica para tratar los pequeños trastornos que siempre padecían, ya fuesen mareos, resfriados, dolores de garganta o de tripa.

Cuando el tiempo y la mar mejoraron, a la altura de Lisboa, volvieron a hacer vida en cubierta. Isabel iba vestida con la misma ropa de siempre, la cabeza protegida por un pañuelo de campesina gallega y, para protegerse del viento fresco, se arrebujaba en un chal negro. Al encontrarse mejor, los niños resucitaron, y con ellos el bullicio. Veían el barco como un enorme juguete. Estaban todo el día persiguiéndose, jugando al escondite y haciendo trastadas. Cándido de la Caridad se erigió en líder del grupo de los madrileños por su fuerte personalidad y porque les conseguía comida extra. A pesar de la prohibición estricta de hacerlo, se deslizaba hasta las despensas y robaba unos chorizos o un poco de pan que luego compartía con sus compinches. Un día, Benito, el hijo de Isabel, le sorprendió.

—¿Qué haces? Eso está pro... prohibido...

—No te irás a chivar a tu madre, ¿no?

—No, si... si me das un pedazo.

Cándido le partió un trozo de chorizo, pero Benito quería más.

—Toma, abusón.

A Benito lo respetaban porque era el protegido de «la jefa», pero a los demás gallegos los utilizaban para sus gamberradas. Los obligaban a confesar que habían robado agua o que habían tirado un cabo por la borda. Un día Cándido desató los cabos que mantenían sobre la cubierta los botes salvavidas, lo que sacó de sus casillas al contramaestre que lo descubrió.

—¡Ha sido Francisco Antonio! —dijo Cándido, refiriéndose a uno de los niños gallegos.

El contramaestre fue a quejarse al capitán, que se presentó en el refectorio a la hora de la cena, casaca abotonada y corbatín ajustado, el aire severo y la voz cortante. Los niños le miraban con temor.

—¡Francisco Antonio!

El niño se levantó tímidamente.

—No voy a tolerar ningún desmán; desatar los cabos de uno de los botes salvavidas es muy grave. ¿Cómo se te ha ocurrido hacer algo así?

—Si no he sido yo... —balbuceó el niño.

—Si fueses un marinero, te mandaría ahorcar por sabotaje, no sin antes darte quince latigazos. ¡Sal de aquí! Vete a tu camarote sin cenar. Mañana ayudarás a fregar la cubierta.

El niño se fue lloriqueando. Isabel sabía que no podía haber sido el culpable de aquella chiquillada. Cuando acabaron de cenar, le llevó algo de comer al camarote para consolarle. Sollozando, el niño se quejó amargamente de «los de Madrid», especialmente de Cándido, que abusaba de ellos y los acusaba de sus propias gamberradas.

Por su parte, el cocinero no tardó en percatarse de que faltaban chorizos y salchichones, y al principio pensó en los marineros, siempre hambrientos. Pero los marineros hubieran disimulado los hurtos de comida porque sabían que las represalias serían durísimas, y sin embargo había migajas de pan y longanizas que parecían haber sido mordisqueadas por ratas. Se quejó al capitán. Estaba claro, eran los niños.

Esta vez, Pedro del Barco se ahorró el sermón y convocó a Isabel a la sala de mando. Le contó lo ocurrido. En un barco a merced del océano, la navegación en sí comportaba suficientes riesgos como para encima añadir los peligrosos desmanes de los niños. Y la cantidad de víveres estaba calculada con la mayor precisión posible para que no faltasen, aun en caso de encalmada o de avería.

—Los niños están creando mucha tensión entre mis marineros —dijo el capitán—. Se quejan de que usted no ejerce la autoridad suficiente.

—Hay un grupito de tres o cuatro chicos que están alborotando a los demás. Sospecho quién está detrás de esos robos de comida.

—Pues habrá que leerles la cartilla. En la reunión de despacho que hemos tenido esta mañana con los médicos, les he dicho que se necesita más disciplina con los chicos.

—Es más difícil controlarlos en un barco que en la inclusa, donde entran y salen a su antojo de cualquier dependencia —dijo Isabel a modo de excusa—. Os aseguro que no volverá a ocurrir. Voy a empezar a darles clases de lectura todas las mañanas; por lo menos durante ese tiempo no estarán zascandileando.

—Está bien, confiamos en usted.

Cuando Isabel estaba a punto de abandonar la sala de mandos, oyó al capitán decir:

—Si hubiera sabido lo que era navegar con un hatajo de críos...

Isabel tenía una manera infalible de enterarse de todo: su hijo Benito.

—¿Quién roba comida? —le preguntó.

—No lo sé.

—Hasta que no me lo digas, no sales de aquí.

Y lo encerró en el camarote. Benito permaneció toda la tarde, hasta que se mareó y llamó a su madre. Le suplicó que le dejase salir a cubierta, pero Isabel se mantuvo inflexible, a pesar de la vomitona y de la tez verdosa de su vástago.

—Es Cándido, el ma... madrileño —confesó por fin Benito—. Pero que no se entere de que te lo he dicho yo...

Isabel buscó a Cándido, que jugaba intentando subirse a la botavara de la vela mesana, y lo agarró del cuello de la camisa.

—Así que tú eres el que se dedica a robar comida, ¿eh?

—Yo no he sido, yo no he sido...

—Vamos a tu litera.

Detrás de la almohada tenía Cándido su aprovisionamiento: trozos de chorizo, mendrugos de pan seco, rosquillas partidas...

—Yo no he sido —seguía insistiendo el niño—, alguien me lo ha puesto ahí...

—¡Serás mentiroso! Te vas a disculpar ante Francisco Antonio. Ahora quien está castigado a fregar la cubierta eres tú. ¡Y a una semana sin postre! Y como te vuelva a pillar, quien te castigará será el capitán, y no me gustaría estar en tu lugar si te ocurre eso.

En lugar de bajar la mirada avergonzado, el niño la miró desafiante:

—De todas maneras, no me gusta el dulce —dijo encogiéndose de hombros.

Que aquel malhablado irredento fuese inmune a sus castigos la exasperaba. El niño se negó a disculparse ante Francisco Antonio, su orgullo se lo impedía, pero no pudo negarse a fregar la cubierta porque le obligó un marinero corpulento, con patillas de lince y un tatuaje en el brazo que decía: «Te quiero, madre».

Unos días más tarde, cuando el clima ya anunciaba la proximidad de las islas Canarias y se les permitía jugar en cubierta hasta el anochecer, se le presentó a Cándido la oportunidad de vengarse.

—Mira, el chivato —le dijo a Benito—. ¿*Pa* eso te sirve tener madre, *pa* chivarte?

—Yo no dije nada —mintió Benito.

—Te voy a tirar por la borda, pedorrero...

Junto con los tres de Madrid, arrinconó a Benito cerca del cabestrante, en la proa. Benito estaba aterrado. Para defenderse, se hizo con uno de los remos de las barcas de salvamento. Los otros le rodearon y justo cuando empezaban a atacarle, se oyó la voz de un marinero:

—¿Qué hacéis aquí, tarambanas?

—Benito quería tirar ese remo por la borda y tratamos de impedírselo... —mintió Cándido, con su aire angelical.

—No es verdad... —dijo Benito.

—Anda, dame eso, *papaostias* —dijo el marinero—. Con esto no se juega. *Pa* dentro todos, que dais más guerra que los ingleses. ¡Os voy a mandar al pirata Dráquez, que os comerá las manos, pardiez!

—Te crees fuerte porque tienes madre, *chafalotodo* —le susurró Cándido con rencor.

—¡Envidioso!

—*Cagoentusmuertos*...

Isabel volvió a abroncar a Cándido y lo castigó encerrándole todo un día en el camarote, apartado del grupo. Vinieron a rescatarle los enfermeros. Tocaba vacuna.

—Ya hemos vacunado a Juan Francisco y a Antonio, faltáis Gerónimo y tú.

—¡A mí no me pinchan!

—No empieces como la última vez. Aquí no tienes escapatoria.

—¡*Hijosputa*!

Y empezó a dar patadas y a debatirse con su habitual y extrema violencia.

—¿Adónde vas a ir? —le dijo el enfermero Bolaños—. ¿No ves esa mar inmensa, que ni la tierra se ve? Aquí no hay manera de escapar.

El niño le respondió dándole un puñetazo en los genitales que lo neutralizó. Logró escabullirse del médico Grajales y del enfermero Francisco Pastor y se escondió en las bodegas. Lo estuvieron buscando un rato largo, hasta que tuvieron que pedir ayuda a los marineros. Pronto, los veintiséis miembros de la tripulación estaban rastreando el barco.

—¡Cándido de la Caridad! —soltó un marinero—. ¡Vaya nombre para este grumetillo del diablo!

En cubierta, Isabel estaba preocupada. Era tan retador y rebelde el niño que podría llegar a hacerse daño a sí mismo con tal de no ceder. Tardaban tanto en encontrarle que llegó a pensar que se había caído por la borda.

—No quiere que le pinchen —le dijo Gerónimo, compañero de Cándido.

—Pero si no va a sentir nada. No duele.

—No es eso, es que sabe que si lo pinchan lo mandan *pa* Madrid, y no quiere. Yo tampoco.

¿Cómo hacerles aceptar que estaban allí con el único propósito de ayudar a transportar la vacuna y que, una vez vacunados, debían regresar a sus vidas? La expedición necesitaría más y más niños, y no podían transportarlos a todos indefinidamente. Tenían que ir devolviéndolos.

—En Madrid hace frío, nos pegan, nos hacen rezar mucho... —repetía Juan Francisco.

Isabel se acordó de los lagrimones de Jacinto y de Andrés cuando se les anunció que tenían que volver a la Casa de Desamparados. Era capaz de ponerse en su lugar porque conocía las lacras de la asistencia pública. El hospicio de Madrid no estaba respaldado por una congregación como la de los Dolores en La Coruña, por gente como don Jerónimo, ni por una rectora como ella. ¿Cómo reprocharles que no quisieran regresar a lo que debía de ser un infierno peor que aquel viaje en barco? Había algo cruel en lo que estaban haciendo con esos niños. Gerónimo le confesó:

—«Si no queréis que os devuelvan a Madrid, no tenéis que dejar que os pinchen», nos dijo Cándido.

—Cándido es listo, pero en eso no tenéis que hacerle caso, la vacuna es buena, os protegerá contra la enfermedad.

Un marinero descubrió a Cándido escondido en el pañol de las velas. Lo encontró por casualidad porque, al pisar fuerte, el niño, que estaba debajo, gritó de dolor. Lo sacó agarrándole de los pelos, pero cuando iban por cubierta hacia el camarote de Balmis, que esperaba para vacunarle, Cándido consiguió zafarse de nuevo. Corrió como un conejo por la borda y se refugió en el bauprés, un lugar peligroso.

—¡Sal de ahí, que te puedes caer al agua!

—¡No me da la gana!

Todo el barco estaba pendiente de Cándido. Isabel se acercó y le dijo que si accedía a vacunarse, ella haría gestiones para que no fuese devuelto a Madrid, sino a La Coruña. Cándido la miró con una expresión de agradecimiento, como sorprendido de que alguien le hubiera entendido. Parecía que en ese momento iba a ceder, pero al acercarse un marinero, Cándido amenazó con tirarse al agua.

—¡Que me tiro, que me tiro!

En ese momento, otro marinero se deslizó por una driza del foque y le sorprendió por detrás. El niño estaba rodeado; no tenía escapatoria. Miró hacia abajo, hacia el mar, pero no se atrevió a saltar. El marinero le agarró del cuello y se lo llevó, aunque Cándido siguió pataleando.

El doctor Salvany, el médico Grajales y dos enfermeros tuvieron que sujetarle mientras Balmis le hacía una pequeña incisión con la lanceta y le introducía el pus varioloso.

—¡*Hijosputa!* —gritaba el niño.

—¡Cállate, que estás endemoniado!

Le llevaron a su litera para que se tranquilizase. Una vez tumbado, derrotado, se echó a llorar amargamente. Ya se veía de regreso en Madrid, cantando en las gélidas iglesias, sometido a la férrea disciplina de un orfanato enorme. Al cabo de ocho días, cuando se le formase una vesícula llena a su vez de pus varioloso, Balmis o Salvany le extraerían el líquido para inyectarlo en otro brazo. A partir de ese momento, Cándido sabía que ya no sería necesario, que sobraría, que sería una boca más para alimentar, y que le devolverían al mundo de donde le habían sacado. De ser el más activo y nervioso, el más ocurrente y desafiante, pasó a ser abúlico y triste. La reacción que le provocó la vacuna y la melancolía le dejaron postrado. Los enfermeros que se turnaban para vigilar la evolución de la vesícula estaban ahora frente a un niño dócil que no se levantaba de la litera.

—¡El Teide! —gritó un marinero desde su puesto de vigía.

—Ven a verlo —le dijo el enfermero Bolaños.

Cándido se acercó al ojo de buey. A lo lejos se divisaba la silueta de la montaña envuelta en bruma, la cima cubierta de nieve. Permaneció largo rato observándola. Luego se dejó caer de nuevo en la litera.

37

Santa Cruz de Tenerife recibió triunfalmente a la expedición. Después de diez días en la *María Pita,* pisar tierra firme, sin posibilidad de marearse, era una bien merecida recompensa. El obispado había organizado un tedeum en la iglesia de la Concepción al que asistieron todos los niños, impecablemente uniformados. Al cantar, la voz de Cándido destacaba sobre las demás, cristalina y pura, tan sobrecogedora que los asistentes se volvieron hacia él. El pequeño demonio tenía una voz que lo transformaba en ángel.

—En Madrid se lo rifaban en los entierros —dijo Juan Francisco a Isabel.

Luego los expedicionarios desfilaron por las calles. Para los niños, todo era nuevo y diferente: la forma de hablar de la gente, la rica indumentaria de los campesinos canarios, el clima, la comida, la vegetación. Los isleños los recibieron con cariño, como a pequeños héroes.

Los canarios llevaban tiempo deseando que llegase el primer fluido vacuno, y librar así la batalla definitiva contra la viruela. El obispo había exhortado a la población a aceptar la santa vacuna, prometiendo una indulgencia a los que presentasen sus brazos ante los médicos que venían de la Península. Aunque había muchos curas reticentes, la intervención del rey ante el papa hizo que finalmente la Iglesia como institución se posicionase a favor de la vacuna. De modo que Balmis, que lo había teorizado todo sobre el papel, pudo contrastar sus planes con la realidad. Las convocatorias a las tres vacunaciones generales fueron un éxito rotundo: la gente hacía colas larguísimas. Una sala del Cabildo fue habilitada para recibir a los grupos de niños que venían de todas las demás islas con objeto de ser inoculados para garantizar la continuidad del proceso tras la salida de la expedición. De pronto se juntaban cien niños que jugaban entre las palmeras de la explanada frente la iglesia, a la que acudían vendedores de zarzaparrilla, de fruta y dulces, y algún titiritero que bajaba de su camello tocando la flauta. Mientras, Balmis, Salvany, Isabel y los enfermeros se dedicaban a la labor fundamental, la de instruir al personal sanitario local sobre los rudimentos del procedimiento. A Isabel le gustaba ayudar en la vacunación. Le hacía sentirse algo más que una rectora de hospicio. Su misión era distraer tanto al niño portador cuando el médico o enfermero le extraía una gotita de pus, como al receptor, al que previamente habían hecho una pequeña sajadura con una lanceta, donde le colocaban esa pizca de fluido. Era increíble la cantidad de vacuna que podía contener una simple vesícula. A partir de los granos de los cuatro niños madrileños de la expedición, vacunaron a noventa y seis niños, y con esos noventa y seis nuevos portadores se podrían vacunar otros dos mil trescientos cuatro niños... Al final, todos los niños isleños acabarían inmunizados. Era un buen principio.

Llegó la hora de proseguir viaje. Todos los críos, excepto los cuatro madrileños, volvieron al barco entre las aclamaciones de la multitud. Los niños vacunados hasta entonces fueron conducidos por los médicos al monasterio de los monjes agustinos, que habían aceptado asumir su guardia y custodia durante el tiempo que permanecieran en la isla.

—Volverán a La Coruña en el primer barco correo —les anunció Balmis al entregarles a los niños.

—¿No puedo seguir con vosotros? —preguntó Cándido—. Es que... es que... —Los sollozos le impidieron seguir hablando.

No era habitual ver llorar al más duro de todos. Por eso, su reacción era especialmente conmovedora.

—He escrito a la nueva rectora para que te puedas quedar en La Coruña, si quieres —le dijo Isabel a modo de consuelo—. Así me esperas para cuando Benito y yo volvamos.

Daba pena verle. El más vivaracho, el más atrevido, el más fuerte, era ahora un pajarillo vulnerable que se agarraba a las faldas de Isabel como si fuera un niño de teta.

—Necesitaremos más niños en la próxima escala, no podemos sobrecargar el barco ahora... —explicaba Balmis muy técnicamente—. Nos queda mucho camino por recorrer. Habéis hecho una labor encomiable. La humanidad entera y Dios os recompensarán.

—No quiero que me recompense Dios... quiero que lo hagáis vosotros —dijo Cándido con una aplastante lógica infantil.

Tal y como había previsto Isabel, la despedida fue desgarradora. No entendían por qué los dejaban en tierra, al cuidado de unos monjes a los que desconocían. ¿Por qué a ellos se les acababa la fiesta y la aventura, por qué tenían que volver a la inclusa, esta vez sin Isabel ni los demás compañeros?

—¡Nooo! —gritaba llorando Juan Francisco—. ¡Yo no me quedo!

—Los hombres no lloran —le dijo Isabel, por decir algo.

El niño se la quedó mirando, suplicante:

—¿Qué he hecho yo? —preguntó, sorbiéndose los mocos.

Cuando Isabel intentó explicarle que no debía culpabilizarse, el niño se escabulló y huyó adentro por las escaleras. No quería consuelo, no quería explicaciones ni abrazos, quería irse con los demás. El único que se mantuvo impasible fue Cándido. Había dejado de llorar; estaba sereno y no mostraba emoción alguna. Los monjes no tuvieron que sujetarlo como a los demás cuando Isabel y los médicos dejaron el monasterio, mientras recibían patadas e insultos, con la grosería de la que sólo unos niños criados en un orfanato podían hacer gala.

—Adiós, rectora Isabel —dijo Cándido en el quicio del portalón.

Isabel le dijo adiós con la mano. Le tranquilizaba que el niño hubiera aceptado su suerte.

—Están desesperados, como los que dejamos en La Coruña —le dijo Isabel a Balmis al volver hacia el puerto.

—El compromiso que adquirí con la Casa de Desamparados fue devolverlos lo antes posible. Han cumplido su cometido y ahora serían más bien una carga para nosotros. Tarde o temprano, de todos nos tendremos que separar...

Al aceptar el puesto, Isabel no había contado con la melancolía añadida que conllevaba la aventura de convivir con unos críos en la intimidad de un barco para luego separarse de ellos. Cuando era rectora en la inclusa, los tenía a todos bajo su manto protector.

—¿No os quejabais del hacinamiento? —le dijo Balmis—. Ahora tendréis más espacio.

—No importa el espacio frente a unos niños que lo pasan mal. Vos no tenéis hijos, ¿verdad?

Balmis, desconcertado por la pregunta, vaciló antes de responder.

—Sí, tengo uno. —Isabel sintió que había tocado un tema delicado, y no siguió preguntando—. Vive en Alicante, es mayor...

Quizás Balmis sintió en ese momento un ramalazo de culpabilidad al recordar que había abandonado a su mujer y a su hijo. Sí, era muy consciente de ello, lo había hecho por una causa mayor, pero nunca se había detenido a pensar en ellos de verdad, en el sufrimiento que podía haberles causado, individualmente. Las palabras de la rectora vinieron a recordarle que había sido un marido y un padre ausentes. ¿Cuántas lágrimas habría derramado Josefa ante sus repetidas y largas ausencias?

¿Cuántas veces habría preguntado su hijo por él? ¿Con cuánta intensidad lo habría extrañado? Eran preguntas inútiles; de todas formas, ya no había remedio, se dijo.

—Entiendo perfectamente vuestro punto de vista, Isabel. Pero no somos un colegio ni una institución para albergar expósitos, somos una Real Expedición Filantrópica y servimos órdenes del rey.

—Sí, lo sé —dijo resignada.

38

La cúspide volcánica del Teide se difuminaba en el horizonte, por la popa. En la *María Pita*, que abordaba la travesía del Atlántico, Isabel oía en sus sueños los gritos de aquellos niños que dejaron atrás, y se abrazaba a su hijo, a su lado en el camastro sujeto por cinchas de cuero para evitar que se cayera mientras dormía.

—Echo de me... menos a Cándido —decía Benito.

Isabel se daba cuenta de que aquella expedición, más que una proeza física, iba a ser una prueba afectiva constante. No conseguía imaginar cuál sería su futuro, más allá de la inmensa extensión que los rodeaba. Era una mujer endurecida, pero nunca lo bastante como para aceptar el sufrimiento de un huérfano. No era lo mismo saber que los críos acabarían desperdigados, y que la expedición necesitaría siempre más niños nuevos, que enfrentarse al desgarro de abandonarlos sucesivamente. El abandono..., si alguien conocía bien la devastación que aquello producía en el alma de una persona, era ella.

Pasaron los días y el clima se hizo más caluroso a medida que se acercaban a *la raya*, como llamaban a la línea del Ecuador. Isabel convirtió la popa de la cubierta en un taller de costura donde cortaba pantalones, ajustaba tirantes y remendaba camisetas. Obligaba a su hijo a ayudarla, hasta que un día Benito apareció hecho un mar de lágrimas. Su madre se sobresaltó, pensando que le ocurría algo grave.

—Me... me han... me han llamado.... seño... señorita cos... turera.

En efecto, era un drama. Isabel le consoló, y cuando se hubo calmado, el niño corrió a reunirse con sus compañeros.

En popa, Balmis, que pasaba la mayor parte del tiempo encerrado en su camarote lejos del bullicio de los críos, oyó de pronto una cacofonía de gritos e insultos, de modo que tuvo que abandonar sus preparaciones vacunales y salió a poner orden. Se encontró con un espectáculo de una violencia inaudita para unos críos tan pequeños. Se habían desatado todos los demonios.

—¡Basta! —gritó—. ¡Silencio todos!

—¡Me ha arañado con una aguja, *carallo*! —dijo uno de los gallegos.

Benito estaba rojo de ira, y tenía una aguja larga de coser en la mano.

—¡Dame eso!

—Pues que no me... ¡que no me insulte!

—Si no paráis inmediatamente, le diré al capitán que os ponga un buen castigo.

—A mí me castiga mi madre.

—No, en un barco la autoridad máxima es el capitán. ¿Quieres verlo?

Benito se achantó, y los demás empezaron a dispersarse. Nadie quería ser víctima de la ira del capitán. Estaba claro que en el mar, la virilidad era un valor que se tomaba muy en serio.

Aparte de las ocasionales peleas, los niños no tuvieron más remedio que acostumbrarse a la navegación. Ni la mar gruesa ni los bruscos cambios de banda los amedrentaban, porque vivían una mezcla de alborozo y miedo a lo desconocido. El temor reverencial que sentían hacia el capitán era la mejor garantía de buen comportamiento. Todos querían sentirse queridos por la máxima autoridad. Guardaban fila para que Pedro del Barco les dejase mirar por el catalejo: se divertían siguiendo a las procelarias, aves de plumaje negruzco y tamaño de un estornino que se deslizaban entre las olas con atrevidas piruetas. La gran aventura la vivieron cuando varios peces voladores quedaron varados en cubierta. Que hubiera peces con alas era lo más fantástico que hubieran podido imaginar, y aunque su primera reacción fue arrancárselas, acabaron haciendo caso a los siete marineros profesionales, y a un segundo grupo formado por los «matrícula», es decir, pescadores de bajura. Para los huérfanos, que no habían salido de la inclusa, ver tiburones, delfines, medusas o tortugas, pescar atunes o dorados, compensaba con creces los frecuentes mareos y vomitonas provocados por el cabeceo y el balanceo del buque. Los pequeños lo tenían más difícil. La vacuna provocó en el pequeño Tomás Melitón una reacción violenta, con fiebre y escalofríos. Sus llantos no dejaban dormir a nadie; tanto era así, que Isabel oyó al piloto de guardia clamar al cielo:

—¡Jamás hubiera pensado que una corbeta en alta mar se convertiría en un asilo de críos!

Mantener la cadena de inoculaciones era la preocupación vital de médicos y enfermeros. Tantos peligros amenazaban a un velero en los grandes mares que nadie sabía nunca la fecha de arribada, ni siquiera aproximada. Por eso, si la travesía se alargaba por cualquier razón, corrían el riesgo de quedarse sin fluido al no haber suficientes niños.

Salvany no estaba obligado, pero para matar el tiempo hacía guardias como los demás. Le gustaba departir con Isabel, por ser la única mujer, porque tenían edades parecidas y porque admiraba su dedicación. También para contrarrestar el desdén que le profesaban los marineros. Le intrigaba esa mezcla de niñera, institutriz y enfermera; de madre y generala; de dulce y de estricta, a la vez aureolada del misterio de su vida pasada. La encontraba previsible y sorprendente al mismo tiempo, como cuando dijo de Balmis:

—Quiere a la humanidad más que a los seres humanos... Pero chist, no digáis nada —dijo poniendo el dedo sobre sus labios.

—No os preocupéis —le respondió Salvany ahogando una carcajada.

Isabel esgrimió una sonrisa cómplice. A ambos los unía su aversión hacia el trato altanero del director, que no hacía esfuerzos por disimular que los individuos eran un medio para conseguir sus fines.

Quien de verdad estaba imbuido de un deseo profundo de procurar la felicidad de los demás era Salvany. Contrariamente a Balmis, era exquisito en el trato con los subalternos. De todos se preocupaba, hablaba con los marineros, indagaba sobre su salud, ayudaba a los enfermeros, jugaba con los niños y se propuso darles clase de ciencias naturales por la tarde, para ayudar a Isabel a apuntalar la rutina. Un día, cuando los notó asustados por una lejana tormenta tropical, les contó que el trueno era el reniego de un capitán muerto que había perdido el rumbo, y que los ruidos producidos por el velamen y la arboladura eran los quejidos del barco por la mucha carga que llevaba. De su infancia le quedaba un ramalazo de poeta.

A Salvany y Balmis los separaba la edad y el talante, pero compartían una vocación intensa por la medicina. Ambos venían de familias de cirujanos, aunque la de Salvany gozaba de mejor situación; su padre pertenecía a una saga de facultativos que arrancaba de su bisabuelo paterno, y su madre también era hija de médico. Nacido en Barcelona, se crio en Cervera, donde sus padres se mudaron cuando él apenas tenía tres años. En el siglo XVIII, esa ciudad poseía la única universidad de todo el Principado. Allí estudió gramática durante tres años, y poesía durante otros tres. Después, se trasladó a Barcelona para cursar filosofía en el convento de San Agustín y de los catorce a los veinte años estudió en el Real Colegio de Cirugía. Se hizo experto en diseccionar cadáveres para saciar su curiosidad sobre el cuerpo humano.

Balmis, a quien le gustaban la botánica, la geografía y la química, lo consideraba un intelectual por su afición a la poesía, y por tanto lo despreciaba, porque Salvany valoraba la contemplación o el análisis más que la técnica y la capacidad de acción. Pero para Isabel, esa pátina humanista hacía de Salvany un ser especial. Le fascinaba su cercanía, el simple hecho de que alguien de su condición se dignase hablar con ella, escucharla, mostrar amistad. Y también su manera de hablar, porque nunca había tenido contacto con un poeta que vestía de gala la realidad, por muy abyecta que fuese. Era su mejor aliado porque los enfermeros vivían entre ellos, su hijo pasaba el día con los demás niños y la tripulación seguía ignorándola. Además, le ayudaba con las clases.

39

El tiempo se hacía largo y era inevitable aburrirse, a pesar de que el día estaba organizado con las visitas de los médicos, las clases de mañana y tarde, las comidas y los juegos. Benito fisgaba por todo el barco; siempre encontraba algo —un trozo de cabo, unas maderas, tela de saco— para confeccionar un juguete... Como en el fondo se sabía protegido por su madre, no tenía reparo en meterse en los lugares prohibidos, como las bodegas o los pañoles. Una noche, cuando se adentró más allá de la base del palo de mesana y los manubrios de las bombas de achique, oyó un ruido que le asustó. Pensó que había un marinero en la oscuridad y se escondió. Pero no apareció nadie, y continuó el ruido, más alto que los crujidos del barco y el chapaleo del agua en los costados. Era un quejido. «Aquí hay un animal», se dijo despavorido. Tuvo la tentación de salir corriendo, pero pudo más la curiosidad. Sus ojos, acostumbrados a la oscuridad, siguieron la procedencia del sonido. En un altillo de una de las bodegas, donde se guardaban las barricas de vino dulce cargadas en Tenerife, distinguió la silueta de un cuerpo tendido. Un cuerpo de niño.

—¡*Carallo*! ¿Qué... qué... qué haces aquí?

Era Cándido, enfermo, sucio, chorreando sudor, tumbado sobre unas barricas.

—No digas nada —susurró.
—Estás malo.
—Da igual.

Benito salió y regresó al cabo de poco tiempo con un botijo de agua fresca. Cándido bebió hasta saciarse, estaba deshidratado. Restos de comida que había hurtado en las despensas estaban esparcidos por el suelo, y una rata cruzó sobre su cuerpo. Benito se asustó.

—Las ratas no muerden —dijo Cándido.
—¿Cómo te has metido aquí?
—Pues con el que trajo las barricas, en su barca. Me ayudó a subir uno de los marineros, le dije que me había perdido...

Benito sabía lo que significaba traicionar al niño madrileño y no quería exponerse de nuevo a su ira. No pensaba decir nada. De todas maneras, lo que había hecho Cándido le parecía tan descarado y temerario, tan grande y arriesgado que le resultaba admirable. Tanto arrojo no era de humanos, era propio de héroes. Le dijo que le traería parte de su propia comida y agua de la buena, de la que bebían en la mesa.

En cuanto podía zafarse de la vigilancia de su madre o de los otros niños, bajaba a ver a Cándido.

—¿Por qué no sales? —le decía—. No te van a hacer nada..., ¿qué crees?, ¿que te van a tirar al a... agua?
—No, pero me castigarán.
—¿Y qué? Como sigas aquí, te vas quedar ciego de no ve... ve.. ver la luz. Además, estás enfermo.
—No quiero fregar la cubierta.
—Te regañarán, y luego nada, tendrán que a... aguantarse.

Pero Cándido no escuchaba. Estaba absorto en sus propios pensamientos.

—Te voy a decir un secreto —le dijo a Benito—. Me gustaría tener una madre, como tú.
—Mi madre te defenderá, estoy seguro.
—Pero el capitán me castigará...

Después de un silencio, Cándido preguntó:

—¿Cómo es tener una madre para ti solo?

Benito, desconcertado, respondió:

—Pues... es alguien que siempre te dice lo que tienes que hacer, es alguien que te regaña, que se enfada pero luego se le pasa...

—¿Qué más?

—No sé... Una madre... es una madre. Te cuida cuando estás malo, te da de comer lo que más te gusta y esas cosas... Por cierto, la mía, antes era más mía y ahora es adoptiva. Me lo ha dicho al salir de La Coruña. Pero no digas nada.

—Ah. —Cándido lo miró de arriba abajo—. Pero mira que adoptarte con esa cara de paniaguado que tienes... ¡Podía haberme escogido a mí! —dijo con una risa débil—. De pequeño, siempre soñaba que me iban a adoptar, pero los curas decían a las señoras que venían con sus maridos que yo era demasiado nervioso... En realidad, no querían que me fuese porque era el que mejor cantaba y ganaban dinero conmigo. Entonces las señoras cogían a otro, y yo me quedaba con dos palmos de narices.

A Cándido se le cerraron los ojos y acabó durmiéndose.

Benito fue muy sigiloso a la hora de ayudar al colado, que sobrevivía prácticamente como una rata más, entre las barricas y escondiéndose en la sentina cuando oía pasos. En su inocencia, Cándido pensó que podría aguantar así todo el viaje; ahora estaba seguro de que Benito no se chivaría. Pero no contó con un enemigo invisible. A medida que el barco se acercaba a la raya, el calor se hacía insoportable. El aire de las bodegas estaba envenenado. Llegó el día en que Cándido no aguantó más los efluvios del alcohol.

—Benito, voy a salir porque me estoy ahogando, estoy mareado.

—¿Quieres que hable con mi ma... madre primero?

—Sí.

A Isabel se le pusieron los ojos como platos cuando su hijo

le contó el descubrimiento. ¿Cómo pudo el *rapaciño* haberse escapado del monasterio y haber embarcado de incógnito? Ahora entendía que Cándido dejase súbitamente de llorar y de protestar la última vez que lo vio. Había tomado su seriedad y su despedida como señal de que aceptaba su suerte, pero era todo lo contrario. Estaba tramando su fuga del monasterio. Se había salido con la suya; no iba a Madrid, sino a América.

—Tenemos un colado a bordo —dijo Isabel al entrar en el comedor llevando al pequeño Cándido de la mano.

Se quedaron todos pasmados. Cándido había reaparecido para terror de los niños gallegos y del contramaestre, que temía sus fechorías. Pero su aspecto distaba mucho de ser intimidante: asustado, débil, las piernas como palillos, pálido y ojeroso, era una sombra de sí mismo.

—¡De éste no nos libramos ni con agua fuerte! —dijo el piloto.

—¿Sabes lo que se hace con los llovidos como tú? —preguntó el capitán.

El niño, aterrado, negó con la cabeza.

—Se los tira por la borda.

Cándido se agarró con tanta fuerza al brazo de Isabel que le hizo daño al hincar sus uñas.

El capitán se volvió hacia sus hombres y arremetió contra ellos: ¿cómo es que le habían dejado colarse?, ¿cómo es que ningún marinero lo encontró?, ¿qué clase de marineros eran para que un chaval les hiciese semejante jugarreta? Luego se dirigió a Cándido:

—No te vamos a tirar por la borda porque somos gente de bien, mozalbete. Pero como estás aquí sin permiso, tendrás que ganarte el sustento. Ya que te gustan tanto las bodegas, vas a ayudar a achicar... ¡*Pa* abajo!

—No, abajo otra vez no...

—¿Te asustan las ratas?

—No —dijo el chico llorando—, pero abajo me mareo.

—Te acostumbrarás.

Isabel se acercó al capitán:

—Sé que no debería meterme en esto, don Pedro, que donde hay patrón... ya sabe, yo también lo sé... Quien manda, manda, pero el chico está muy desmejorado. Dejad que se reponga unos días y luego le aplicáis el castigo.

Pedro del Barco miró a Cándido, cuyos ojos tristes y de un azul intenso parecían más grandes a causa de su delgadez. Tenía cara de no haber roto un plato en su vida.

—Vaya golfillo.

El doctor Salvany se levantó de la mesa y se dirigió al capitán:

—Con vuestro permiso, me lo llevo a la enfermería para examinarle.

Isabel respiró aliviada y luego explicó al capitán los motivos por los que el niño no quería regresar al orfanato de Madrid. Pedro del Barco se ablandó. Isabel sabía que no era hombre que albergara rencores y que acabaría por perdonar al crío.

—Ese niño los tiene en su sitio —reconoció el capitán—, pero no hay que darle coba, es un inconsciente.

Había que reprobarle, pero en el fondo la proeza de Cándido suscitaba admiración, por ser tan pequeño y atrevido. Se necesitaba valor, despreciar el miedo y una gran dosis de voluntad para conseguir hacer lo que hizo. Sobre todo, se necesitaban muchas ganas de no volver al orfanato que había dejado atrás.

Para Balmis, era una boca más que había que alimentar, una responsabilidad más, un mayor gasto para la expedición.

—Ya veremos qué hacemos contigo cuando lleguemos a México —le dijo a Cándido—. Ya te puedes portar bien si no quieres que te desembarquemos antes.

El niño se repuso con la misma rapidez con la que había decaído, gracias a los cuidados de los médicos y a las atenciones de Isabel. Sabía que había hecho algo condenable, pero también se sentía orgulloso porque los demás le miraban con una mezcla de fascinación y estupefacción. A partir de entonces se mantuvo a raya, por miedo a que el capitán cumpliese su amenaza de castigo. Aunque se moría de ganas de exhibir su gallardía, ahora se negaba a hacer las trastadas que le proponía Benito, como encaramarse en la botavara, trepar por la escalerilla del mástil, tocar la campana fuera de horas o jugar al escondite hasta en el camarote del capitán, de donde su esclavo mulato los hubiera expulsado a escobazos.

Como la temperatura en el interior era insoportable, pasaban mucho tiempo en cubierta, donde los marineros habían instalado hamacas para poder dormir. Los días se hacían eternos, y los niños se distraían como podían, jugando con pájaros marinos o subiéndose a las lanchas salvavidas que estaban sujetas sobre la cubierta. Cándido aprendió a emular a los marineros, cuya habilidad al escupir el tabaco de mascar era proverbial, echaban el salivazo con una puntería extraordinaria. Organizó un campeonato de escupitajos, que ganó Benito, aunque el pequeño Tomás Melitón no se quedó a la zaga. Con lo pequeño que era, escupía mejor que un mayor. Se sentía tan ufano al recibir cumplidos, que se puso a entrenar con ahínco; tanto, que le colocaron en lugar seguro a sotavento para que escupiese todo lo que viniera en gana sin que existiese el riesgo de que el salivazo se volviese contra algún despistado en cubierta.

De noche, Salvany les enseñaba a distinguir las constelaciones en el cielo estrellado del trópico. Los niños lo escuchaban boquiabiertos hablar de los astros y del infinito. El médico aseguraba que, de la misma manera que gracias a la ciencia se podía evitar la viruela, también un día el hombre podría llegar a la Luna... Los niños no entendían la conexión entre ambas cosas, pero le creían, y se reían.

Una noche, mientras disfrutaban de la brisa, Salvany fue presa de un violento ataque de tos, como nunca antes había padecido. Se tapó la boca con un pañuelo y al calmarse, Isabel vio que el pañuelo estaba manchado de sangre. Salvany, asustado, lo escondió en seguida. Sabía lo que aquello significaba:

—¿Hace tiempo que estáis con la enfermedad? —preguntó ella.

La palabra *enfermedad* era un eufemismo para hablar de la tuberculosis.

—Nunca antes había escupido sangre.

Le contó que llevaba varios años enfermo. Creía haberse contagiado cuando estuvo de cirujano interno en el Real Cuerpo de la Guardia Valona, porque desde entonces padecía frecuentes fiebres tercianas. Cuando, más tarde, suspendió los exámenes a la cátedra de Anatomía de la Universidad de Huesca, lo achacó al cansancio provocado por la enfermedad.

—Y estando así de... —Isabel no se atrevía a pronunciar la palabra *enfermo*—, ¿por qué habéis aceptado esta misión?

—Yo mismo solicité participar, y el rey, que me había nombrado cirujano real, me designó para sustituir a Balmis en caso de que hubiera un problema.

—Sí, ¡pero no a costa de perder la salud que os queda!

Se reprendió por su atrevimiento y su franqueza, pero Salvany no se lo tuvo en cuenta. Tenía sólo veintiséis años, era huesudo, delgado y elegante, y ya parecía mayor. Un anciano joven. Isabel se preguntaba cómo un hombre tan frágil, sobre todo enfermo, iba a soportar los rigores del viaje. Salvany continuó:

—Este viaje da sentido a mi vida, que es luchar contra la enfermedad, la mía propia, y la de los demás. Además —añadió—, a pesar de lo que ha pasado hoy, no pierdo la esperanza de que mi salud mejore en estos climas más cálidos.

Isabel permaneció largo rato pensativa. Salvany se acercó a ella y le dijo, casi al oído:

—Os ruego que no mencionéis lo del pañuelo a nuestro director.

—No temáis.

Isabel estaba turbada. Cuando volvió a su camarote, cortó

un trozo de tela roja del tamaño de un pañuelo, lo pespunteó y al día siguiente se lo ofreció:

—Para que no se note si os vuelve a ocurrir —le dijo.

Salvany tenía una actitud romántica ante la vida, y quería vivirla a fondo, aún más barruntando que sería corta. Anidaba en su alma una noción de sacrificio, de entregarlo todo a la causa del bienestar de los demás. Era un idealista puro, como Balmis, pero con la diferencia de que él era generoso con su tiempo y su persona. A Balmis le respetaban; Salvany se hacía querer.

40

Treinta y cuatro días después de haber zarpado de Tenerife, la *María Pita* se deslizaba en silencio por el laberinto de veleros fondeados en la ensenada de San Juan de Puerto Rico, dominada por los campanarios de la ciudad y la fortaleza del morro que destacaba sobre las verdes colinas de la isla. La intención de Balmis era ponerse a vacunar ese mismo día. Las noticias de las epidemias, que hablaban de miles de esclavos y blancos muertos por todo el continente americano, sus cuerpos apilados a la entrada de las aldeas envueltas en el humo de las piras funerarias, convertían en urgente la tarea de atajar el mal lo antes posible, sin perder un solo minuto. Pero en la playa no había nadie para recibirlos, sólo les llegaba el olor del pescado en salazón del embarcadero del mercado. No había oficiales uniformados, ni multitudes, ni un estrado decorado para dar un discurso, ni una procesión organizada para un tedeum en la catedral. ¿Acaso no habían recibido la circular de Godoy a todos los virreyes, capitanes generales y gobernadores de América anunciando su llegada? ¿Ni tampoco las cartas enviadas desde Tenerife al gobernador de Puerto Rico, a quien, por cierto, precedía una fama de hombre altivo y soberbio? ¿O acaso la epidemia había causado tantos estragos que apenas quedaban niños jugando en charcos pestilentes? Finalmente, al cabo de unas horas eternas, se despejaron las dudas. Los abordó la falúa real con el ayudante del gobernador que venía a darles la bienvenida.

El oficial los acompañó al alojamiento previsto en la Casa de Vacunación, un antiguo convento donde Isabel y los niños permanecieron a cargo de unas monjas que la trataron de doña, algo a lo que no acababa de acostumbrarse. Como no había espacio para el elevado número de expedicionarios, el ayudante del gobernador tuvo que pedir a varios anfitriones que alojaran a los médicos en sus casas.

—Encontraréis comida en abundancia en todas partes, a pesar de la escasez de fondos de las arcas públicas —recalcó el oficial, para hacer valer el esfuerzo de haber avituallado las casas.

Los recién llegados tenían hambre de alimentos frescos. Los niños hincaron sus dientes en frutas que no habían visto nunca: papayas, bananos, piñas... y probaron platos con nombres que daban risa.

—¿Qué es esto? —preguntaban con cara de asco.

—Mofongo, *e una combinasió* de plátano frito y chicharrón, anda, que te voy dar a probar la alcapurria y el tembleque.

Pero los niños ya se habían escabullido. Cuando Isabel probó un trozo de pan recién horneado, creyó estar rozando el paraíso. El calor tropical, ahora sin la brisa del mar, era pegajoso, y al anochecer surgían mosquitos que venían de las ciénagas para tormento de los niños. Nunca los habían visto tan enormes.

—Más vale que os acostumbréis —les decían las monjas—, porque los hay en toda América. Hay enormes zancudos capaces de traspasar la ropa con su dardo, o diminutos jejenes que pican mucho.

Pero Isabel, en su celda estrecha con un camastro y un reclinatorio que usaba de mesilla, protegida de los insectos por visillos de gasa, se sentía como en un palacio después de las estrecheces del barco. Estaba muy satisfecha de que los niños hubiesen llegado todos sanos y salvos, excepto por algún catarro y alguna que otra disentería. De lo que se habían contagiado era de las palabrotas de la tripulación, lo que chocaba a las monjas que, poco habituadas, preguntaban:

—¿Qué quiere decir *cenutrio*?

—Es como decir *tonto* —replicó Isabel.

—¡Estos niños tienen tanta fantasía! —dijo otra—. ¡Dios mío, lo que saben!

—Hay otro insulto que se dicen mucho —dijo una monja tan joven que parecía una niña—: ¿*hechoapajas*?

Isabel alzó la mirada al cielo. Aquella monjita tan joven no podía estar bromeando, no era su estilo, realmente no sabía lo que decía. Isabel desvió la conversación:

—*Cabezabuque, malchingao...* Ésos son los que más dicen, porque son los que más usan los marineros...

—Virgen santa —dijo una santiguándose.

Quien no estaba satisfecho era Balmis; ¿no merecía la llegada de una expedición patrocinada por el rey de España el desplazamiento del excelentísimo señor gobernador para recibirlos? La respuesta a sus preguntas la obtuvo por la noche, cuando fue invitado con los demás médicos de la expedición a saludar en su palacio al gobernador, brigadier general Ramón de Castro, que los recibió flanqueado por el doctor Francisco Oller, cirujano jefe del Hospital Militar. No hubo calor ni entusiasmo en aquella bienvenida. Balmis supo en seguida por qué:

—Ante el brote epidémico que el año pasado amenazaba a nuestra isla —le contó el gobernador—, sólo pude conseguir materia entre cristales...

—Hilos impregnados en linfa vacunal —precisó el doctor Oller—. Me los envió mi corresponsal, el doctor Mondeher de la vecina isla de Saint Thomas.

Balmis, que había soñado con ser el primer médico en vacunar en las Américas, no podía ocultar su frustración. Además, se ofendió al enterarse de que el gobernador había encargado a Oller que ofreciese aquella vacuna al público, cuando ambos sabían que la expedición estaba en camino y que los hilos no eran fiables, que la materia vacunal perdía efectividad con el calor. El Cabildo había alquilado los altos de una casa en la plaza de Armas para efectuar sesiones de vacunación y dos millares de personas habían pasado ya por allí.

—Poco trabajo tendréis aquí, doctor Balmis... ¡Tantos están ya vacunados!

—¿Estáis seguros de que esas vacunas han prendido?

—Segurísimos.

Balmis se olía algo turbio en todo el asunto: ¿acaso los animaba la codicia y estaban vendiendo las dosis de vacuna?, ¿o se habían querido adelantar para apuntarse el tanto, para ganar rédito político?

—La vacuna la han ofrecido gratuitamente —le dijo Salvany, que había realizado por su cuenta una pequeña investigación—, pero es muy posible que se hayan adelantado para ganarse la simpatía del pueblo.

Salvany se había enterado de que el doctor Oller, graduado como él en el Real Colegio de Cirugía de Barcelona, introdujo unos años atrás la variolización en Puerto Rico, pero con tanto miedo a los riesgos que no lo intentó con sus dos hijos. En cambio, sí probó la vacunación nada más obtener los cristales de Saint Thomas.

—Dice que el primer intento no prendió, pero que el segundo sí...

—Habría que verlo —apuntó Balmis.

—Inmediatamente después —prosiguió Salvany—, el gobernador mandó vacunar a sus dos hijas y a su mujer, y el regidor, que unos años antes trató de evitar un brote provocado por la variolización, también pidió vacunarse.

—Más que atajar la epidemia de viruela, lo que querían era protegerse ellos mismos.

—Hasta el obispo, antes de embarcar hacia Caracas donde iba a ser consagrado, tomó también la misma precaución. No nos esperaron por una simple razón: porque todos ellos quisieron vacunarse antes que nadie.

No era codicia lo que los animaba, concluyeron los médicos, sino egoísmo, el deseo de ser los primeros en protegerse, ellos y los suyos, pasando por encima de las normas estipuladas desde el Protomedicato en España.

—Oller quiso hacer méritos frente al gobernador y éste quería ganar blasones ante el Consejo de Indias.

Frente a un gobernador y un médico que no seguían un método profesional y que propagaban, según el alicantino, falsas vacunas que no protegían de la viruela, el convoy benéfico de los expedicionarios tenía que dejar las cosas claras.

—Tenemos que demostrar que esas vacunas no funcionan —le decía Balmis a Salvany—. Están engañando a la gente.

—No parece que Oller haya seguido el protocolo correcto.

—¿Cómo podría, si lo desconoce?

—Y por las prisas también, por querer adelantarse.

—Por las razones que sean, Salvany. El caso es que ni han elaborado un censo fiable de los vacunados ni han querido crear juntas de vacunación... ¡Es como si se hubieran olvidado de la necesidad de mantener vivo el fluido! Como si no tuvieran intención de seguir vacunando... empezando por los recién nacidos.

Unos días más tarde, al enterarse de que un vacunado por Oller había muerto de viruela, Balmis cuestionó públicamente la efectividad de la campaña del gobernador. Fue a ver al obispo, recién llegado de Caracas, y le informó de la posibilidad de que su vacunación hubiera sido inefectiva.

—Queremos tenerle varios días en observación...

El obispo, aterrado con la eventualidad de desarrollar la enfermedad por una mala praxis vacunal, accedió de buena gana. Pronto, Balmis y Salvany confirmaron sus sospechas:

—Vuestra vacuna no ha prendido, Eminencia.

—¿Y...? —preguntó asustado.

—Nada, no tendréis ningún problema. Pero nosotros necesitamos vuestro apoyo para que un caso como el vuestro no vuelva a ocurrir. Para que todo esto se haga como tiene que hacerse.

El obispo, que apoyaba la postura oficial de cooperación que al final la Iglesia había adoptado, al concluir el sermón del domingo en la catedral, dijo:

—Hijos míos, como buen pastor que guía a sus ovejas, os vuelvo a recomendar que os protejáis de la viruela accediendo a vacunaros, pero que lo hagáis según los dictámenes del doctor Balmis y su equipo. Y para daros ejemplo, me ofrezco para someterme a una nueva vacunación.

Cuando Balmis, el 26 de febrero de 1804, se disponía a vacunarlo con el fluido de uno de los niños, el doctor Oller apareció por sorpresa en la Casa de Vacunación.

—No es necesario hacer lo que estáis haciendo, Balmis. No conseguiréis ridiculizarme.

El director de la expedición le respondió:

—¿Ridiculizaros? Yo no he venido a eso, he venido a vacunar, y bien.

—Vacuno tan bien como usted.

—¿Cómo podéis negar la evidencia? —Balmis estaba fuera de sí—. ¡El hombre más ignorante no hubiera procedido como usted! ¡Mire a ese muchacho!

Le indicó un joven, de apellido Sánchez. Tenía la cara cubierta de viruelas. Había sido vacunado por Oller en San Juan y la casualidad quiso que en ese preciso momento el muchacho regresase de Yabucoa, su pueblo. En él, la vacuna no había prendido. Oller se puso lívido ante la evidencia de su fracaso. La situación, delante del obispo, era especialmente violenta.

—¡Ahí tiene la prueba de su ineficacia! —soltó Balmis—. ¡Si no se sigue el método ya probado por los especialistas no se consigue nada! Y usted debería saberlo.

Pero Oller era correoso:

—Os voy a traer a los veintinueve que he vacunado yo, y que

vosotros habéis revacunado —balbuceó—. No muestran reacción a vuestra vacuna porque la primera, la que yo les hice, sí prendió.

Balmis alzó la mirada al cielo, y dijo en su tono petulante:

—Espere unos días y veréis como sí reaccionan a mi vacuna... ¡Lo suyo es un paso de comedia muy estudiado, un fraude previamente ensayado!

—¡Usted no me insulta!

—No le insulto, sólo le digo que usted es la persona más incompetente que hay para asumir una responsabilidad tan grave como la de vacunar.

El prelado mudó de color cuando vio que Oller se abalanzaba sobre Balmis, los puños cerrados y la mirada de odio profundo. El religioso se levantó de su silla e intercedió en la pelea.

—¡Calma, caballeros, calma!

La noticia de ese encontronazo se divulgó con rapidez.

—Se han peleado a puñetazos y patadas...

—¿Y quién ha ganado?

—¡Pues nuestro director! —decían los niños.

Pronto las dudas de Balmis fueron de conocimiento público, y empezaron a acudir padres con sus hijos para revacunarlos. Ante la presión popular y la del propio obispo, el gobernador Castro y su cirujano militar tuvieron que dar su brazo a torcer, a regañadientes.

—Nos han autorizado a colocar carteles por toda la ciudad para que revacunemos a sus vacunados los últimos días del mes.

—Isabel, contamos con su ayuda, ¿cierto?

Isabel asintió. Ella, como el resto del equipo, vivía incómoda las tensiones entre unos y otros. «¡Qué diferencia con la escala en Tenerife!», se dijo.

A Isabel le hubiera gustado mezclarse más con la gente local y disfrutar de su estatus de *doña*. Pero apenas hubo oportunidad por lo enrarecidas que estaban las relaciones entre las autoridades locales y la dirección de la expedición, así que pasaba la mayoría del tiempo con las monjas, vigilando a los niños que jugaban con la chiquillería local en la playa y en las calles.

—Todos esos negritos, mulatos y mestizos no saben quiénes son sus padres. Alguno sabe quién es su madre, pero el padre, nunca. Aquí viven todos alejados de Dios.

Isabel tragó saliva. Las palabras de las monjas le hicieron recordar que vivía en una mentira piadosa, la que Balmis le había ofrecido para redimirse. Con la diferencia de que no se sentía alejada de Dios.

—¿Qué son esas marcas que llevan los negros en los brazos?

—La marca de la esclavitud, hija mía. Cuando llegan de África, les ponen un hierro candente, y la cicatriz que les queda es su marca, la manera de identificarlos.

—Son capaces de bailar durante horas al son de esos tambores —añadió la monja más veterana— y cuando caen borrachos, se dedican al amor libre detrás de los arbustos.

Desde su celda, Isabel los oía cantar bajo la sombra de los plataneros, y a esos cantos se sumaban los pregones de la calle, las campanadas de la catedral y el estruendo de los aguaceros repentinos.

41

Despojado de su gloria, harto de tantos desaires y sinsabores y sin ganas de perder más tiempo defendiendo su opinión de experto científico sobre la del militar y la del aristócrata locales, vista la inmensidad de la tarea que les aguardaba, Balmis fijó la fecha del 2 de marzo, es decir, cuatro semanas después de su llegada, para salir de Puerto Rico hacia Caracas. Entonces, otro asunto vino a enturbiar aún más las relaciones de Balmis con el gobernador. La expedición necesitaba reclutar a cuatro niños para llevar la vacuna a la Capitanía General de Venezuela, y el gobernador no movió un dedo, alegando que apenas quedaban niños por vacunar, atrincherándose así en la defensa de su médico militar y de sus vacunaciones. Entonces Balmis pensó en Isabel:

—Necesitamos más niños —le dijo—. Sin la colaboración de los oficiales locales, sólo vos, quizás con la ayuda de las hermanas, podéis ayudarnos a reclutar por lo menos cuatro más. Os ruego que vayáis a los barrios pobres a intentar convencer a las familias.

—Una cosa es dejar vacunar a sus hijos y otra dejarlos marchar con unos desconocidos en un viaje por mar.

—Siempre es más fácil si son pobres.

—En eso lleváis razón.

Isabel y los enfermeros dejaron a los más pequeños al cuidado de las hermanas en la Casa de Vacunación y, guiados por dos monjas, recorrieron los arrabales de la ciudad para conseguir el más preciado de los cargamentos: niños pobres. Isabel ofrecía a las madres llevar a sus hijos hasta México, donde recibirían educación como becados del rey con los demás niños gallegos, y así fue como consiguió reunir a cuatro familias, cuyos niños vivían en la calle. Pero uno de ellos, Juan Eugenio, tenía aspecto enfermizo e Isabel decidió apartarlo. Balmis insistió:

—Necesitamos cuatro.

—No parece estar bien de salud.

—Si no encontráis a otro, nos lo llevaremos. Con tres no tenemos bastante, sería muy arriesgado.

Arriesgado para la expedición, pero... ¿y el riesgo que asumía el niño? Eso Balmis no lo veía o, como pensaba Isabel, no quería verlo. Cuando ya estuvieron embarcados, Balmis cambió de parecer:

—Me he dado cuenta de que no hay espacio en la *María Pita* —le dijo a Isabel—; mejor proponedles devolverlos desde Venezuela.

—Pero eso los priva del beneficio prometido. No querrán.

—Tendremos que hacer algún milagro —dijo Balmis.

En efecto, las madres protestaron enérgicamente, y quisieron bajar a sus hijos del barco.

—¿Qué tenemos nosotros los pobres si no es a nuestros hijos? —se lamentaban.

—Lo entiendo —decía Isabel, porque ella nunca se hubiera separado de Benito, ni por todo el oro del mundo.

Entonces jugó la carta que a veces funcionaba con los pobres, pero lo hizo a regañadientes.

—Lo que puedo ofreceros es una compensación, algún dinero.

Vio cómo el rostro de las mujeres se encandilaba. Balmis había tenido que resignarse a ofrecer una suma de cincuenta pesos, el equivalente al sueldo de seis meses de un peón albañil,[2] por dos niños de cuatro años, uno de ocho y otro de nueve. A Isabel le parecía inmoral pagar por Juan Eugenio, porque ella veía que el niño no estaba bien, pero acabó cediendo ante la presión de Balmis y de los familiares del niño. Eran todos hijos naturales, sin padre conocido.

De acuerdo con el reglamento de la expedición, ese dinero debía ser abonado por las autoridades locales. Pero tan deterioradas estaban las relaciones entre Balmis y el gobernador Castro que sólo se comunicaban por carta. En los días previos al embarque y como respuesta a la petición de reembolso, el gobernador le hizo saber que se oponía al pago, alegando que la vacuna había llegado previamente a la isla. Era otra manera de ningunear a Balmis, de restar importancia a la visita de la expedición y de dársela a su propia campaña, por muy ineficaz que hubiera sido. Balmis tuvo que asumir ese gasto de su bolsillo.

—¡Menudo cínico el gobernador Castro! —le dijo al capitán—. Dice que ha introducido ya la vacuna en la isla, ¡pero allí están Isabel, Salvany y el resto del equipo revacunando al millar y pico de los supuestamente vacunados por Oller! Y trabajando hasta la medianoche.

Isabel se había vuelto experta en conseguir que los niños no chillasen como si los estuvieran degollando. Les contaba cuentos de espíritus buenos que entraban por el brazo y se expandían por todo el cuerpo dejando una huella: entonces les enseñaba la sajadura y los niños la miraban con los ojos muy abiertos. Un mago no lo hubiera hecho mejor.

El día 2 de marzo de 1804 embarcaron los expedicionarios en la *María Pita*, preparados para una travesía que se anunciaba corta. Cómo berreaban los cuatro morenos al despedirse de sus familias. Y más aún cuando vacunaron a dos de ellos, por mucho que les dijeran que todos los niños que veían en el barco habían pasado por lo mismo sin rechistar. En su camarote, Balmis escribió en su diario que iban a salir con pocos niños, porque el gobernador había opuesto toda clase de dificultades. Pero la falta de vientos favorables retrasaba la salida.

—¿Cuándo vamos a poder zarpar? —le preguntaba a Pedro del Barco—. ¡Llevamos más de una semana clavados!

—Qué os voy a contar que no sepáis... Conseguidnos viento.

Balmis miraba al cielo, buscando alguna señal, en vano.

—No quiero parecer porfiado, pero deberíamos llevarnos a un piloto local a que nos ayude a entrar en aguas de Venezuela, que son traidoras.

—Estoy absolutamente seguro de que lo haréis muy bien. Vuestra pericia y vuestra experiencia no tienen parangón.

—Os agradezco el cumplido, doctor, pero pensadlo bien, luego puede ser demasiado tarde.

Pero Balmis, que ya había tenido que gastar un dinero que no esperaba para compensar a las familias de los nuevos, no quería incurrir en más gastos. Tampoco le apetecía tratar con ninguna autoridad de aquella isla. Sólo quería irse.

Todas las mañanas, el bote auxiliar traía bidones de agua fresca, piñas, papayas, guayabas, mazapanes, alfajores de yuca, bocaditos de la reina preparados por las monjas para la merienda de los niños. Pero no había frutas ni dulces en el mundo capaces de aliviar la tensión que se había disparado en el barco. Tensión entre los niños por la inactividad, los mosquitos y el calorazo, que Isabel mitigaba abanicándolos con una hoja de palma, como había visto hacer a las isleñas. Cándido y Benito apodaron «negritos» a los nuevos y pronto todo el barco los llamaba así. Los provocaban sólo para que los puertorriqueños los insultasen.

—¡*Mariconson, comemielda!*

Los niños gallegos replicaban:

—¡*Inflagaitas, merdallanes!*

Y Cándido y Benito se partían de risa mientras los demás se enzarzaban a golpes.

También había tensión entre los marineros, que cuchicheaban sobre la posibilidad de regresar a España y que seguían achacando la calma chicha al mal fario de Isabel. Y, sobre todo, tensión entre los médicos, porque al alargarse el tiempo, quizás llegarían a faltar niños para transportar el fluido fresco, lo que significaba una catástrofe de incalculables consecuencias.

42

A todos menos a los niños, Puerto Rico les dejó un regusto amargo. A Balmis por la frustración de haberse topado con servidores del rey tan poco cooperativos, y en definitiva tan corruptos; a Salvany porque la expedición dejó de estar asociada a la ilusión romántica que había forjado. ¿Ocurriría lo mismo en las otras escalas?, se preguntaban. ¿Habían cruzado el Atlántico para nada?, ¿serían recibidos como en Tenerife, o como en San Juan? Si habían pasado un mes en Puerto Rico para obtener tan exiguos resultados, ¿cuánto tardarían en salvar el Imperio? Era como si de pronto hubieran visto un límite a las ambiciones de la propia expedición. Un límite sucio e inesperado.

Al final, en San Juan se comprobó cómo en los inoculados por Oller no había prendido la vacuna, y sí en los inoculados por los expedicionarios. Fue una victoria con sabor a derrota. Se habían dilapidado energías, y se había perdido tiempo. Lo más grave era que no se hubieran establecido juntas de vacunación, ni un protocolo estricto de funcionamiento.

—Esto ha sido una batalla perdida —dijo el ayudante Grajales.

—Tranquilo, Grajales —le dijo Balmis—. Todavía faltan muchas batallas para ganar esta guerra.

Lo que tenía que haber sido una navegación de ocho días

sin problemas se convirtió en una agonizante lucha contra el tiempo. El primer escollo, que se revelaría mayor de lo que en un principio pareció, es que uno de los «negritos», Juan Eugenio, no pudo ser vacunado por su débil constitución, unida a los mareos y las incomodidades. Isabel tenía razón: ese chico debía haberse quedado en tierra. Pero al faltar un niño y haberse prolongado el tiempo de partida, corrían el riesgo de no llegar a tiempo a Venezuela para seguir transmitiendo el fluido vacunal. Esa eventualidad equivalía al fin de la expedición. Al fracaso total.

Cuando ya se suponía que estaban cerca del puerto de La Guaira, notaron cómo el capitán pasaba horas en cubierta, observando la grímpola que en el tope del mástil indicaba la dirección del viento, mirando por el catalejo, haciendo cálculos con el sextante y discutiendo con el piloto y el contramaestre. Hasta los niños se dieron cuenta de que algo raro ocurría. En realidad, la tripulación, poco conocedora de esas costas, había perdido el rumbo. Los marineros miraban de reojo a Isabel, culpabilizándola por lo que estaba ocurriendo. Cuando finalmente el capitán confesó, Balmis se puso lívido.

—Tan sólo queda un niño a quien inocular, ¡la vacuna corre el peligro de malograrse! —exclamó.

—Os recuerdo que no quisisteis atender mi ruego de contratar a un piloto local —le dijo el capitán.

—¡Lo hubiera hecho si el coste de los niños lo hubiera asumido el gobernador, como era su deber!

Ahora se arrepentía de no haber hecho caso al capitán. Perder la cadena era acabar con la expedición. No podían permitírselo.

—Atracad en el primer lugar de la costa que podáis —ordenó.

Pero estaban perdidos en el mar. Desesperadamente perdidos. Ni temporal, ni vía de agua, ni ataque corsario, ni embarrancamiento... Aquel sueño iba a acabar en algo tan poco heroico como un extravío. ¿Cómo se lo explicarían al rey? «Balmis se ve en la mayor aflicción, al hallarse sobre una costa desconocida con sólo un niño con vacuna, y ésta en sazón de ser empleada el mismo día», dejó escrito el capitán Pedro del Barco en su diario.

La noche del cuarto día de navegación, Isabel sorprendió a Balmis en cubierta oteando el horizonte negro. Se acercó a él y descubrió que estaba llorando. Sobrecogida, le puso la mano sobre el brazo, en un gesto inocente, como lo hubiera hecho con el Jacobo, su padre.

—No os preocupéis, vamos a llegar pronto a la costa, nos lo ha vuelto a decir el capitán...

—Pronto puede ser tarde.

No se imaginaba que alguien como Balmis pudiera llorar. Los fuertes no se quiebran, pensaba. Pero ahí estaba, agotado por las peleas estériles de las últimas semanas, aterrado de que su sueño estallase en pedazos, furioso consigo mismo por no haber tomado todas las precauciones posibles, temblando como un gran árbol viejo. Cuando se fue calmando e Isabel retiró su mano, le sorprendió que él la retuviese. Ella intentó zafarse, pero Balmis la apretó. Se dio cuenta de que estaba frente a la mujer más bella que había conocido jamás. En la semioscuridad, su piel contrastaba aún más con la cabellera azabache que caía sobre sus hombros. La nariz fina y los labios carnosos, la mujer mantenía la cabeza erguida, y le miraba con toda su dignidad, tanta, que parecía arrogancia. Era su manera de disimular lo turbada que se sentía. Los ojos de Balmis se perdieron en aquella mirada, y se quedaron flotando en el estanque reluciente de sus grandes ojos negros. Isabel intentó soltarse, pero Balmis oprimió aún más la mano, y la acarició. No era un gesto de cariño recíproco, pensó Isabel, era posesión. Busca algo más, se dijo.

De modo que forcejeó levemente y retiró la mano, y Balmis, hombre acostumbrado a salirse con la suya, pareció desconcertado. Ella se dio cuenta de que su afán de consolarle le había jugado una mala pasada. Le debía mucho a Balmis. Le admiraba. Pero no le inspiraba otro tipo de sentimiento. Simplemente no le gustaba, ni tampoco su carácter engreído, ni que ahora intentase aprovecharse de su impulso de compasión.

El médico actuó como si nada hubiera sucedido. Aparentemente era cierto, no había ocurrido nada, pero Isabel sabía perfectamente que si no hubiera opuesto resistencia, se hubiera convertido de pronto en la mujer del director. Tarde o temprano, ser la única mujer en un buque tenía que pasarle factura. Corrió a refugiarse a su camarote, a sacudirse la angustia en compañía de los niños. Sólo esperaba que aquel incidente cayese pronto en el olvido, que no se repitiese, y sobre todo que Balmis, herido en su inconmensurable orgullo, no ejerciese represalia alguna.

Balmis estaba trastornado por su propia audacia. Llevaba mucho tiempo sin tener una relación estable con una mujer, desde la época de las actrices del Coliseo de México, cuando todavía era joven. En los últimos años pasados en Madrid sólo tuvo algún que otro contacto esporádico, puro desfogue sexual con mujeres libres, como una limpiadora soltera del hospital o una viuda que trabajaba de dependienta en una mercería de la calle Carretas. Se veían de Pascuas a Ramos y, ahorrándose los preámbulos, retozaban como animales en celo. Pero siempre llegaba el momento en que ellas querían más: una brizna de amor, un chin de seguridad, una caricia o un regalo, aunque no fuese caro. Y entonces Balmis se esfumaba. Así llegó a la conclusión de que no tenía tiempo para dedicarlo a una mujer formal. Se dio cuenta de que, desde el punto de vista del tiempo y del dinero, le resultaba más rentable frecuentar las casas de mancebía de la capital, donde se ofrecía una gran variedad de señoritas de edades, razas y estilos distintos, desde velludas macizas hasta muñecas de porcelana lampiñas, por un puñado de pesos. Sólo cambiaba el precio. Pagar le descargaba el alma de culpa y de responsabilidad, y le hacía sentirse libre. Siempre vio las casas de placer como su salvación, pequeños edenes donde se sentía al abrigo de la soledad y del frío, donde no necesitaba esforzarse para controlar sus tics, donde no necesitaba seducir ni bailar, algo para lo que definitivamente no estaba dotado. Burdeles que, para hombres como él, eran auténticos templos de la libertad, donde se podía ser anacrónico y zafio sin pagar las consecuencias y salir desahogado al amanecer, feliz de sentirse vivo. Balmis encajaba en los prostíbulos porque eran lugares para quererse a sí mismo, para mimarse, no para querer a otros. ¿Sabía Balmis querer a los demás, a los que tenía cerca? Quizás, en su arrogancia, había pensado que Isabel, por el hecho de ser madre soltera, sería una presa fácil, o que estaría deseando ser la mujer del director para afianzar su posición en la expedición. O quizás sentía algo más que una simple atracción sensual por la única mujer a bordo, quizás sentía algo genuino por esa mujer que se comportaba siempre con diligencia y abnegación, y que se había convertido en el pilar de aquella enloquecida empresa con la que pretendían salvar al mundo. Isabel no era consciente de su propia importancia, pero Balmis sí. Sin ella, no había niños, y sin niños no había vacuna. Sin vacuna no había gloria, y sin gloria... se acababa la razón de ser de Balmis.

Se reprendió por haberse equivocado con Isabel. «¡Qué torpeza la mía!», se dijo. Tuvo que reconocer que aquella mujer le despertaba sentimientos enterrados hacía mucho tiempo en el fondo de su corazón. Su voz, profunda y sonora, y con un deje gallego que ahora mezclaba con el seseo que escuchaba a su alrededor, le hacía estremecerse. Recordaba haber leído a un autor oriental que decía que casamenteros afganos aseguraban que la voz era más de la mitad del amor. Razón tenían, pero en este caso también contaba el olor. Isabel olía a jabón y a mar, y cuando percibía la brisa de su aroma, a Balmis le asaltaban sus tics y empezaba a parpadear y a contraer el cuello de lo mucho que se alteraba. Quizás se estaba aficionando demasiado a esa mujer, como en sus años de México, ahora que había cruzado la cincuentena y sentía el agrio sabor del fracaso inminente. La humillación de haber sido rechazado, mezclada con cierta indignación porque también pensaba que ella se lo debía todo a él, le llevó a encerrarse en su camarote. Se sentía como un pájaro con un ala rota, las certezas de su mundo se desmoronaban como estaba a punto de hacerlo la expedición, así que tomó belladona para conciliar el sueño. Pensó en su padre, en la vida en Alicante, en Josefa y en su hijo, en esa otra existencia que quizás debió haber seguido para no hundirse estrepitosamente, como estaba a punto de hacer.

43

—¡Tierra a proa! —gritó el vigía desde lo alto del palo mayor. Después de cuatro días perdidos en el mar, habían llegado a la altura de Puerto Cabello, ciento cincuenta kilómetros al oeste de Caracas, en cuya rada echaron el ancla.

—¡Dios mío, gracias! —dijo Balmis, arrodillándose en cubierta.

Fondearon justo cuando la vesícula en el último de los niños había madurado. Debían actuar rápido. Desde el barco se veían los cuervos inmóviles sobre los tejados de casas encaladas y la ropa colorida tendida en los balcones. Balmis envió un marinero con un mensaje para el comandante de la plaza, Pedro Suárez de Urbina, pidiéndole con urgencia veinticinco niños. ¿Cómo reaccionaría el comandante? ¿Como el brigadier Ramón de Castro en Puerto Rico, negándose a todo? ¿O entendería la gravedad del asunto y las prisas, y se mostraría colaborador? Durante las horas que tardaron en desembarcar, Balmis estaba fuera de sí. En caso de no obtener ayuda oficial, habría que pedírsela urgentemente a las monjas o a los religiosos del convento local. Disponían sólo de unas horas antes de que la vesícula del último de los niños se secase. Por eso, cuando llegaron a la costa en la canoa y vieron que los esperaban el comandante, los representantes eclesiásticos y las familias más notables de la ciudad acompañados de veintiocho críos con cara de susto para ser inmediatamente vacunados, Balmis suspiró y reprimió sus ganas de llorar, esta vez de alegría. Habían logrado salvar la vacuna, salvar la expedición. Balmis sentía que también se había salvado a sí mismo.

El comandante mostró toda clase de atenciones y dio todas las facilidades posibles, que permitieron a Balmis reorganizar la expedición. Decidió salir primero hacia Caracas con sus dos ayudantes y un niño con granos vacunales. El resto de la expedición, bajo el mando de Salvany, permanecería en Puerto Cabello junto con los dos practicantes y los tres enfermeros, con la misión de hacer una vacunación general. Este grupo se dirigiría luego a La Guaira a bordo de la *María Pita* para finalmente converger todos en la capital. Pensó que sería mejor que Isabel permaneciera en Puerto Cabello a cargo de los gallegos ya vacunados.

Salvany y su equipo se vieron desbordados por la afluencia de gente, entre la que había madres con niños ya infectados que insistían en vacunarlos como si aquello fuese una cura milagrosa en lugar de una prevención. Pidió que Isabel dejara a los niños al cuidado de las religiosas del convento y que acudiera en su ayuda. No sólo se trataba de vacunar, sino de enseñar a los facultativos locales el procedimiento, de manera que pudieran volar solos. Isabel tenía la carga añadida de tener que ocuparse del niño puertorriqueño Juan Eugenio, que enfermó de pronto, con fiebres intermitentes. Durante el día, tuvo que dejarlo con los demás niños.

Pero las religiosas estaban exasperadas con el comportamiento abyecto de esos huérfanos y sus insultos soeces. No ejercían ninguna autoridad sobre los chiquillos, que se negaban a asistir a misa o a bendecir la mesa antes de las comidas.

—¡Santíguate por lo menos! —ordenó una monja a Cándido antes de empezar a comer.

—¡Usted no me manda!

La monja le dio una sonora cachetada en la cara. Cándido le devolvió una mirada de odio contenido y replicó con un eructo gutural, cuyo eco hizo estallar de risa a todo el refectorio. Los demás le imitaron, y pronto la monja, sobrepasada por el concierto de eructos, tuvo que salir a pedir ayuda. Volvió con un cura, alto y con aire de malas pulgas, que sacó a Cándido del comedor y le obligó a arrodillarse en su despacho. Mientras le daba golpes en la mano con una regla, le iba diciendo:

—Sé quién eres. Eres el colado, me dijo doña Isabel que no te perdiésemos de vista. Te vamos a encontrar una ocupación aquí mientras los demás prosiguen viaje...

Cándido se puso lívido. El cura le arreó otro golpe con fuerza.

—¡Ay...!

—Tú grita que yo te escucho.

—Perdón, padre, yo no he sido el único...

—¡Pero tú has empezado!

—Yo no, mi panza...

El cura le dio otro golpe seco con la regla.

—¡Éste, por respondón! ¡Y éste, por *desmandao*!

Cándido no pudo contener más el dolor y le brotaron las lágrimas. El cura posó la regla encima de su escritorio. Las manos de Cándido estaban enrojecidas, los dedos hinchados.

—Cien padrenuestros y cien avemarías. Quiero oírte.

Tres horas estuvo de rodillas Cándido, haciendo penitencia. Cuando regresó Isabel con Salvany, ambos derrengados, Cándido seguía recitando. La miró con recelo.

—Vas a quedarte a vivir aquí... en el colegio de los frailes.

—No, por favor...

—Y no me vengas llorando ni suplicando, has perdido todas tus oportunidades.

Se hacía la dura pero en el fondo se le partía el corazón al decírselo. Quería que Cándido entendiese que estaba de prestado en aquella expedición, y que si le toleraban, lo mínimo que tenía que hacer a cambio era portarse bien. El niño la miró con su aire angelical de siempre, que no era fingido, era su manera de expresar que no era capaz de controlarse. Esa mirada era su fuerza, porque era difícil resistirse a la piedad que inspiraba.

En Caracas, salvas de artillería, en medio de vítores, música y fuegos de artificio, recibieron triunfalmente a Balmis y a sus expedicionarios. En el Cabildo, el capitán general y gobernador Guevara Vasconcelos le agradeció su llegada, y recordó cómo Caracas había sido durante castigada por la última epidemia, que había causado ocho mil bajas en una población de treinta mil personas.

—La juventud no frecuentaba las escuelas, y cesó el comercio —dijo el gobernador—. Y a nosotros nos quedó, como única arma para defendernos, los versos del médico Francisco Gil: «Pronta salida, remota distancia y muy larga ausencia».

A su vez Balmis les agradeció la calidez del recibimiento:

—Ya no tendréis que huir —les dijo—. Llego con el remedio definitivo.

Y entonces presentó a los niños portadores del fluido, los pardos de Puerto Cabello, repeinados e incómodos en sus uniformes, que recibieron una ovación atronadora, la primera y probablemente la única de sus vidas.

Luego Balmis anunció en su discurso la creación de una Junta Central de Vacunación, un organismo pionero de salud pública, compuesto por las más importantes personalidades civiles y eclesiásticas, de manera que su actividad pudiera ser perpetrada aun después de marcharse. Lo urgente ahora era detener la epidemia que se extendía por Maracay, Montalbán y Valencia, y que hubiera llegado a Caracas de no ser por su visita.

Al día siguiente, 30 de marzo, Viernes Santo, en medio de una ceremonia religiosa en la catedral de Caracas, con gran pompa, música sacra y con oficiales reales y grandes hacendados del cacao ataviados con vestidos de gala, Balmis vacunó a sesenta y cuatro personas. La Historia conservó el nombre de Luis Blanco como el primer niño caraqueño en recibir la vacuna. El gobernador Guevara Vasconcelos emitió un bando por el que daba total apoyo oficial a la expedición, ejemplo que fue seguido en otras regiones de la Capitanía General de Venezuela.

Lo que ocurría en Venezuela era el sueño de los expedicionarios hecho realidad. La vacuna empezó rápidamente a propagarse a través de médicos y practicantes locales, que se llevaron niños recién vacunados a sus aldeas para transportar y conservar el fluido. Así llegó el 15 de abril a Maracaibo, donde el gobernador Fernando Millares mandó vacunar por decreto a todos los habitantes de la provincia. El poeta Andrés Bello dedicó unos versos al director de la expedición:

Y a ti, Balmis, a ti que abandonando
el clima patrio vienes como genio
tutelar de salud sobre tus pasos
una vital semilla difundiendo...

Balmis, que unos días antes estaba en el abismo de la desesperación, ronroneaba de placer. Por fin reconocían su mérito. El episodio de Puerto Rico no había sido más que un paréntesis; ahora confiaba en que tendría la misma acogida en el resto del Imperio. Razones tenía para sentirse orgulloso. El doctor Josef Domingo Díaz, eminente científico venezolano propuesto por Balmis como secretario de la primera Junta de Vacunación Central, que sirvió de modelo para otras poblaciones de América, extendió el fluido de la vacuna a ciento siete ciudades, villas y pueblos, y llegaría a inocular a más de cien mil personas. Era un resultado mejor de lo que nadie hubiera podido esperar. Sobre todo, era la prueba, muy necesaria ahora que Balmis había perdido confianza en sí mismo, de que sus ideas estaban bien fundadas, de que su plan se sostenía.

44

Salvany no pudo disfrutar del corto viaje por mar desde Puerto Cabello hasta La Guaira, ni del camino de allí hasta Caracas, situada en un valle a casi dos mil metros de altura que se alcanzaba por senderos serpenteantes y perfumados por una densa vegetación tropical. El esfuerzo de los últimos días le mantenía encamado, tiritando de calentura, y dos porteadores tuvieron que llevarle en una hamaca por lo débil que se sentía. Isabel repartía sus cuidados entre él y el pequeño Tomás Melitón, que padecía fiebre. Hacía tiempo que se había hecho a la idea de que siempre habría alguien enfermo; el clima húmedo y caluroso se cobraba su precio. También venía, entre la caravana de niños, Cándido.

—Ese niño debería permanecer aquí, en el colegio de Puerto Cabello a cargo de los curas —dijo Salvany.

—Pero él no quiere... —contestó Isabel, sabiendo que aquella respuesta le valdría un aluvión de críticas.

—Él es un niño y tiene que hacer lo que se le dice —terció el ayudante Grajales—. Bastante le hemos consentido.

—Aquí tendrá una educación y un futuro —añadió Salvany.

—Lo siento —terminó diciendo Isabel—, pero no tengo el nervio de abandonarle.

Cuando Cándido se enteró, el niño corrió a arrancar unas

flores que le llevó a la rectora. Fue su manera de agradecerle el apoyo.

En los días que Isabel y Salvany pasaron solos en Puerto Cabello, se estableció una intimidad entre ellos que el trabajo conjunto no hizo más que intensificar. Ella le vio bregar con facultativos locales hasta caer rendido, de una palidez anémica, olvidándose de alimentarse y sin un minuto de respiro. Admiraba la entrega de ese hombre, que no se quejaba nunca, que sacaba fuerzas de flaqueza y que nunca presumía de su labor. Salvany era de una humildad natural que lo hacía parecer sabio. Era lo opuesto a Balmis. Había algo puro en él, que su enfermedad había preservado, despojándole de todo lo que no fuese esencial. De ser uno de los mejores partidos de Barcelona mientras cursaba estudios de medicina, pasó a tener que olvidar los halagos interesados de las muchachas casaderas y a renunciar al deseo de formar una familia. Enfermo y médico a la vez, imposibilitado de llevar una vida normal, se enrocó en el convencimiento íntimo de que la entrega a los demás, a los desfavorecidos, era lo único por lo que merecía la pena vivir. Las chicas de su condición, las más seductoras, pensaron que le había entrado la vocación de servir a Dios y que pronto se encerraría en un convento. Pero Salvany no tenía más pasión que la medicina.

—Del bien que uno hace siempre quedará algo, de todo lo demás, nada.

No lo quería reconocer, pero Isabel sentía hacia Salvany algo más que simple amistad, un sentimiento prohibido que se parecía al amor. Su alma de poeta, su aversión a la confrontación, su absoluta dedicación a la causa, su valentía personal y sobre todo su gentileza y cercanía lo hacían distinto de la mayoría de los hombres que había tratado. Era lo contrario del que había sido el único amor de su vida, el padre de su hijo Benito, vulgar y charlatán. Salvany era serio y a la vez de una alegre humanidad, con la expresión cándida que algunos hombres conservan hasta el final de sus días. El interés con que Isabel le cuidaba sobrepasaba la mera práctica médica. Le abría la camisa de dormir con mucho tiento para aliviarle el calor, le hacía beber sorbo a sorbo pócimas para controlar la respiración pedregosa y le pasaba un paño húmedo por la frente para limpiarle el sudor. Los demás, enfermeros y tripulantes, se mofaban de aquella secreta historia de amor. Pero era un amor platónico; Isabel nunca se hubiera atrevido a revelar sus sentimientos.

En Caracas fueron alojados en el palacio del gobernador con el resto de los expedicionarios y tratados como héroes. Sería el lujo y la comodidad de aquellos aposentos, el encanto de aquella pequeña ciudad situada en un valle dominado por el impresionante monte Ávila, su temperatura deliciosa donde nunca hacía ni frío ni calor, el cálido recibimiento de sus gentes, la compañía tranquilizadora de Isabel... El caso es que Salvany no tardó en reponerse y dejó de parecer una hermosa estatua de la muerte. Como siempre, vencieron sus enormes ganas de vivir sin preocuparse por el futuro, buscando en la entrega a su causa un aturdimiento continuo, un bálsamo espiritual que le permitiese evadirse de su condición de enfermo.

Fueron tres días de actividad frenética en los que vacunó, junto con Balmis, a más de dos mil personas. Al término de cada sesión, el Cabildo organizaba un espectáculo con una orquesta compuesta por todos los individuos que tuvieran, o aseguraran tener, talento musical. Cada familia pudiente se los rifaba para invitarlos a cenar o a almorzar con tal de tener el privilegio de sentir la viva emoción de esos doctores que venían a instruirlos con su saber y experiencia.

Pero Balmis era, además de posesivo, sumamente cauto. No le gustaba compartir ni la notoriedad ni un miembro del equipo que consideraba irreemplazable y por el que sentía una innegable atracción. Tenía un sexto sentido para olfatear el peligro. Y debió de sentir que Isabel se le escapaba de las manos. Las habladurías de los enfermeros y de miembros de la tripulación dejando caer que entre Salvany e Isabel había algo más que «refriegas para despejar el pecho» no habían caído en saco roto.

45

Al atardecer, Isabel fue a avisar a los médicos de que Juan Eugenio, el niño puertorriqueño, había empeorado. Sospechando una infección intestinal contagiosa, lo había encerrado en un cuarto aislado de los demás. Salvany la acompañó y auscultó al niño: vio que tenía las cuencas orbitarias hundidas, le apretó la piel, que parecía cartón, y cuando le pidió que abriese la boca, las encías estaban blancas.

—Está deshidratado —dijo.

Isabel le contó que había estado dándole agua con zumo de lima, pero el niño ahora la rechazaba. Había vomitado repetidas veces.

—Tiene una infectación intestinal consuntiva —dijo Salvany—. Hay que seguir dándole agua con lima y cuando se encuentre mejor, le daremos jarabe de ipecacuana.

Se la administraron a sorbitos, sujetando al niño y tranquilizándolo, hasta que al final consiguió tragar. Luego, rendido ante el esfuerzo, se quedó dormido. Isabel y Salvany permanecieron largo rato en silencio, en la penumbra, velando el sueño del niño.

Entonces Salvany se atrevió a hacer un gesto que ella no se esperaba: le acarició el rostro. El susto la dejó petrificada, pero era un susto de amor, y cuando se repuso le miró a los ojos con el esbozo de una sonrisa tierna en la boca. Qué bella le parecía a Salvany en aquella penumbra, el rostro lívido, la mirada lánguida, tan distinta del común de las mujeres. Sentía un placer casi espiritual en contemplarla. Desprendía una dulce fuerza que le infundía una sensación de seguridad muy placentera, como si nada malo pudiese ocurrir teniéndola cerca. Allí estaba la felicidad, al alcance de la mano. En el fondo sabía que sólo era una ilusión, que no tenía derecho a disfrutar de aquella mujer que la vida había puesto en su camino.

Sin embargo, la atrajo hacia él y la abrazó. Luego ella apoyó la cabeza sobre su pecho velludo, que exhalaba el olor a las refriegas de eucaliptus que le había dado. Permanecieron callados e inmóviles hasta que ella se desperezó, se irguió y le cogió la cabeza entre las manos. Le plantó un beso, el primero que daba ella por iniciativa propia y que no sólo recibía, un beso que duró una eternidad porque ambos estaban al acecho del paso siguiente. Pasos que siguió dando ella: le mordisqueó las orejas, el cuello, hundió sus dedos en su cabello tupido, luego le desabrochó la camisa y pasó los dedos por la cintura, siguiendo el borde del pantalón mientras escuchaba sus gemidos de enamorado. Hubiera llegado hasta el final, hasta la apoteosis, si el pequeño Juan Eugenio no se hubiera despertado gritando. Isabel, sobresaltada, se ajustó el corpiño y fue a la vera del chico.

—Tiene pesadillas —dijo—: es la fiebre.

Preparó un pañuelo mojado y se lo pasó por la frente. Cuando el niño se hubo tranquilizado, Isabel volvió junto a Salvany. El ardor se había enfriado, y de nuevo apoyó la cabeza sobre el pecho de su amado.

—Ahora se dormirá...

Estuvieron largo rato en silencio.

—¿Os puedo hacer una pregunta? —susurró Isabel.

Salvany asintió.

—¿Nunca os habéis casado? ¿No tenéis hijos?

Salvany tardó en responder. Su rostro se ensombreció.

—Estuve a punto de casarme... Con la hija de un profesor de latín; le gustaba mucho la poesía, como a mí. Como a vos. La quería mucho y queríamos hijos.

—¿Y...?

—Caí de nuevo enfermo, probablemente tisis, pensaba entonces, y al final fue eso, tisis. Me sentí moralmente obligado a romper nuestro compromiso. Ella no quería, decía que me cuidaría, que le daba igual la enfermedad, que muchos convivían con el mal durante años, pero yo pensé que merecía mejor marido que un enfermo como yo. Además, ¿qué sentido tenía transmitir mi herencia de mala salud a mi descendencia? Lo pensé mucho, y decidí que no podía ser padre. Ni marido ni padre. Yo estoy casado con mi enfermedad.

—No digáis eso...

—Es la verdad... Una semana antes de nuestra boda, se lo expliqué. Fue duro para ambos, pero precisamente porque la quería tuve que hacerlo. No hubiera podido vivir atormentado por la culpa si le hubiera pasado algo a ella, o si hubiéramos tenido un hijo que hubiera nacido mal...

—Ahora estáis casado con la expedición.

Salvany se rio.

—Ojalá pueda sanar en algún rincón de este nuevo mundo. Y entonces...

—¿Entonces?

—Un día la expedición acabará y entonces iré a buscaros, y os encontraré allá donde estéis.

Isabel se acurrucó contra su pecho. Oía los latidos de su corazón y, de lejos, la respiración del niño enfermo que dormía en su litera. Era la segunda vez en su vida que se encontraba en brazos de un hombre que amaba.

De pronto, el quejido de la puerta al abrirse la sobresaltó. Era Balmis, que no podía creer lo que sus ojos veían: Isabel, con el pelo alborotado, recostada sobre Salvany, los ojos brillantes y la camisa desabrochada. Alcanzó a discernir la mirada trémula de Isabel resplandecer como un fogonazo en la penumbra: le pareció ver que de sus ojos brotaban lágrimas.

No dijo nada, se fue dando un portazo, con la respiración entrecortada. Lo peor no fue lo que vio, sino lo que no vio. Lo que su imaginación, en una desbocada espantada para encontrar un sentido a su descubrimiento, le sugería con rebuscada malicia. Vio sin ver cuerpos desnudos y enlazados, oyó sin oírla la explosión de júbilo de los orgasmos acompasados, olió sin olerlos los cuerpos sudados, tocó sin tocarla ropa tirada en el suelo. Salió de allí encogiendo el cuello y parpadeando, ebrio de furia contenida.

Salvany e Isabel se incorporaron. No se dijeron nada, sobraban las palabras. Ambos sabían que aquel momento de relajo les costaría caro.

46

Cuatro días más tarde, aprovechando que llegaban noticias apremiantes de la epidemia que estaba asolando Santa Fe de Bogotá —y cuya llamada de auxilio al rey de España había precipitado la puesta en marcha de la expedición—, Balmis se reunió con Salvany en las dependencias del palacio del gobernador de Caracas:

—He estado pensando... que ha llegado el momento de que os encarguéis de dirigir una subexpedición al Reino de Santa Fe, donde con seguridad disfrutaréis del mismo recibimiento que aquí...

Salvany se puso aún más lívido que de costumbre. Esperaba algún tipo de represalia, pero jamás una tan cruel. Balmis prosiguió:

—Con Grajales de ayudante, el practicante Lozano y el enfermero Bolaños, llevaréis la vacuna por el río Magdalena hasta Santa Fe de Bogotá, y luego seguiréis por el interior del continente hasta Perú y Buenos Aires. Por mi parte, yo me trasladaré a Cuba, a la Nueva España y de allí a las Filipinas.

—Pero ¿no habíamos quedado en dividir la expedición una vez llegados a México? Estando juntos ahora, podemos superar contrariedades, como hicimos en Puerto Rico.

—Lo sé, Salvany, soy consciente de la responsabilidad que

contraigo al dejaros desligados de mi mando, pero la salud de los pueblos debe estar por encima de nuestras conveniencias. La situación en Santa Fe de Bogotá exige vuestra presencia con suma urgencia.

Hubo un silencio. El catalán se sentía castigado, manipulado, burlado. Sospechaba que Balmis le encomendaba una misión en un territorio al que él mismo no quería ir, y no parecía preocuparle que Salvany lo desconociese por completo.

Pronto soltó la pregunta que tenía en la punta de la lengua:

—¿E Isabel?

El nombre desencadenó un tic en el rostro de Balmis, que respondió:

—Isabel continuará conmigo. Tiene la responsabilidad de llevar a los niños a la Nueva España, donde pasarán a depender del virreinato, y de seguir hasta Filipinas. Una vez allí, ella es libre de retornar a la Península o de permanecer en América. Sé por qué lo pregunta, Salvany...

El catalán se puso en guardia. Temía que Balmis le reprochara algo. Los chismorreos y las difamaciones eran moneda corriente en un grupo de gente tan dispar y que llevaba tanto tiempo de viaje.

—Teméis no poder encontrar niños, ¿verdad?

—En efecto.

—Deberéis conseguir dos o más niños en cada población.

Salvany le dejó hablar. De nada servía discutir. Ya habían hablado de la necesidad de dividirse. Pero le hubiera gustado tener algo de libertad a la hora de escoger el itinerario, o el momento de la escisión. Balmis le castigaba, encargándole la parte más dura del viaje, reservándose para él la joya de la Corona: la Nueva España y su capital, México, la ciudad más rica e importante de la América española y donde había vivido ocho años de su vida. Y, lo más valioso para Salvany, la compañía de Isabel.

—No veo cómo podemos cubrir todo el territorio si no nos dividimos —añadió Balmis.

Salvany miraba por la ventana. El cielo azul, el aire cristalino y puro, la vegetación prodigiosa... Caracas se parecía a la idea que tenía del paraíso. Éste hubiera sido un buen lugar para quedarse. Bueno para su salud, con una temperatura estable todo el año, sin mucha humedad... Y con Isabel ya lo tendría todo. La felicidad tan cerca... y, sin embargo, tan lejos.

—No, no... —dijo el catalán.

—¿Cómo? —preguntó Balmis.

—Disculpad, estaba pensando en otra cosa.

Salvany volvió a la realidad. Más valía que fuese así. Aunque le partía el corazón separarse de Isabel, él era ducho en esos lares. De la misma manera en la que había roto con la que quería ser su mujer, sabía que tarde o temprano tendría que hacerlo con cualquier otra mujer que entrara en su vida. Porque él no podía ser el futuro de nadie, menos de alguien admirado y querido. Para Salvany, amar significaba obligatoriamente sacrificar, separarse, abandonar. Por el bien de su amada, debía partir.

De modo que se volvió hacia Balmis y le dijo:

—Comprendo la prioridad, señor... El proceso de difusión de la vacuna debe ser lo más funcional y rápido.

Cuando vio a Isabel, aquella misma noche, en el convento donde vivían los niños, Salvany le comunicó con el corazón en un puño que la expedición se escindía. Isabel se quedó helada.

—Pero no podéis viajar solo...

—Me encuentro mejor. Mientras consiga cumplir con mis ideales, Dios me dará fuerzas. Ya sabéis que...

—Balmis se ha vengado de la peor manera... —le interrumpió Isabel—. Es un ser... espantoso —dijo mientras pugnaba por reprimir las lágrimas.

—No, Isabel, no... —dijo Salvany acariciándole el pelo—. En el fondo Balmis tiene razón... La vida tiene razón. No se me puede querer, porque tengo poca vida en mí.

—Pero ¿cómo voy a vivir sin vos?

Le iba a costar soportar el día a día sin él, saber que ya no se lo cruzaría por los pasillos del buque, que no podría llamarle en cualquier momento con la excusa de la indisposición de un niño, que no habría más conversaciones en cubierta a la luz de la luna ni el suave dejarse mecer por la fluidez de sus palabras. Buscaba refugio en algún resquicio de esperanza porque le dolía pensar que éste era otro amor imposible.

Salvany cambió de tema:

—Si no nos dividimos no conseguiremos nunca lo que hemos conseguido en Venezuela. ¿No os llena de felicidad lo que hemos logrado aquí?

—A mí la felicidad me llegará cuando todos los niños estén sanos y salvos... Y cuando esté con vos.

Salvany la estrechó en sus brazos. Poco tiempo, porque en aquel convento pululaban niños y monjas.

—Sois parte de la expedición, Isabel, y como tal, el éxito también es vuestro.

Isabel no se encontraba con ánimo de oír hablar de éxitos. La salud del niño enfermo y la noticia que le había dado Salvany la sumieron en un triste desconcierto. Al ver que el pequeño Tomás Melitón venía llorando porque un mayor le había pegado, se incorporó y se arregló el pelo.

—Decidme, ¿quién se ocupará de los niños que iréis necesitando?

—Nosotros mismos. Nos habéis enseñado a hacerlo —le dijo Salvany.

Isabel esbozó una sonrisa forzada, llena de pena.

Después de la sesión de vacunación en el palacio del gobernador, Balmis se acercó a ella:

—Me parece una excelente idea que el pequeño Cándido permanezca en Venezuela —le dijo.

—Cándido viene con nosotros, señor.

—¿Para qué hacerle correr el riesgo de más navegaciones? ¿Quién sabe lo que le esperará en México?

—El niño sigue con nosotros, no lo puedo abandonar.

Lo dijo con tal firmeza que Balmis no insistió más. Sabía por qué la mujer reaccionaba de aquella manera, y lo que no quería bajo ningún concepto era que Isabel dejase la expedición.

47

Después de solicitar al gobernador Vasconcelos seis niños para él y cuatro para Salvany, robustos y sanos, que no hubieran pasado las viruelas ni hubieran sido vacunados —Balmis ya no los quería tan pequeños como antes—, emprendieron la bajada de Caracas hacia el puerto de La Guaira. Isabel estaba de un humor sombrío. No se separaba de Salvany, que ahora se mostraba azorado ante lo que se le avecinaba, la piel grisácea de tanta palidez. ¿Quién le serviría de báculo?, se preguntaba ella. ¿Quién le prepararía los medicamentos?

El día de la partida, Balmis dio sus últimas instrucciones al grupo de Salvany.

—Os aconsejo la unión, la eficacia, que seáis exactos en las operaciones, y la deferencia debida a los jefes, con quienes tendréis que entenderos —dijo Balmis, subido en el casco de una barca recién calafateada en el puerto de La Guaira—. También os recomiendo tomar dos o tres niños en cada paraje, de constitución robusta y no demasiado tiernos, pues la experiencia acredita que, además de causar muchas molestias, están expuestos y son peligrosos por su debilidad y por la facilidad con la que se altera su comportamiento.

Estaba utilizando los mismos argumentos que Salvany había utilizado en La Coruña para que no llevase a niños tan pequeños. Pero así era Balmis, todo lo tenía que hacer suyo. Luego se dedicó a consideraciones más científicas como observar la influencia de la vacuna en otras enfermedades comunes. Seguía con la ambición de conectar este viaje con el conjunto de las grandes expediciones científicas de la España ilustrada. No hubo sentimentalismo al despedirse del grupo.

Balmis tenía la vista puesta en México, capital del Virreinato de la Nueva España que abarcaba desde Centroamérica hasta las lejanas tierras de Canadá y los territorios de Texas, Nevada y Nuevo México. Que la vacunación fuese un éxito aún mayor que en Caracas ahora dependía sólo de sí mismo, de su determinación, de su inteligencia y tacto para superar los obstáculos burocráticos y culturales que podían frustrar su misión. Ya no tendría a Salvany para negociar, medrar y convencer a los reticentes. Ni para hacerle sombra. Ni para robarle el corazón a Isabel, su protegida.

En La Guaira, tres barcos contratados por la expedición los estaban esperando. En un bergantín correo atiborrado de mercancías con destino a Estados Unidos haciendo escala en San Juan, iban los cuatro niños puertorriqueños para ser devueltos a sus padres. Tres estaban vacunados y pletóricos. Habían vivido una experiencia inolvidable, un cuento de hadas que no querían que terminase. Hubieran deseado permanecer junto a los gallegos, para seguir jugando al escondite en las bodegas y seguir siendo agasajados como príncipes en ciudades desconocidas. Que pronto estuvieran en contacto de nuevo con sus familias no les servía de consuelo. Lloraban amargamente en la cubierta del bergantín *El Palomo* mientras decían adiós con la mano a sus amigos, a los seis nuevos con quienes nunca jugarían, y a Isabel. Ella estaba especialmente compungida porque Juan Eugenio, deshidratado por la fiebre y la diarrea, viajaba en ese mismo barco. Lo había tendido en un camarote cubierto con una manta porque tenía frío. Sólo esperaba que la travesía fuese tranquila para que llegasen lo antes posible. Lo abrazó largamente, dio instrucciones a un marinero para su cuidado, se despidió de los demás y volvió a la *María Pita*.

Con el ajetreo de la estiba, el avituallamiento de los barcos y la abigarrada multitud aún más entusiasta que el día de la llegada y que agitaba en el aire brazos y pañuelos, no pudo despedirse de los que viajaban en el bergantín *San Luis*, el grupo que se acabaría conociendo como «la expedición Salvany». La separación era traumática, porque nada une tanto como el sufrimiento compartido. Durante los últimos seis meses habían pasado penalidades, decepciones, sorpresas, disgustos y buenos momentos. Se separaban sin saber si se volverían a encontrar.

El *San Luis* y la *María Pita* navegaron en paralelo largas horas. Isabel y Salvany estaban cada uno en la cubierta de sus respectivos barcos, apoyados en la borda. La suya fue una despedida silenciosa, sin gestos ni abrazos. Se les podía privar de la compañía del otro, de la libertad de decidir, pero no de la mirada. Isabel lo imaginaba cruzando ríos caudalosos, atravesando valles y llanuras, escalando ciclópeas montañas... ¿Cómo lo soportaría?, se preguntaba. Se quedó con la última imagen de su eterna sonrisa, la barba de tres días que sombreaba su rostro enjuto, y con el recuerdo de la dicha que le había hecho sentir. La había tratado con bondad e interés. Le había dado calor humano, ternura, tiempo y atenciones. Pero la felicidad se aprecia cuando se pierde. Poco a poco una sensación de vacío fue apoderándose de ella. Se daba cuenta de lo mucho que Salvany había ocupado su corazón. Ahora iba a saber de nuevo lo que era sufrir la soledad. Sola, porque el hombre que la había hecho soñar y sentir estaba difuminándose en el horizonte. Al cabo de varias horas de navegación, el *San Luis* viró hacia el oeste rumbo a la desembocadura del río Magdalena, y la *María Pita* continuó hacia Cuba. ¿Lo volvería a ver?, se preguntó Isabel. Habían prometido mantener el contacto a través de los informes que enviaría Salvany a la metrópoli, y también por carta gracias al sistema de buques correo que regularmente unían los virreinatos y las capitanías generales de América. Cuando se metió en el barco, el rostro inundado de lágrimas, se dijo a sí misma: «Casi prefiero la soledad de antes».

Por la noche el viento refrescó. El capitán ordenó arriar las velas de mayor y mesana e izar el tormentín, justo antes de que estallase una tormenta tropical corta y violenta. Cándido era el único pasajero que se divertía, le parecían emocionantes los rayos, los truenos y las olas enormes... El barco se deslizaba veloz, hundiendo el bauprés en la ola, recogiendo agua al erguirse para volver a subir empinado hacia la cresta blanquecina. La tormenta amainó, pero los días siguientes el viento continuó, sin piedad, sin tregua.

El mundo que veía Isabel desde su ojo de buey era como una inmensa caldera de leche hirviendo que parecía abalanzarse sobre el barco, bajo un cielo tan bajo y sucio que se podía tocar con la mano. La cubierta estaba barrida por tantos rociones que un marinero no podía mantenerse en pie. Día y noche se oía el silbido del viento, el tumulto del mar y el ruido del agua estrellándose contra el casco. Los marineros, los médicos y por supuesto Isabel vivían en una tensión constante, sin poder descansar; tenían que desplazarse agarrados con fuerza a los pasamanos y a las literas. Los niños estaban aterrados, todos lloraban, mareados. Cándido dejó de verlo todo como un juego y también él fue presa de náuseas y vomitonas. El pequeño Benito acabó semiinconsciente, la piel fría y con espasmos. Los consejos tradicionales —desde respirar sales de amoníaco hasta procurar dirigir la mirada hacia el horizonte— no funcionaban en aquel infierno. El pánico de ver a su hijo así y la angustia de no poder aliviarle, ni a él ni a los demás, hizo que también ella se marease como no lo había estado nunca, con vértigo y pérdida de coordinación en los movimientos. Desesperada, llegó a pensar que perderían la vida. ¿Cómo se había dejado embarcar en aquella aventura?, se preguntó. ¿Por qué se había dejado embaucar por Balmis, ese despiadado ávido de gloria que ni siquiera se había acercado al camarote de los niños? En realidad, Balmis estaba encerrado en el suyo viviendo su propia agonía, con disentería y tan mareado que había perdido el conocimiento. Lo cuidaba como podía su sobrino, el enfermero Francisco Pastor. Para aquellos pasajeros no existían ni el cielo ni las estrellas, sólo nubes bajas y un mar enfurecido. Llegaron a olvidar el día de la semana, el nombre del mes y hasta el recuerdo de la vida en tierra. La *María Pita* se balanceaba, cabeceaba, caía en picado, gemía por todas sus cuadernas como un animal sometido a tortura. Abajo, los marineros achicaban la sentina a la luz de una linterna de aceite: sus rostros estaban sucios, la expresión despavorida, agotados como si llevasen años sin dormir, olvidando lo que era estar secos y sentir el suelo firme bajo los pies.

48

Finalmente arribaron a la mayor de las Antillas, no al lugar donde tenían previsto, Santiago de Cuba, sino donde los llevaron los vientos, más al oeste, a la bella ciudad amurallada de San Cristóbal de La Habana. El 26 de mayo de 1804, diez días más tarde de lo que en un principio habían calculado, fondeó la corbeta en medio de un bosque de mástiles y velas de embarcaciones de todos los tamaños. Desde la rada, los exhaustos pasajeros contemplaron abrumados el trasiego de las barcas que cargaban azúcar, cacao y tabaco en los grandes buques. A pesar de que no los esperaban, pronto llegaron los miembros de la Comisión del Cabildo, que pudieron comprobar cuán quebrantada estaba la salud de los expedicionarios, especialmente la de los niños, que salieron del barco con aspecto miserable, sucios, apoyándose los unos en los otros, como supervivientes de una batalla. Fueron conducidos al interior de las murallas, por calles sin empedrar transitadas por hombres y mujeres de color, muchos de ellos esclavos, hasta la cómoda casa del capitán general, el marqués de Someruelos, rodeada de un jardín tropical con monos en los árboles y jaulas llenas de pájaros multicolores. En ese paraíso fueron agasajados, en presencia de los oficiales de la guarnición y de las familias más señaladas de la ciudad, formadas principalmente por hacendados y comerciantes españoles.

Isabel aceptó con gusto la hospitalidad del marqués y se instaló con su hijo en un cuarto abierto al jardín con grandes visillos que ondulaban con la brisa. Balmis y los demás se alojaron en los palacetes de los ricos criollos, y los niños en el convento de las monjas agustinas, que los alimentaban a base de frutas cocidas con azúcar y pan de cazabe, hecho de maíz y yuca. Los marineros se pusieron a reparar la *María Pita* en uno de los grandes astilleros, donde se construían navíos para la Real Armada con la madera de los abundantes bosques que poblaban la isla. Como huésped en casa del marqués de Someruelos, Isabel estaba invitada a las múltiples recepciones que allí se ofrecían. Al principio se encontraba incómoda porque sentía que no formaba parte de aquel mundo, de aquella élite azucarera y negrera de una isla que vivía su gran momento de prosperidad. Tampoco se sentía cerca del personal de servicio, en su mayoría esclavos o libertos. Vivía en un limbo social. Pero la gente era viva y afable, y las mujeres especialmente hospitalarias. Las de alcurnia no la menospreciaron, al contrario, se desvivieron para que se sintiera como una más. Aquí no existían los prejuicios de la Península. Así, *doña* Isabel tuvo que olvidarse de la falda negra y el pañuelo de gallega, y vestir con faldas anchas de muselina blanca, botines, blusas de tafetán y flores en el pelo, ya que la moda del sombrero había desaparecido. Se sentía a gusto con esa ropa alegre, adaptada al calor, y causó sensación entre los niños la primera vez que fue a verlos. «La rectora se ha disfrazado», decían. Pasaba tardes enteras repasando la ropa de los pequeños, cosiendo botones, zurciendo pantalones o simplemente escuchándolos. Aunque le espantaba la vida social, no tenía más remedio que aceptar las invitaciones. El propio Balmis la presentaba como una mujer excepcional, sin cuya participación la expedición quizás no hubiera sido posible. Isabel se ruborizaba y bajaba la mirada.

En uno de aquellos festejos, le echó el ojo el sevillano don Santiago de la Cuesta Rodríguez, un hombre moreno y de facciones marcadas, con una prominente panza, vestido con traje de lino blanco, sombrero de jipijapa y zapatos de piel española, el mayor importador de esclavos negros «bozales» (directamente de África) y dueño también de una casa comercial con banco y refacción, es decir, que prestaba dinero para la producción azucarera. Don Santiago, recientemente enviudado, se dejó seducir por la altivez natural de Isabel y una belleza que la ropa blanca realzaba. Por llegar de la Península, su presencia, su acento y sus maneras resultaban exóticos. De modo que organizó una cena en honor de los expedicionarios. Al final del ágape, le pidió que lo acompañara y la llevó por los pasillos engalanados de su palacete hasta el jardín. En una edificación contigua, le mostró una colección de plantas secas, como si fuese la cosa más extraordinaria del mundo.

—El explorador Humboldt fue mi huésped en el viaje que hizo a Cuba hace dos años, y me ha dejado su herbario para que lo custodie.

—Ah... —dijo Isabel.

El nombre de Humboldt no le decía nada, ni tampoco entendía tanta fascinación por las plantas secas. Era consciente de que ese magnate la tomaba por una mujer de mundo, cuando no era más que una niñera, hija de unos padres «pobres de solemnidad». El hombre aludió al sentimiento de soledad que le atenazaba desde que perdió a su esposa, a la bondad de compartir la vida en matrimonio, y le habló de sus negocios, de la importación masiva de negros que traía de África y de sus proyectos de abrir fábricas para producir en serie ropa para esclavos. Nada de lo que decía impactaba a Isabel, que tenía el pensamiento lejos de allí. No le impresionaban ni el alarde de poder y riqueza que dispensaba don Santiago con mayor énfasis a medida que notaba su falta de interés, ni lo que contaba del miedo a ser asesinado por sus esclavos durante el sueño, como les ocurría a todos los nobles americanos escarmentados por la revolución de los africanos en la vecina isla de Santo Domingo. Isabel no lograba interesarse ni por el personaje ni por el mundo que le rodeaba. Había visto la miseria del barrio de los esclavos, en la ciénaga. Las casuchas de adobe en las que convivían cerdos, gallinas y niños desnudos con la piel llagada le recordaron la miseria de su infancia. Ahora su corazón estaba ocupado por Salvany y por los niños de la expedición. Por eso, tampoco reaccionó con alegría al recibir el soberbio ramo de flores que le envió don Santiago al día siguiente con una nota en la que directamente le declaraba su amor y le prometía un imperio de felicidad. Se armó un gran revuelo entre las mujeres que pasaban por la casa del marqués de Someruelos, que la miraban con admiración, como si le hubiera tocado el primer premio en una rifa. ¡Y qué premio! El viudo más codiciado de la sociedad. Por eso no entendieron cuando Isabel le respondió en una carta que le agradecía las flores y todas sus atenciones, y le explicaba que su corazón no estaba disponible. El rechazo no hizo más que atizar el orgullo de don Santiago, que volvió a insistir enviándole a su calesero, un negro vestido de frac con galones dorados, chaleco, polainas, chistera y fusta, con un paquete en los brazos.

—Un regalo de parte de don Santiago —le dijo el negro.

Isabel lo abrió y vio un abanico de oro y seda bordada con delicados diseños de tela de araña.

—No puedo aceptarlo, devuélvaselo.

—*El señó se pué enfadá mussho* —contestó el hombre.

Las mujeres que revoloteaban por la casa le aconsejaron lo mismo mientras admiraban el abanico: a don Santiago nadie le afeaba la conducta, ni pensarlo. Isabel entendió que este hombre no era como Jerónimo Hijosa, era un cacique acostumbrado a mandar y a que le obedeciesen, y a conseguir lo que se le antojara... ¿No había basado su imperio en la compraventa de seres humanos? Isabel estaba decidida a no dejarse comprar, a ningún precio.

49

En Cuba no sólo existía la élite imperial de las Españas, a la que pertenecía el marqués de Someruelos. Había un puñado de científicos, algunos en el ejército, otros descendientes de la élite azucarera, como el botánico José Antonio de la Ossa o el doctor Tomás Romay, médico y científico de excelente reputación, que Balmis, a pesar de sus problemas estomacales, se dio prisa en conocer. Romay le contó que la vacuna había llegado a Cuba:

—Gracias a la expedición. Gracias a vos.

Balmis, sorprendido, no entendía. Romay le explicó que, ante la amenaza de una nueva epidemia, aprovechó la llegada de una mujer a La Habana, María Bustamante, que el propio Balmis había vacunado en Puerto Rico, para inocular a sus hijos, y luego, ante el éxito de la operación, a doscientas personas más. Esta vez Balmis reaccionó con agrado. La vacuna había llegado, no por la ambición de médicos u oficiales venales, sino de manera natural, traída por una vacunada suya que un médico inteligente como Romay supo aprovechar. El procedimiento se estaba extendiendo solo por esa isla de trescientos mil habitantes —lo que no dejaba de ser admirable—, y a Balmis únicamente le faltó organizar bien la Junta de Vacunación. Se puso a ello con la inestimable colaboración del doctor Romay, un hombre honesto que procedía con cautela y método y que no disimulaba su admiración por Balmis:

—Estoy muy agradecido de que hayáis llegado junto con vuestros ilustres colegas para revisar mi trabajo y corregir mis errores.

A Balmis esas palabras le sonaban a música celestial. Ambos contaban con el respaldo decidido de los obispos, que publicaron sendos edictos exhortando a los curas «para que contribuyesen a propagar este feliz hallazgo». El de La Habana, don Juan José Díaz de Espada, era un conocido higienista, que acabaría inaugurando con Romay el primer cementerio extramuros de la ciudad. De sus charlas apasionadas con aquellos colaboradores y consciente de que la enfermedad llegaba en los barcos negreros, Balmis propuso a don Santiago de la Cuesta, que representaba asimismo a los demás comerciantes de esclavos, vacunar a cada negro que se introdujese en el puerto. Don Santiago, después de haberlo consultado con sus colegas, dijo que estaban de acuerdo siempre y cuando los gastos corriesen a cargo de la Real Hacienda. Se abstuvo de decir que las directrices que tenían los capitanes de sus barcos negreros era asesinar de noche al esclavo que hubiera contraído la viruela, si se creía que con ello se podía salvar del contagio al resto del barco. Balmis escribió a las autoridades de Madrid proponiendo pagar dos reales por semana a los facultativos de la Junta de Vacunación para inmunizar a los esclavos. Hubiera sido un arma muy eficaz para atajar el contagio, pero nunca obtuvo respuesta.

Estaba a la espera de niños nuevos para llevar la vacuna de La Habana al puerto de Veracruz. Pero ni el gobernador ni el capitán general ni los obispos consiguieron que unos padres les ofreciesen a sus hijos. Los huérfanos de la inclusa local eran inservibles porque a todos los habían vacunado. Entonces recurrió a la experta, para que hiciese lo mismo que en Puerto Rico, para que fuese a recorrer los barrios pobres en busca de portadores.

—No quiero seguir con la expedición —le dijo Isabel de sopetón.

Balmis no respondió. Era la primera vez que Isabel se enfrentaba a él; en realidad era la primera vez en su vida que plantaba cara a un superior. Siempre y en todas las circunstancias se había comportado de manera sumisa. Con su padre, con don Cayetano, con los Hijosa; nunca se le hubiera pasado por la cabeza desafiar a nadie, y menos a quien le daba de comer. Era algo que tenía enraizado en lo más profundo de su ser. Pero la gente cambia, pensó Balmis al observar su vestido blanco de muselina. Se acordó entonces de los dimes y diretes que relacionaban a Isabel con don Santiago, y se imaginó el peor de los escenarios: «Ha encontrado un pretendiente rico, y por eso se queda...». Ahora tendría que pagar por haberla apartado de Salvany. Don Santiago, con su poderío, podía fácilmente robarle la pieza clave de la expedición. Si ése era el caso, era gravísimo. Demasiado grave como para dar rienda suelta a su mal genio. Hizo el esfuerzo de controlarse.

—Me han llegado habladurías, ya sabéis, la gente comadrea, que don Santiago os corteja, que hasta os ha regalado objetos de gran valor... Me imagino que habéis cedido a sus pretensiones.

—Todavía no, doctor.

A Balmis, ese «todavía» le heló la sangre. Isabel añadió:

—No soy presa fácil, aunque penséis lo contrario.

—Nunca lo he pensado...

—Pero obrasteis como si lo pensarais... cuando yo sólo os quería aportar consuelo.

Un aluvión de tics le dejó prácticamente sin habla.

—Os pido..., os pido disculpas.

—A buenas horas —dijo ella para sí.

Se instaló un silencio incómodo entre ellos.

—¿Entonces?, ¿lo de don Santiago? —Isabel no se dignó contestarle. Balmis prosiguió—: Entiendo que hemos tenido unos días de travesía muy duros, Isabel. Y es lógico que nos haya ocurrido después de tanto navegar, es la ley de probabilidades, pero eso no significa que...

—No es por eso por lo que quiero dejar la expedición.

Balmis la miró con aire interrogante. Ella le sostuvo la mirada:

—Acaba de llegar la noticia de que Juan Eugenio ha muerto en el trayecto hacia Puerto Rico.

El médico dejó pasar un largo silencio. Luego dijo:

—Dios le guarde. También a ellos los debió zurrar el temporal. Ese niño estaba malito desde que salió.

A Isabel se le escapó una risa nerviosa. El comentario del médico le pareció el colmo del cinismo.

—Os dije que había que dejarlo en tierra y vos os empeñasteis en que viniera. Ni siquiera pudimos vacunarlo.

—A su manera, contribuyó a la grandeza de la expedición. Dios se lo tendrá en cuenta.

—A mí, Dios no me lo perdonará.

—Sí, lo hará. No ha sido vuestra culpa. —El médico continuó mascullando palabras ininteligibles. Isabel esperó a que terminase—: En todo caso, mía.

A Isabel le extrañó esa confesión repentina; parecía un atisbo de nobleza, pero descartó la idea: aquel hombre vivía engullido en su propia vanidad.

—¿Os acordáis de ese niño que enfermó en el viaje de Madrid a La Coruña? —le dijo Balmis—. Lo atendisteis en seguida, dejándonos a todos plantados.

—Sí, se llamaba Andresito.

—He sabido que murió en el camino de regreso de La Coruña a Madrid. No os lo quise decir para no perturbaros.

Isabel se estremeció.

—La muerte de Juan Eugenio se podía haber evitado, señor. Bastaba con no subirle a bordo.

—Nos faltaba uno... Lo hice por seguridad.

—Será por seguridad vuestra, no del niño.

—Por seguridad de la expedición —dijo con una punta de exasperación. Le sulfuraba que un subalterno le cantase las cuarenta—. Es muy probable que ese niño hubiera fallecido de todas maneras, llevándolo con nosotros o dejándolo en San Juan.

—Entonces, si lo sabíais, ¿por qué no me escuchasteis? Que muera un niño, doctor... es algo, que no puedo..., no estoy aquí para que se me mueran.

Nunca había visto a Isabel en ese estado de nervios.

—No soy como vos, que no sabéis lo que son los niños —continuó diciendo Isabel—. No sabéis lo que significa darlo todo por un hijo, todo, hasta la vida misma. ¿Cuándo os habéis despertado de noche para consolar siquiera a uno? ¿Cuándo habéis preferido morir antes de que le pase algo a ese ser inocente que depende de vos? Nunca. Para vos, los niños son como fichas en un juego..., en un juego mortal. Así que no me pidáis que os busque más niños.

Isabel apretaba los puños. Llevaba varios días entre furiosa y melancólica, desde que vio alejarse definitivamente a Salvany, de pie y asomado por la borda del *San Luis*. ¿Dónde estaría ahora?, se preguntaba. ¿Habría encontrado la misma tormenta? ¿Estaría vacunando a indígenas? ¡Cómo le hubiera gustado acompañarle, y no al iracundo y manipulador Balmis! Por primera vez, sentía bullir en su fuero interno la rebelión contra su suerte.

—Isabel, os ruego que os tranquilicéis y reflexionéis —le dijo Balmis—. Siempre, hasta ahora, habéis ido mejorando en la vida... Habéis abandonado vuestra aldea, habéis dejado de servir, sois una empleada con sueldo, y ahora estáis particip...

Isabel se tapó los oídos. No quería volver a oír a Balmis glosarle las ventajas de formar parte de la expedición. No aguantaba más el mismo discurso.

—¡Por favor, señor, no sigáis!

Si para Balmis el fin justificaba los medios, para Isabel no.

Podía soportarlo todo, el mal carácter y las arbitrariedades del director, los modales rudos de los marineros, la falta de privacidad, las horas eternas en el barco, la sobrecarga de trabajo, los fatuos halagos del mayor negrero de Cuba, pero no podía con la muerte de niños que estaban bajo su responsabilidad.

—Quiero volver a España —terminó diciendo.

Balmis no sabía bien cómo lidiar con este tipo de crisis, ni siquiera lo había previsto. Intuía que debía mantener la sangre fría, y utilizar el poco tacto que tenía.

—Y mientras encontráis un barco... ¿Dónde viviréis?

—Me quedaré ayudando al doctor Romay a vacunar, por ejemplo. O trabajaré en el hospicio, o en el obispado.

Balmis no indagó más. La dureza del viaje se estaba cobrando sus víctimas, pensó, aunque todavía le quedaba la duda de que Isabel no hubiera caído en las garras de don Santiago, un hombre poderoso, capaz no sólo de infundirle la seguridad que toda mujer ansía en la vida, sino también de influir en su pensamiento para desviarla de su cometido.

Después de un largo silencio, Balmis dijo:

—Las bajas son inevitables en una empresa como la nuestra, así como los accidentes, porque estamos recorriendo un camino que nunca antes se ha hollado, y además con seres frágiles. No tenemos guía ni patrón que nos pueda orientar. Por eso hay fallos, y seguirá habiéndolos. Pero el resultado final es lo que cuenta. De ello responderemos ante Dios.

Y se alejó, con su caminar un poco torpe y contrayendo el cuello.

Como buen estratega, Balmis dejó pasar unos días antes de volver a verla. Isabel, cada vez más agobiada por la insistencia del magnate, añorando a Salvany y devastada por la muerte de esos dos niños, cayó en la morriña. Para luchar contra el calor y la melancolía se tumbaba en la hamaca, cerraba los ojos, imaginaba el aire fresco de su tierra y la lluvia fina refrescándole el rostro. O recordaba intensamente los días de sol en invierno, tan inesperados y mejores que los días de verano porque se sabía que no podían durar. Era capaz de concentrarse en los olores del pote humeante en los hogares de Galicia, en el ruido de los cascos de caballo sobre los adoquines de la calle Real, en la playa enorme coronada por la Torre de Hércules. La nostalgia arrasaba con su ánimo.

Mientras, Balmis enviaba ruegos y solicitudes formales a los obispos y demás instituciones para conseguir niños, pero tres semanas más tarde aún no había conseguido ninguno. Tenía prisa por partir porque anticipaba un triunfo mucho mayor en la Nueva España, de modo que aceptó la propuesta del mayordomo de la casa donde se hospedaba, Lorenzo Vidat, que le convenció para que comprase tres jóvenes esclavas negras. La mayor no tendría más de diez años.

—Es un buen negocio comprarlas aquí y venderlas en Veracruz, le podréis ganar cincuenta pesos a cada una —le había dicho Vidat.

Balmis las examinó meticulosamente; las encontró sanas y libres de viruelas. Aun así, le faltaba un cuarto niño para asegurar el transporte de la vacuna. Aconsejado por el marqués de Someruelos, se dirigió al cuartel a buscar a un recluta joven y consiguió convencer a un «tamborcito» del regimiento de Cuba, llamado Miguel José Romero, de que se uniese al grupo.

Cuando todo estuvo listo, mandó llamar a Isabel. Fue con la sinceridad por delante:

—Os lo ruego: no me dejéis solo ahora, a cargo de todos los niños que tienen que volver a España. Falta poco para llegar a México, os pido un poco más de paciencia. El virrey nos recibirá con todos los honores, ya está avisado de nuestra llegada por el propio ministro Godoy. Allí todo será más fácil, solucionaremos todos los problemas. Pero hasta entonces, os ruego que continuéis con nosotros.

—¿Y que mueran más niños? Utilizáis a los niños más indefensos y pobres para vuestra propia gloria.

Isabel se arrepintió en seguida de haberle dicho lo que pensaba. ¿Cómo podía haberle asestado semejante estocada a Balmis, después de todo lo que ya le había dicho?, se preguntó asustada. El médico, herido en su orgullo, esbozó una mueca de disgusto.

—No es para mi gloria, es para gloria de España, de nuestro rey y de la humanidad.

La mujer no se atrevió a seguir discutiendo. Hubo un largo silencio, que finalmente Balmis interrumpió. Con un tono seco y profesional que nunca antes había usado con ella, le dijo:

—Os recuerdo que el compromiso que adquiristeis con la expedición expira cuando hayáis llegado a Filipinas y los niños que traemos ahora hayan sido o bien devueltos, o bien colocados en familias novohispanas.

A continuación, Balmis hizo una breve reverencia, dio media vuelta y se fue. Isabel se quedó pensando largo rato. La personalidad de Balmis le asqueaba, a pesar de lo almibarado que se mostraba cuando la presentaba a extraños. Odiaba que se hubiera desprendido de Salvany antes de lo acordado. Odiaba que la hubiera obligado a embarcar a aquel niño enfermo. Por otro lado, la sombra alargada del magnate negrero le producía desasosiego. No se veía del brazo de aquel hombre que ni admiraba, por mucho dinero que tuviese, ni quería. La idea de seguir con Balmis le provocaba repulsión; la de permanecer en La Habana a merced del hombre más poderoso de la isla le daba miedo. Estaba atrapada.

50

Durante la travesía del Atlántico, a pesar de discrepar con Balmis y de no tenerle especial simpatía, Josep Salvany se había mantenido en un cómodo segundo plano gracias al don de mando, la capacidad organizativa y la fuerte personalidad del director. Sólo tenía que suplirle en contadas ocasiones. Pero ahora todo el peso de la organización recaía sobre sus espaldas.

Como responsable último de la expedición que ahora comandaba, tenía todos los elementos bajo su control, y con Grajales de ayudante, Lozano de practicante y Bolaños de enfermero, sabía que los cuatro niños mestizos que llevaba estarían bien atendidos y vigilados. Pero lo que no podía controlar Salvany era la naturaleza desconocida y cambiante de la costa caribeña. A las doce y cuatro minutos de la noche del 13 de mayo de 1804, cinco días después de haber zarpado de La Guaira, el *San Luis* navegaba a la altura de Barranquilla cuando Salvany, sus ayudantes, los niños y la tripulación que dormía fueron vapuleados en sus literas con una fuerza descomunal. El estruendo fue enorme, seguido de sacudidas parecidas a las de un terremoto. El barco daba fuertes bandazos como si fuese a romperse en mil pedazos, de nada servía agarrarse a los pasamanos o a las barandillas por la fuerza de las convulsiones. Oían los muebles chocar, la vajilla hacerse añicos, gritos y llantos. Grajales sintió líquido caliente derramarse por la cabeza, se tocó el pelo y vio su mano llena de sangre. Uno de los niños perdió el conocimiento por el golpe que se dio en la cabeza y los demás gritaban de pavor.

—¡Hemos encallado! —clamó un marinero.
—¿Qué hacemos?
—Esperar a ver lo que dice el capitán.

En ese momento, el barco escoró y se tumbó a babor como una vieja ballena herida. Hombres y objetos rodaron, golpeándose los unos contra los otros y contra las paredes. Después de ese caos, el buque permaneció inmóvil antes de dar un último estertor. Salvany recibió un impacto en la frente que le hizo daño: era una cacerola de hierro fundido. En ese momento, se oyó el grito de un marinero:

—¡Vía de agua!
—¡Estamos naufragando! —gritó el capitán desde la bocina—. ¡Todos fuera!

Habían encallado contra un banco de arena y rocas en la desembocadura del río Magdalena, un lugar especialmente peligroso porque los fondos mutaban.

Era una noche negra. Los marineros soltaron las amarras de las barcas salvavidas, y en cuestión de minutos organizaron la evacuación. Uno de los niños no quiso moverse, se aferraba a su litera, aterrado. El enfermero Bolaños tuvo que arrancarlo a la fuerza y llevarlo de los pelos hasta entregárselo a un marinero que lo metió en la barca. No había tiempo de ser atento, de tomar precauciones, de convencer, ni de esperar a ver cómo terminaría todo. Salvany y Grajales intentaban recuperar los instrumentos de vacunación en la oscuridad de su camarote hasta que tuvieron que salir al exterior por la amenaza del agua que ascendía.

Afuera, el panorama era desalentador. El buque estaba descoyuntado, las velas de sus tres mástiles hechas jirones y batiéndose contra el mar, los aparejos rechinaban, los cordajes, las jarcias y escotas formaban un amasijo inextricable. Las dos barcas estaban llenas; no cabía un alma. Pero los cuatro niños iban dentro. Un marinero le hizo una seña a Salvany para que saltase a la barca, pero éste se negó.

—¡Saltad, Grajales! —ordenó.

—Saltad vos, Salvany. Yo me quedo.

—¿Os quedáis? ¿A esperar la muerte? No, Grajales, os ordeno que saltéis a la barca inmediatamente. Si hay alguien que tiene que morir, seré yo, que ya lo estoy a medias. ¡Venga, idos!

Y Salvany prácticamente le empujó. Todavía quedaban muchos por rescatar de los restos, incluido el capitán, que lo observaba todo con la resignación del marino profesional que acepta el hecho de que ya está muerto. ¿Cuál era la solución?, se preguntaba Salvany, ¿tirarse al mar de noche? Estaban cerca de la costa; muy a lo lejos se divisaban las luces del pueblo de Barranquilla, pero no tan cerca como para llegar a nado. Algunos se pusieron a rezar; otros se mantuvieron impasibles, esperando lo peor.

—¡Buque a estribor! —gritó de pronto un marinero.

Al volver la vista, vieron en la semioscuridad un buque avanzar hacia ellos. Esa aparición mágica era el *Nancy*, un navío de corso al mando del teniente Vicente Varela que navegaba por ese tramo del río y que fue testigo de la desgracia del *San Luis*. Sus marineros consideraron primero la idea de reflotar el buque encallado, pero desistieron al comprobar los destrozos. Se dedicaron entonces a rescatar al resto de los pasajeros, el equipaje y gran parte del material médico. En sus barcas de salvamento, llegaron hasta una playa desierta a barlovento de Cartagena, donde desembarcaron a los náufragos. Varados en la playa, mientras daban gracias a Dios por que no hubiera habido pérdidas humanas, vieron cómo los hombres que les habían salvado la vida regresaban a su buque, que se disponía a zarpar de nuevo.

¿Significaba aquel accidente el final de la expedición a su cargo?, se preguntaba Salvany. Peor... ¿el final de sus vidas? Todo apuntaba a creerlo. Estaban perdidos, alejados del derrotero establecido por Balmis. El joven médico se precipitó a socorrer a los heridos, que eran numerosos.

—¿Qué os pasa, Salvany? —preguntó uno de ellos.
—¿A mí? Nada.
—Sí, mirad —le dijo señalándole la frente.

Salvany se pasó la mano por la cara. Sangraba por un ojo. Pero no sentía nada: la preocupación de no malograr los granos vacunales de los muchachos y su inaplazable transmisión, así como la cuantiosa pérdida de bienes materiales, le atormentaban más que el dolor, el hambre y la sed.

A la mañana siguiente se acercó una partida de zambos (mezcla de indios y negros), semidesnudos, que miraron esos despojos humanos con compasión.

—¿Barco...? —E hicieron un gesto como que se había hundido.

—Sí, sí, barco roto, hundido, a la mierda. Nosotros, agua... —dijo Grajales, e hizo una señal para indicar que tenían sed—. Perdimos todo, todo.

—Síganos a nuestra aldea, que está detrás de la playa —dijo el zambo.

Los zambos los llevaron a sus chozas y les proporcionaron agua fresca, harina de mandioca y frutas. Salvany estaba aliviado de que la expedición se hubiese salvado. Ahora necesitaban llegar a Cartagena lo antes posible.

—Os guiamos —dijo un zambo—, pero tendrán que pagar... —E hizo el gesto de sacudir una bolsa con monedas.

—No tenemos nada.

—Sin dinero, nos quedamos aquí.

En ese momento llegaron cuatro portando una tortuga enorme a hombros.

Trocearon la tortuga y la pusieron a hervir en una cacerola

renegrida y abollada. Tuvieron que zampársela hervida mientras negociaban el pago.

—Blanco dice siempre paga... El zambo se lo cree, el zambo trabaja, el zambo guía al blanco..., ¿y luego?

Salvany y los enfermeros le miraban con ojos muy abiertos, un trozo de tortuga en la mano. El hombre continuó:

—Y luego el blanco nunca paga.

—Dígale que sí, que sí —dijo Salvany, nervioso—, que le pagaremos en cuanto lleguemos, que llevamos un encargo del rey de España, que no somos corsarios ni forajidos, somos gente de bien.

—¿Gente de bien? ¿Y cómo quiere que me crea? —le contestó Grajales.

Después de una negociación que duró un par de horas y que exasperó a Salvany, los zambos aceptaron como prenda los objetos rescatados del barco.

Guiados por los indígenas, cruzaron tierras de manglares primero, y ciénagas después, sufriendo «los rigores del ingrato clima y el cruel martirio de varios insectos», como dejó escrito Salvany.

El día 18 de mayo, cuatro días después del naufragio, franquearon la puerta de Cartagena de Indias, la ciudad más grande del Virreinato de Nueva Granada, donde fueron recibidos como un ejército derrotado después de una batalla. A Salvany le pareció una ciudad magnífica, una joya rodeada de murallas que encerraban soberbias iglesias y conventos, parques floridos y casas comerciales, desde el impresionante fuerte de San Fernando hasta el hospital de la Obra Pía. Muchos pensaron que había sido Dios, en su infinita misericordia, quien había salvado a la expedición. Salvany, Grajales y sus ayudantes sabían que estaban vivos gracias a que los nativos supieron guiarlos. Por eso, después de pagarles, fueron invitados a la catedral, donde se celebró un solemne tedeum, y participaron en todos los festejos y agasajos organizados por el gobernador y el obispo junto con las personalidades más influyentes de la ciudad que, agrupados en el potente consulado cartagenero, anunciaron que asumirían todos los gastos de estancia y manutención de la expedición. Fue un recibimiento apoteósico, de esos que le hubieran gustado a Balmis, pensó Salvany.

Como todos los miembros de la expedición habían enfermado de resultas del naufragio, la mayoría se recuperaba en el hospital. ¡Cómo echaba de menos a Isabel! Aunque, en su generosidad, pensó que era mejor que se hubiera librado del naufragio y de todas las calamidades padecidas. Él, ajeno a los estragos que su propia herida en la frente estaba causándole, se dedicó a vacunar, empezando por los nativos que los habían salvado. Contó con el decidido y eficaz apoyo del gobernador, que facilitó su labor, ya que el territorio bajo su mando vivía perpetuamente bajo amenaza de epidemia. Salvany y su grupo vacunaron a más de dos mil personas en la propia Cartagena. Luego instruyó a dos religiosos betlemitas y envió a uno con cuatro niños hacia Panamá, y a otro hacia Buenos Aires, con la vacuna entre cristales. También hizo inocular algunas vacas para conservar el pus y que éste adquiriera nuevo vigor. Organizaron una Junta de Sanidad con instrucciones sencillas y fáciles de seguir. Las sesiones se debían celebrar semanalmente y cada comisario de barrio tenía que presentar un niño cada nueve días a fin de perpetuar el fluido.

Los niños que había traído de La Guaira tardaban en reponerse de sus diarreas constantes, y como Salvany quería continuar y llegar a Santa Fe de Bogotá, pidió diez niños al orfanato cartagenero para transportar la vacuna.

El 24 de julio de 1804 salieron con gran pompa de Cartagena, bendecidos por el obispo y aclamados por la población. El gobernador le entregó las comunicaciones oportunas que ordenaban a las autoridades de los pueblos por donde transitaran que los auxiliasen en todo lo que necesitasen. Alabó el celo, la actividad incesante y el esmero de Salvany. Luego los expedicionarios iniciaron la remontada del río Magdalena en champanes, y en estas ligeras embarcaciones techadas con caña navegaron rumbo a la sabana baja y húmeda, la antesala de la selva.

51

Salvany estaba exhausto, física y moralmente. A pesar del éxito de Cartagena, se daba cuenta de la magnitud de la tarea.
—Es mucho territorio para sólo cuatro hombres —le dijo a Grajales.
—Lo único que podemos hacer es formar al mayor número de gente, religiosos, sanitarios, mujeres, militares... y que cada uno vaya formando a otros...
—Aun así... Me temo que un puñado de hombres con escasos medios no bastamos para vacunar un imperio.

Mompox les ofreció una acogida espectacular. Prácticamente todos sus habitantes estaban en los muelles del río para aclamarlos mientras repicaban las campanas de las iglesias. Tenían muy presente el recuerdo de la última epidemia de viruela. Había quebrantado la actividad de la ciudad, conocida por la calidad de las joyas que los orfebres moldeaban en oro y por la excelencia de los objetos de barro y adornos de loza vidriada de sus alfareros. Para delicia de niños y mayores, aquella epidemia no había afectado a la calidad de sus dulces, jaleas y frutas en conserva. Era de nuevo una ciudad floreciente, con un colegio renombrado en el que se podía estudiar gramática latina y filosofía.

Allí descansaron unos días. Salvany no pudo reanudar las vacunaciones porque se vio afectado por una repentina sordera en ambos oídos, lo que, unido a las migrañas que le provocaba su herida en el ojo, le dejó postrado.

—Me equivoqué al pensar que mi salud mejoraría en estos lares.

—Muy desesperado debisteis sentiros al creeros todas esas patrañas sobre las bondades del clima... América es grande, caben todos los climas.

—En el fondo, no quise informarme mejor porque hubiera supuesto acabar con la última de mis esperanzas de sanar. A veces uno se deja engañar por su propia fantasía. No sabía lo que era el calor antes de llegar aquí.

Todo menos enfrentarse a la irreversibilidad de la enfermedad, a la perspectiva de la muerte. Mientras su equipo vacunaba a toda la ciudad, Salvany yacía en un catre en la vicaría de la iglesia de Santo Domingo en la calle Real del Medio, donde se concentraban bonitos edificios de estilo sevillano. La sordera añadía el aislamiento a la soledad, la desesperación a la impotencia. Era una puerta que se cerraba...

—¿Cuál de mis sentidos será el siguiente? —se preguntaba Salvany en las agobiantes noches de insomnio—. ¿La vista? ¿El tacto?... ¿Así hasta desaparecer del mundo de los vivos?

No oía el vuelo amenazante de los zancudos; sólo cuando los veía posarse sobre un brazo o una pierna, los aplastaba de un manotazo.

—Dejadme vivir un año más, Señor, un mes más, un día más, y otro y otro... Dejadme en vida hasta que pueda acabar esta misión.

Añoraba más que nunca la compañía de Isabel, sus palabras de tierna amistad pronunciadas con dulzura, su presencia reconfortante, sus consejos llenos del sentido común de las campesinas gallegas. La veía como un arcoíris dentro del túnel de su soledad. «Si sobrevivo —se decía—, iré a buscarla...» Era un proyecto improbable, pero le ayudaba a seguir adelante. No oyó los golpes en la puerta ni los pasos del cura y del enfermero

Bolaños, que venían acompañados de un facultativo local, maletín en mano. Salvany se sobresaltó al verlos. El médico le sonrió y le dijo algo que no oyó, sacó el instrumental de su maletín y le examinó. Luego se concentró en los oídos.

—Infección auditiva, hay que limpiar bien el conducto.

Y se puso a ello, con delicadeza. De pronto, empezó a surgir del oído de Salvany un líquido amarillento que el médico limpió con gasas. Salía a borbotones. Repitió la operación en el otro; parecía irreal que cupiese tanto líquido en unos oídos.

—Os hemos traído guayaba en conserva.

Fue lo primero que oyó, por encima de un silbido ininterrumpido y de los tapones de algodón que el doctor le había colocado el facultativo. Sonrió. La vida seguía. Afuera, un zambo canturreaba:

El blanco muere rezando,
el negro muere llorando,
y el indio muere no más...

Para ganar tiempo y abarcar mayor porción de territorio, Salvany decidió desdoblar su equipo hasta Santa Fe. Mandó al ayudante Grajales, un toledano que había estudiado filosofía, medicina práctica y cirugía, considerado por el resto del equipo como «muy humanitario» y algo loco, y al practicante Lozano por tierra, mientras él y el enfermero Bolaños proseguían río arriba deteniéndose a vacunar en los pueblos de sus orillas. En el informe que redactó Salvany, escribió con su proverbial afán de precisión el impresionante número de vacunados: «Se calculan 24.410 sin observarse en ellos el más leve incidente».

A medida que subían río arriba, siempre bordeando la orilla para evitar las fuertes corrientes del centro, la selva se hacía más compacta. De lejos era un mar negro y verde, tedioso y fascinante, más impenetrable que el propio mar. Las copas de los árboles eran tan altas que se juntaban aprisionando el río, impidiendo que los rayos de sol atravesasen el follaje. Ahora entendía Salvany el estupor del que dejaron constancia en sus cuadernos de bitácora los viajeros antiguos que se habían adentrado en las profundas oquedades de la selva tropical.

Cerca de los lugares donde acampaban para pasar la noche, vio nenúfares de un metro de diámetro, escarabajos largos como la lanceta que utilizaba para vacunar, castaños altos como los campanarios de las catedrales. Vio enredaderas como serpientes y serpientes que adoptaban la forma de enredadera. Se puso a contar especies distintas en un solo árbol caído y se detuvo, cansado, al llegar a cuarenta.

—No existe el más mínimo hueco que no esté habitado por alguna forma de vida —observó antes de preguntarse—: ¿Cuántos seres invisibles estaré aplastando cada vez que doy un paso en la selva?

Durante aquel viaje, vio nubes de mariposas multicolores que se posaban sobre la arena de una playa, bandadas de loros que revoloteaban sobre aquel feroz enjambre de árboles y maleza. De cuando en cuando, mestizos y bogas que vivían del contrabando saludaban desde la orilla. Lo que le resultaba indescriptible era el calor de mediodía cuando tenían que detenerse y ya no estaban protegidos por la brisa producida por la marcha del champán. Calor, humedad y mosquitos convertían aquel edén en una trampa endiablada. Luego estaba el agua, omnipresente, porque los aguaceros no daban tregua. Se alternaban con huracanes, que sacudían la fronda de los árboles con violencia descomunal, quebrando ramas y lanzándolas al aire como proyectiles. Nada permanecía seco. Ni siquiera colgando la ropa cerca del fuego, de noche, conseguían que se secase.

—Habría que parar y reparar el champán —sugirió el marinero.

—Mejor no detenernos hasta llegar a un pueblo importante... —dijo Bolaños.

—No quiero naufragar de nuevo —repuso Salvany—. Es mejor detenerse, si lo creéis conveniente.

—Si deja de llover, mejor llegar a Nares, en estos pueblos de la zona no encontraremos buen material para las reparaciones.

Alcanzaron Nares al atardecer. Cuál no fue su sorpresa cuando, nada más desembarcar del champán, en el muelle del embarcadero, seis hombres y dos niños los estaban esperando. Uno de ellos le llamó por su nombre.

—¿Doctor Salvany?

—Sí, soy yo.

—Llevamos dos días esperando a su merced... Venimos de Medellín.

—Bien que se arriesgaron, casi no llegamos... ¿A qué se debe vuestra presencia?

—Nos manda el doctor Gómez de la susodicha Medellín, es para que, pues..., para que su merced nos comunique...

El hombre entregó un papel a Salvany. Era una nota del doctor Gómez pidiéndole fluido vacuno.

—Hay muchas viruelas por ahí, señor...

—Bolaños, la fama nos precede —le dijo a su ayudante con evidente satisfacción—. Vamos a prepararles un frasco con suero.

Una vez reparado el champán, prosiguieron viaje, pero Salvany estaba cada día más débil. En la ciudad de Honda, donde vacunaron a dos mil personas, perdió casi la totalidad de la visión de su ojo izquierdo, aquel que había recibido un golpe durante el naufragio. En su diario escribió: «Yo pude solamente verificar las dos primeras vacunaciones a causa de haber enteramente cegado, por el mucho calor del clima y de las luces que para la operación se necesitan...».

Forzado a detenerse de nuevo, Salvany volvió a temer lo peor. La fiebre, añadida al calor y a la humedad, le provocó brotes de asma, y tenía la impresión de vivir en un baño de vapor donde se asfixiaba. Escribió al virrey Antonio Amar y Borbón mencionando el agravamiento de sus males. Tuvo que empezar varias veces la carta porque las gotas de sudor borraban la tinta. El papel se reblandecía y se deshilachaba. Un silbido acompañaba su respiración cuando escribía, como si quisiese descargar culpabilidad: «Las enfermedades y los accidentes se ceban sobre mi persona». En Santa Fe de Bogotá, el virrey se alarmó. Temeroso de que no llegase la vacuna a la capital del virreinato, mandó un médico con material necesario para atender a Salvany, acompañado de varios niños, para que transportasen el fluido si el médico llegase a fallecer.

Salvany no murió ese día, pero perdió para siempre la visión del ojo izquierdo. Se despidieron del río y emprendieron el ascenso por las estribaciones de los Andes. Qué bueno fue dejar ese calor malsano, paralizante y opresor. Los mosquitos dejaron de atacar y Salvany pudo respirar de nuevo un aire fresco, que le daba la sensación de beber. Pero pronto el aire se hizo frío y, más arriba, enrarecido por la falta de oxígeno. El cansancio pasó a ser la sensación dominante como antes lo había sido el calor. Una extenuación que ralentizaba la marcha. Los guías nativos les enseñaron a combatir el mal de altura a base de mermeladas y chocolates.

El 18 de diciembre de 1804, justo antes de entrar en Santa Fe de Bogotá, se reencontraron con Grajales y Lozano, que habían llegado la víspera. Ver a Salvany con vida los llenó de emoción, no sólo porque temían por sus achaques, sino porque le tenían un sincero aprecio tiznado de admiración. Nunca tuvo un mal gesto, una mala respuesta con sus subordinados, como acostumbraba Balmis. Salvany se crecía con la adversidad; cuanto más enfermo estaba, más temple y fortaleza demostraba.

Fueron recibidos de manera entusiasta por la población. Desde las iglesias, los canónigos exaltaron el sacrificio de los expedicionarios y recomendaron el uso de la vacuna. El virrey le ofreció una sala del Hospital San Juan de Dios, pero Salvany la rechazó:

—Excelencia, me temo que no es bueno que el pueblo relacione la vacuna con la idea de enfermedad y muerte.

Lo primero que hizo, para dar ejemplo, fue vacunar al virrey junto con toda su familia. Y no sólo creó una Junta de Vacunación, sino que su ambición fue más allá; constituyó una Junta de Sanidad, cuyo fin era el cuidado de la salud pública en general, porque, además de la viruela, existían otras enfermedades mortales, como la fiebre amarilla. Cuando abandonaron Santa Fe de Bogotá, el 8 de marzo de 1805, casi ocho meses después de haber salido de Cartagena, la Junta Municipal de Salubridad e Higiene calculó que se había practicado la asombrosa cifra de 53.327 vacunaciones.

52

Cuando el volcán de su ira contra Balmis fue apagándose, Isabel Zendal se imaginó de vuelta al mundo que había dejado atrás, recordó el malestar de sentirse madre soltera, los prejuicios que sufría su hijo por ser natural y la vida oscura y menesterosa de la inclusa de La Coruña. No quería regresar allí, aunque Jerónimo Hijosa se lo iba a agradecer, de eso estaba segura. Además, permanecer en Cuba a la espera de un barco para regresar a España era quedarse a merced de don Santiago.

Había una tercera razón. No se rompía un compromiso, y Balmis había cumplido el suyo: la había convertido en «doña Isabel». ¿Qué hubiera pensado la Ignacia, o el Jacobo, que siempre le habían enseñado el valor de la palabra dada? ¿O Salvany? Habían llegado noticias de su atribulado viaje, del naufragio y de su llegada a Santa Fe de Bogotá. Pero eran noticias oficiales, no había nada personal en ellas, excepto la mención a las muchas penalidades padecidas. No había bajas, era lo único importante. Sí, ¿qué diría Salvany si ella rompiese su compromiso con la expedición? Actuar contra Balmis era hacerlo contra Salvany, contra su madre, muerta de viruela, contra doña María Josefa Hijosa, contra todas las víctimas del mal que habían marcado su propia vida. Era también hacerlo contra esos dos madrileños, doce coruñeses y cinco compostelanos infernales a los que había dedicado tanto tiempo y energía. Su compromiso estaba donde estaba su corazón, y su corazón estaba con ellos y con la expedición.

Balmis dio un profundo suspiro cuando la vio, rodeada de niños, en la embarcación que los traía hasta donde estaba fondeada la *María Pita*. «Gracias a Dios no ha caído en brazos del magnate Santiago», pensó. Apenas se saludaron cuando Isabel volvió a tomar posesión de su espacio. Se acababa la buena vida. Como despedida, el marqués de Someruelos la había invitado a cenar la víspera con su esposa y las amigas que le habían transformado el vestir. Ya no iría nunca de negro, Galicia quedaba muy lejos. Fue una cena a la luz de unas velas en el espléndido jardín, servida por criados de librea. Que hubiera rechazado al potentado de La Habana la hacía interesante, hasta misteriosa para unos; otros pensaron que era simplemente una gallega de pocas luces que no sabía aprovechar las oportunidades. En todo caso, una mujer difícil de encasillar. ¿Cómo podía nadie adivinar lo que sucedía en los meandros de su corazón?

Cuando en la cubierta de la *María Pita* Isabel vio llegar la nueva hornada, esas tres niñas esclavas y el tamborcito, se le cayó el alma a los pies. Las tres niñas iban cogidas de la mano y lloraban porque no querían dejar atrás a sus familias.

—Volveréis pronto, en el mismo barco... —les dijo a modo de consuelo.

Era una mentira piadosa, porque aquellas niñas eran mercancía y sabía que Balmis tendría que recuperar su dinero y venderlas al mejor postor.

Nada más zarpar, Balmis vacunó a dos de las niñas. Estaban aterradas cuando les hizo la incisión con una lanceta. Por muchas explicaciones que les dieron, las pobres pensaban que les estaban haciendo magia negra. Isabel las consoló y las protegió acomodándolas en su camarote y no les quitó la vista de encima durante toda la travesía, para protegerlas de las miradas lascivas de los marineros. El barco navegaba con un débil viento de popa, lo que aumentaba la sensación de calor. El aire sofocante y el cabeceo de la nave minaron la moral de todos.

Unos niños, hastiados y aburridos, se enzarzaron con el tamborcito, un mulato estirado como un alambre que se movía bailando como si estuviera siguiendo el ritmo de sus tambores.

—Tú no eres negro, eres blanco como nosotros, mira, lo vas a ver.

Entre varios, lo empujaron a la bodega y lo escondieron cerca de la sentina. Por una vez, ni Cándido de la Caridad ni Benito formaban parte de aquella salvajada. Tomó la iniciativa un chico llamado Gonzalo, que hasta entonces nunca había destacado por su mal comportamiento.

—Ahora el jefe soy yo —dijo imitando a Cándido y acercándose al muchacho con un trozo de estopa en la mano—. Te voy a quitar el color.

Le restregó la estopa en la cara mientras otros niños le sujetaban y otro le tapaba la boca. Jaleado por aquella jauría, Gonzalo perdió el control de sí mismo y frotó tanto y tan fuerte que hizo sangre en el rostro del cubano.

—Como salgas de aquí o pidas socorro, te limpio el resto del cuerpo —le amenazó Gonzalo.

Un día entero estuvo el pobre tamborcito en la parte más sucia y maloliente de la bodega.

Isabel lo había estado buscando toda la mañana:

—¿Habéis visto al tamborcito? No se habrá caído por la borda, ¿verdad? Benito, ¿no le has visto?

Se lo preguntó varias veces, pero Benito no sabía nada. Cándido respondió encogiéndose de hombros. Exasperada, habló con Pedro del Barco, quien dio la orden a toda la tripulación de ponerse a buscar al cubanito. Los marineros registraron el barco de arriba abajo hasta que dieron con el escondrijo del muchacho que, espantado, no quería salir. Isabel se puso tan furiosa que le entraron ganas de encerrarlos a todos en aquella mazmorra.

De nuevo el capitán dio un castigo ejemplar. Mandó azotar

a Gonzalo delante de todos, y a los demás, por turnos, los ató al mástil para dejarlos varias horas bajo un calor de plomo. Tampoco se libraron ni Cándido ni Benito. No los creyeron cuando dijeron no saber nada. Hasta entonces, habían participado, incluso liderado, todas las gamberradas, por lo que se hacía poco creíble que no hubieran participado en ésta, aunque fuese de manera indirecta, encubriendo a los culpables. Cándido protestó cuando le castigaron a limpiar los beques:

—¡Que yo no he sido, que no he hecho nada! —decía llorando.

Cuando le llegó el turno a Benito, el capitán hizo una señal a la madre, preguntando si debía proceder a castigarle o no. Isabel miró a su hijo, que temblaba, aunque estaba convencido de que su madre le indultaría como tantas otras veces. Ella tuvo la tentación de ahorrarle el castigo, pero ¿qué ejemplo era ése? Tampoco creía que fuese totalmente inocente. De manera que hizo de tripas corazón y asintió con la cabeza.

—¡Madre!... ¡Noooooo...!

Se tapó los oídos para no oír el alarido de su hijo.

53

Isabel se metió en su camarote, cansada, decepcionada. Harta de la crueldad de esos niños cuyo comportamiento, cada vez más incontrolable, desteñía en el de su hijo, o eso creía; harta de sus exigencias, de su mal hablar, de su falta de respeto, de no poder compensar las carencias que arrastraban. Harta de no tener contacto con otras mujeres, de lo jactancioso de Balmis y de su ambición. Hastiada del calor y de no ver claro su futuro.

La navegación hacia Veracruz fue lenta y pesada. El puerto, principal vía de salida de la plata y las riquezas de la Nueva España, era el más peligroso de la carrera de Indias, un auténtico bastión natural que se había cobrado el quince por ciento de todos los naufragios del planeta entre los siglos XVII y XVIII. Su aproximación se hacía especialmente delicada por un constante viento del norte que empujaba el barco hacia la costa y un cinturón de arrecifes a flor de agua, lo que obligaba a la tripulación a extremar las precauciones para no encallar. Cuando surgió en el horizonte el baluarte de San Juan de Ulúa, que anunciaba el puerto y la ciudad amurallada, el capitán dio orden de barloventear en zigzag para mantener una distancia prudente entre dos estrechos canales.

Cuando el 28 de julio de 1804 fondearon frente a la Puerta de la Aduana, estaban todos enfermos. Balmis había perdido peso y estaba transformado. Tenía las mejillas hundidas, el pelo más blanco, sudaba hielo y caminaba un poco curvado por el constante dolor de tripa. Parecía que llevaba años sin dormir. Estaba convencido de haber contraído la fiebre amarilla, que sospechaba era transmitida por la picadura de un mosquito. No había cura conocida, sólo podía tomar las mismas medidas que para una disentería: básicamente, evitar la deshidratación. Isabel y los niños también estaban afectados por molestias intestinales, de manera que no disfrutaron del momento de la arribada. El único en hacerlo fue el cubano, que se veía cerca del final de su calvario. Para todos, lo importante era que por fin terminaba la navegación. Habían llegado a destino sin percances mayores y sin una sola víctima, excepto Juan Eugenio. Y el niño madrileño Andrés, aunque nunca llegó a formar parte del viaje por mar. En sí mismo, eso ya era un logro prodigioso, considerando las cifras que arrojaba la Casa de Contratación de Sevilla, según las cuales una décima parte de los componentes de los convoyes a América morían debido a enfermedades y accidentes.

—¡Mirad! —dijo Balmis, los ojos encendidos y la voz trémula.

Señalaba los muelles del puerto, con su ajetreo habitual, el edificio de la Aduana y, detrás, la torre del convento de San Francisco.

—¡Mirad las tropas que nos envía el virrey! ¡Hasta las compañías milicianas están en formación para recibirnos! ¡Mirad esos fuegos! ¿No oís los cañonazos desde el baluarte de Santiago? ¿No oís cómo repican las campanas?

Isabel le miraba, confundida. Los niños no entendían. No se veía nada en la costa que no fuese el trajín de la vida cotidiana: carretones transportando mercancías, tranvías tirados por mulitas, carros que servían para recoger la basura rodeados de «nopos», aves negras que se comían lo que iba cayendo y que estaban en todas partes. Pero al igual que en Puerto Rico, no había nadie para recibirlos. Nadie para reconocer el esfuerzo titánico que estaban haciendo, aún menos para agradecérselo. Los héroes de la expedición de la vacuna estaban solos, bajo el mando de un director cuya calentura había distorsionado su recto juicio y que hubo que tranquilizar como a otro niño más.

Ante las circunstancias, Isabel pidió ayuda.

—¿Por qué no vamos a avisar al intendente? —preguntó a Antonio Gutiérrez Robredo, el ayudante de Balmis.

El trayecto hasta los muelles lo hicieron en uno de los botes auxiliares de la *María Pita*. Se encontraron en la ciudad más bulliciosa, más ruidosa y más caótica de todas las que habían visto, una babel cosmopolita y mísera, mezcla insólita de servidores reales, oficiales de tropa y marineros, borrachos, mendigos y prostitutas. Vendedores de fruta, de pescado, tamaleros, aguadores y vendedores de trompadas, típicos dulces de ajonjolí, recorrían las calles donde se oía hablar portugués, italiano o flamenco, porque los dueños de las pesquerías eran mulatos, morenos, chinos, portugueses de Angola, negros andaluces, indios filipinos, genoveses y judíos africanizados. Veracruz se sustentaba en una ciudad demasiado pequeña para la importancia de su puerto, con unos pocos edificios labrados con los corales y las madréporas de los arrecifes, viviendas de dos plantas con patio central y muchas casas de tablas proporcionadas por los naufragios.

En la casona de la Intendencia, uno de los escasos edificios imponentes, los recibió el intendente, la máxima autoridad en la zona, un hombre afable, que les entregó una carta del virrey dándoles la bienvenida a la Nueva España. No se disculpó por la falta de una bienvenida oficial, simplemente no había recibido instrucciones para hacerlo. Junto a la carta les entregó un ejemplar de *La Gaceta de México*.

—Lean esto... de parte del virrey.

El ejemplar estaba destinado exclusivamente a describir y glosar los esfuerzos del virrey en su «titánica» lucha por diseminar la vacuna en la Nueva España. Aquello lo explicaba todo. De nuevo un alto servidor real, en este caso el virrey, se había adelantado a la expedición. La historia se repetía. En realidad, como averiguarían más tarde, la circular de septiembre de 1803 que avisaba a todos los virreyes, gobernadores y capitanes generales de la próxima partida de la expedición les había descubierto la existencia de la vacuna, y eso los había empujado a buscarla a toda costa antes de la llegada de los expedicionarios, para apuntarse el tanto.

Robredo explicó al intendente que estaban en una situación crítica por la enfermedad del director y porque las vesículas de las esclavas que traían de La Habana estaban en su punto álgido. Tenían que inocular a otras personas para que no se interrumpiese la cadena.

—Hay un inminente peligro de perder el tesoro que tantas tribulaciones ha costado.

—Hubo una gran epidemia hace pocos años y la mayor parte de la población, los que sobrevivieron, están inmunizados —le contestó el intendente—. Además, ahora hasta los barberos administran la vacuna, por eso es difícil encontrar candidatos.

Cuando volvieron al barco, acompañados por el intendente y dos regidores que subieron a bordo para saludar a Balmis, éste se había recuperado de su confusión mental, pero seguía muy abatido por la decepción tan grande de la llegada y la noticia de que la vacuna, de nuevo, le había precedido.

—Sé perfectamente que lo importante no es ser el primero en introducir la vacuna, lo de verdad urgente es extenderla a todos, ricos y pobres, indígenas y españoles.

Estaban tan enfermos que tuvieron que dejar pasar unos días antes de abandonar el barco, aunque ardían en deseos de saltar a tierra. Mientras el capitán y la tripulación pertrechaban la *María Pita* para el regreso, Balmis nombró a su sobrino, el enfermero Francisco Pastor, responsable de una rama de la expedición que debía dirigirse a Guatemala para, desde allí, propagar la vacunar por Ciudad Real de Chiapas hasta los confines de América Central.

—Mejor será dividirnos... En Oaxaca y Chiapas encontraréis mejor recepción que aquí, estoy seguro. Os acompañará el tamborcito, a quien podéis inocular ya; luego tendréis que conseguir más niños. Nos veremos en Ciudad de México dentro de dos meses.

El cubano estaba feliz de acompañar a Pastor. Hubiera aceptado lo que fuera con tal de alejarse de la cohorte de niños españoles.

Llegó el momento de la despedida. Los niños salieron del barco tan débiles que apenas conseguían saludar a los marineros. Isabel obligó a que cada uno de ellos diese la mano o abrazase al tamborcito, pero Gonzalo, su pequeño torturador, se negó a hacerlo. El capitán intervino de nuevo y le amenazó con más azotes en público si no se despedía inmediatamente del cubano:

—¡Y además quiero oír tus disculpas, alto y claro! —agregó.

El niño no tuvo más remedio que hacerlo.

—Per... dón —dijo a la fuerza. Pedro del Barco se dio la vuelta y reclamó la presencia de Cándido. Cuando Gonzalo tuvo la seguridad de que ya no le oían, añadió en voz baja, mientras abrazaba sin ganas al tamborcito—: Zambo, *hidepu*...

Al oír su nombre, Cándido se escabulló asustado, porque se temía algún tipo de represalia de último momento contra una diablura que no recordaba haber cometido. Un marinero acabó persiguiéndole por el barco, y finalmente lo llevó en brazos hasta el capitán.

—¡Que no he hecho nada! —decía el niño.

Era verdad; esta vez tampoco había hecho nada.

—Sólo quiero darte un abrazo —le dijo el capitán, estrechándole contra su pecho—. Mis marineros y yo te echaremos de menos. —Luego se dirigió a los demás y añadió—: Y a todos vosotros.

Entonces los demás vieron cómo Cándido lloraba en público por primera vez, por la sorpresa, el desconcierto y el agotamiento. Francisco Pastor, el cubano y dos enfermeros salieron en seguida de la ciudad, y Balmis, Isabel y los niños fueron conducidos a su hospedaje en un convento, donde les sirvieron demasiada comida para lo que podían engullir, pero era la costumbre mexicana: cinco platillos compuestos de pescados, aves y un guiso de trozos de carne con cebolla, ajos y patatas, más el chocolate acompañado de un bizcocho. Algunos niños parecieron revivir con esa dieta, mientras que otros empeoraron.

En los días siguientes, Balmis y sus ayudantes no consiguieron vacunar a nadie en Veracruz. Nadie se presentó, porque ni el intendente ni las autoridades eclesiásticas habían informado a la población. Era pura desidia, y Balmis estaba desquiciado porque los granos vacunales en los brazos de las niñas estaban a punto de pasarse. Harto, y a pesar de lo débil que se sentía, entró en el despacho del intendente sin anunciarse. Cuando lo tuvo enfrente, no se anduvo con rodeos:

—El rey nuestro señor Carlos IV no va a dejar sin castigo vuestra falta de colaboración —le dijo—. Estáis incurriendo en una grave irresponsabilidad.

Siguió enumerando todas las represalias que podía padecer y el hombre, que huía de la confrontación y era sibilino, se acobardó:

—Lo único que puedo hacer es traeros una decena de reclutas del regimiento del cuartel —le propuso.

Balmis sospechaba que tenía delante a otro oficial más ávido de apuntarse honores que de luchar contra la viruela, pero accedió porque no disponía de otra alternativa. Unas horas más tarde, antes de que pudieran descansar, ya estaban sajando las pústulas de las niñas y vacunando a los soldados en sus propias habitaciones del convento.

Isabel, preocupada por la mala salud de los niños y por que se contagiasen de fiebre amarilla —como aparentemente le había ocurrido a Balmis—, le propuso salir de allí lo antes posible, abandonar ese clima asfixiante.

—No tenemos nada más que hacer aquí —dijo Balmis, convencido de la inutilidad de permanecer en un lugar donde no habían sido bien recibidos—. Subiremos a Jalapa, y cuando estemos recuperados, emprenderemos camino a México. Desde allí, y espero que con la colaboración del virrey, estableceremos unas rutas para difundir la vacuna por toda la Nueva España.

Al día siguiente, una caravana de coches de caballos puestos a disposición de Balmis por el intendente condujo la maltrecha expedición hacia el clima más benigno y seco de las estribaciones de la cordillera. Balmis llevaba consigo a tres de los reclutas que había vacunado, y lo último que hizo en Veracruz fue negociar un precio con el intendente por las tres esclavas cubanas. Isabel se despidió de ellas con el corazón encogido. Las veía tan frágiles y vulnerables...

—¿Quién sabe dónde acabarán? —preguntó.

—El intendente me ha prometido que las colocará de criadas en buenas casas —le dijo Balmis.

—Yo temo que acaben de prostitutas en algún garito del puerto.

—Esas niñas están bautizadas, no les está permitido ejercer la prostitución.

Isabel se encogió de hombros. La ingenuidad de Balmis la exasperaba. Desgarrada entre el impulso de no abandonarlas y la obligación de seguir con la expedición, dijo:

—Nadie las protege, y a vos, ¡a vos os da igual! ¿Cuánto habéis ganado en este comercio?

De nuevo Balmis sentía el dedo acusador de Isabel como un puñal hincándose directamente en su corazón. Se acordó de la última discusión, a propósito de la muerte del niño puertorriqueño, y optó por la cautela.

—El intendente se ha negado a pagarme lo que me costaron. He perdido dinero en la transacción, pero hemos conseguido preservar el virus.

—Os felicito, habéis cumplido con el objetivo primordial de la expedición.

Isabel miró por la ventana. Su mirada se detuvo en la *María Pita*, fondeada junto a muchas otras embarcaciones.

—¿*Habéis*? No, *hemos* cumplido; nosotros, la expedición, vos también, Isabel.

—Yo me siento culpable por esas niñas. Culpable de algo que yo nunca hubiera hecho, como es traerlas a bordo.

—No encontré otra opción. Se hace lo que se puede, no siempre lo que se quiere.

—Me subleva que se utilicen niñas esclavas para la gran misión patrocinada por el rey de España, y que las abandonéis en el primer puerto.

—No están abandonadas, están a cargo de la autoridad competente. Os aseguro que serán bien tratadas.

—¡Autoridad competente! No decíais eso ayer...

—Que no nos hayan recibido como debían no significa que no...

Isabel le interrumpió:

—Siempre os he oído decir que esta expedición hará palidecer de envidia a las demás naciones del mundo... Por lo pronto, a mí me hace palidecer de vergüenza.

—Sois injusta, Isabel. ¿Me hubierais dejado a vuestro hijo Benito si hubieseis sido una madre de una familia normal? Pues claro que no. Hemos ido avanzando con lo que hemos podido, con huérfanos, niños abandonados y esclavas... ¿Y por ello nos tenemos que condenar, aunque consigamos acabar con una plaga terrible?

—Si los abandonamos, no tendremos perdón de Dios.

El abandono, de nuevo. Después de haber trabajado en un hospicio lleno de niños desamparados, ¿cómo podía olvidarse de aquella palabra?, pensó Balmis. Iba a contestarle que las pirámides de Egipto las habían construido obreros cautivos, que las grandes obras de la humanidad habían requerido el sacrificio de muchos parias, esclavos y prisioneros..., que la justicia no había que buscarla en este mundo, sino en el otro, con perspectiva, que a ellos los juzgarían por el resultado de la expedición, no por lo que consideraba un detalle, como era la utilización de aquellas niñas cubanas. Pero la vio tan obcecada, tan llena de furia contenida, que prefirió callarse, no fuera a provocar la erupción del volcán que se escondía tras su personalidad aparentemente mansa.

54

Viajar por tierra era tan arduo que algún niño llegó incluso a decir que añoraba el barco, donde por lo menos podían corretear, trepar y jugar al escondite. Qué rápido olvidaban los malos momentos, los temporales, las encalmadas, los mareos... Pero es que los caminos en la Nueva España eran tan desastrosos que los pasajeros se veían obligados a bajar del carruaje y continuar largos trechos a pie, a veces vadeando un riachuelo, a veces subiendo pendientes acusadas. Los niños más pequeños iban a horcajadas sobre las mulas, de tres en tres, sujetados por Isabel y los enfermeros, que caminaban a su lado. Los expedicionarios supieron que los indios arreglaban los caminos sólo cuando iba a transitar algún virrey, y no viajaba ninguno desde hacía más de un año. Las autoridades los obligaban a abandonar sus pobres chozas y a sus familias para reparar los tramos impracticables, y debían hacerlo a sus expensas, lo que iba en contra de las reales cédulas que tanto recomendaban el bien y el alivio de los indígenas. Pero una cosa eran las leyes y otra, la realidad.

Por fin, después de un ascenso que les pareció eterno, llegaron a Jalapa, pueblo grande y hermoso por su frondosidad, en el que no hacía ni frío ni calor, y donde encontraron alivio en el convento de San Francisco, en cuyo hospital adjunto Balmis se había recuperado de la enfermedad contraída en las selvas colombianas durante su primer viaje al Nuevo Mundo. Ahora, como entonces, los monjes los ayudaron a restablecerse. Preguntados si habían sido vacunados, los frailes dijeron que nadie se lo había ofrecido hasta entonces.

—Pero ¿no ha emprendido el virrey una campaña de vacunación?

—Es la primera noticia que tenemos —le contestó el monje.

Antes de proseguir viaje, Balmis los vacunó. Luego siguieron camino por un paisaje de gran sabana, colinas negras y blanquecinas de origen volcánico donde, para delicia de los niños, de pronto pasaba al galope una manada de potros salvajes. En el pueblo de Perote, salió a recibirlos una delegación de la Audiencia y el Cabildo, los curas e invariablemente unos indígenas que ofrecían flores y súchiles, unos rosarios trenzados de florecillas, mientras tocaban sus instrumentos. Cuando Balmis proponía vacunarlos, los indígenas se esfumaban. Seguían sin querer saber nada de un procedimiento que les inoculaba el mal dentro del cuerpo para supuestamente curarlos de ese mismo mal. Nada había cambiado desde que fue enviado por el obispo Núñez de Haro a atajar la epidemia de Oaxaca. Así que no insistió. Tenía prisa por llegar a México. Por saber por qué, en vez de protegerlos y agradecer los servicios de la expedición, las autoridades se empeñaban tan cruelmente en obstaculizarla.

Once días después de haber salido de Veracruz alcanzaron la posada del santuario de Guadalupe a media legua de la capital. Como era un lugar pobre e incómodo, Balmis no quiso quedarse a pasar la noche allí. Independientemente de su gusto por el lujo, necesitaba un mínimo de privacidad: en aquel entonces defecaba sangre y apenas podía moverse. Lo suyo no era fiebre amarilla, sino «la venganza de Moctezuma», fuertes diarreas producidas por amebas o salmonela. De modo que escribió una carta al virrey recordándole que se habían conocido en Algeciras (omitió que había sido en un burdel) durante el sitio de Gibraltar y anunciando que harían su entrada en

México al atardecer después de que los niños descansasen y se aseasen. La carta concluía: «Espero la bondad de Vuestra Excelencia se sirva hacerme saber el alojamiento que nos tiene dispuesto para dirigirnos a él en derechura». También pedía que, para dar postín a la llegada de la expedición, los esperara una delegación de magistrados y de miembros del Cabildo.

En eso recibió la visita de don Benito María Moxó, obispo auxiliar de Michoacán, que se encontraba de paso en el santuario y que se desplazó hasta la posada cuando supo de la llegada de la expedición. Era un hombre afable, culto, conocido por ser un fervoroso defensor de las cualidades de los indígenas y del valor de su antigua civilización.

—Debéis saber, doctor Balmis, que el virrey Iturrigaray trató de impedir la entrada de vuestra expedición cuando arribasteis a Veracruz... Lo intentó con ayuda del fiscal de la Real Hacienda.

A Balmis se le aceleraron los tics.

—¿Por qué... razón?

—Con el pretexto de que ya no es necesaria. Empleé todo mi celo en desviarle de su propósito. He seguido el desarrollo de la expedición desde el principio porque tengo el privilegio de conocer a Josep Salvany desde que era niño... Y a toda su familia. Ambos somos oriundos de Cervera.

Balmis le miró asombrado. Le explicó la escisión de la expedición, y añadió que no tenía noticias recientes de Salvany. Luego, ensimismado, le preguntó:

—¿Por qué creéis que el virrey tiene tanto empeño en ningunearnos? No he visto rastro alguno de vacuna en las ciudades por donde hemos pasado...

Entonces el obispo le contó cómo Iturrigaray y su familia (estaba casado con su prima veinte años menor, doña Inés de Jáuregui, hija de un antiguo virrey del Perú) habían llegado de Cádiz un año antes con un séquito de veinticinco criados y ayudantes, y habían sido recibidos bajo palio procesional en

Veracruz con banda de música y desfile del ejército, una gigantesca valla de bienvenida, un carruaje con tiro de seis caballos, y su escolta personal, la Guardia de Alabarderos. No le había faltado la cálida ovación del pueblo.

—El cargamento que traían sorprendió por su volumen: eran ciento setenta bultos que, al formar parte de su equipaje particular, estaban libres de derechos de aduana —continuó el prelado.

—¿Qué traía en esos bultos?

—Telas, todo tipo de telas. Luego alegó que las llevaba consigo porque no había tenido tiempo de hacerse las vestiduras apropiadas. En los días que pasaron en Veracruz descansando de las seis semanas de travesía, el virrey aprovechó para vender sus telas a través de un testaferro. En aquel contrabando, ganó cerca de ciento cincuenta mil pesos.

Balmis dio un profundo suspiro. Cuando le conoció en Algeciras ya le pareció un hombre de poca substancia. Pero nunca hubiera imaginado que alcanzaría esa cota de sinvergonzonería.

—Sus tejemanejes se supieron y provocaron un escándalo —siguió contando don Benito—. Para recobrar la confianza, sintió la necesidad de hacer un gesto, mostrar que ante todo era un gobernante preocupado por la felicidad del pueblo. Convocó al doctor Arboleya, médico del navío que los había atendido durante el viaje, y le propuso darle de baja como médico de la Marina y contratarle para implantar y propagar en México la gran novedad médica, la vacuna contra la viruela, de la que se había enterado por el anuncio de la llegada de vuestra expedición, doctor Balmis, de cuya existencia estaba puntualmente informado.

—Quiso adelantarse a nosotros para lavarse la cara ante el pueblo.

—Así es. Iturrigaray necesitaba ante todo el rédito político que algo tan milagroso y prometedor como la vacuna podía proporcionarle. Así que mandó a Arboleya a Cuba, que volvió con la vacuna incrustada en hilos de seda, seguramente de la misma cepa que habéis propagado en aquella isla. Inmediatamente vacunó a su hijo de veinte meses en el Hospicio de Niños Pobres de la capital, para impresionar al vulgo, claro. Acudieron los dignatarios del palacio, maestros de colegios, señores de los tribunales y gran parte de la nobleza, que nunca había pisado un lugar tan mísero. Lo más inaudito de esta historia es que la vacuna no prendió.

—¿Cómo iba a hacerlo? No se vacuna en esas condiciones...

Aquello le sonaba a lo que había ocurrido en Puerto Rico, a gran escala. Se había utilizado la vacuna con un fin más político que sanitario. Ahora entendía el nulo recibimiento en Veracruz.

—Para que os deis cuenta de con quién vais a tener que tratar, os diré que, para ganarse el favor del pueblo, tan pronto como llegó a Ciudad de México autorizó de nuevo las corridas de toros, que habían sido prohibidas por el anterior virrey. Luego hizo un viaje a Guanajuato para recoger un regalo de mil onzas de oro que le hicieron los mineros de aquella ciudad a cambio de la autorización para explotar otra mina. De regreso a la capital inauguró con gran pompa la estatua ecuestre de Carlos IV que había encargado el marqués de Branciforte, otro virrey conocido por sus tretas, sus fullerías y trapazas para enriquecerse.

—No vienen a gobernar, sino a robar.

¡Qué diferente hubiera sido la llegada de la expedición si hubieran gobernado los Gálvez, padre e hijo! O el mismo Núñez de Haro... Porque no todos los virreyes eran corruptos; hubo muchos que, al contrario, administraron eficazmente la colonia. Como Revillagigedo, que mandó instalar mil seiscientos ochenta puntos de luz en México, exterminó los perros callejeros para atajar las enfermedades y estableció una ordenanza para castigar con cinco años de mazmorra a quienes rompiesen las farolas.

Balmis permaneció pensativo, y al final dijo:

—Pese a la voluntad del rey de introducirlas, las luces en Ultramar tienen difícil permanencia.

—Difícil. Ahora, cada cual campa a sus anchas —dijo el obispo—, los mecanismos de control fallan, Madrid carece de autoridad... y de medios. Es el final de una época, doctor, nada volverá a ser como antaño.

Balmis había depositado tantas ilusiones en su llegada a la Nueva España que se negaba a dejarse abatir. Sin la colaboración del virrey, es decir, sin la colaboración de la Administración, la tarea prometía ser ardua, quizás imposible. Pero sabiendo que la razón y el rey estaban de su parte, creía poder imponer su misión, a pesar de encontrarse físicamente muy débil.

Isabel, por su parte, sentía que llegaban al término de aquella aventura. Pronto aquellos niños dejarían de depender de ella, iba a tener que abandonarlos a su suerte. Y como siempre en las mismas circunstancias, se ponía nerviosa. Ya no creía en la bondad de las autoridades, ni en que respetasen su parte del trato. Había visto demasiada desidia y los oficiales reales no le imponían el respeto de antes. La lucha constante de Balmis contra la maquinaria administrativa le había abierto los ojos. Quizás por ello puso todo su empeño en asearlos y vestirlos pulcramente, para que hiciesen una entrada triunfal en México. Que no pareciesen huérfanos, sino príncipes.

55

El camino empedrado que siguieron en siete carruajes se llamaba la Calzada de los Misterios porque estaba flanqueado por monumentos donde los peregrinos que acudían al santuario podían rezar sus rosarios. Al entrar en la ciudad, a Balmis se le aceleró el pulso. Le asediaron los recuerdos de los años vividos allí, en los que tanto aprendió, tanto se divirtió, tanto amó. Isabel quedó impresionada por la miseria y la enormidad de los arrabales, una infinidad de chozas de adobe y paja entre callejuelas embarradas y montañas de basura y estiércol. El hedor era insoportable. Balmis le explicó que venía de los mataderos, y también de los cementerios: la capa de tierra era poco profunda, estaba empapada porque eran terrenos pantanosos, de modo que no había manera de enterrar debidamente a los muertos. Ciertos mendigos —indígenas en su mayoría— parecían cadáveres vivientes: iban cubiertos de harapos o desnudos, la cara sucia y el cuerpo pintarrajeado, ebrios de pulque, una bebida alcohólica producida por la fermentación del aguamiel de un tipo de agave conocido como maguey pulquero y que causaba estragos en la población. Muchos dormían al raso en las escalinatas de las iglesias, otros caían de bruces en los charcos y se ahogaban. En círculos de la Administración, se decía que era la pobreza más abyecta de todo el Imperio español.

Y también la riqueza más deslumbrante. Al llegar al centro se encontraron en un mundo distinto, lo que Humboldt había bautizado como la Ciudad de los Palacios, con sus calles rectas y largas, sus anchas avenidas que gozaban de alumbrado público y sus edificios suntuosos, muchos de ellos construidos sobre los cimientos de antiguos palacios aztecas. No era comparable a ninguna de las ciudades que habían visitado, ni La Coruña ni La Habana. Balmis estaba inquieto porque por ningún lado veía signos de bienvenida. México contaba entonces con unos ciento trece mil habitantes. ¿No habían podido reunir una pequeña turba, organizar alguna escena de júbilo para imponer su presencia ante la plebe? Quizás ocurriese en la plaza del Zócalo, el corazón de la ciudad, donde se encontraba el palacio del virrey, pensó el médico, siempre optimista, mientras mostraba a Isabel y a sus ayudantes la universidad, la Escuela de Minas y la de Cirugía, donde había dado clase. Les habló del Hospital del Amor de Dios donde había trabajado —en México había una docena de hospitales y dos manicomios—, y del espléndido Jardín Botánico que se encontraba en el recinto del palacio virreinal.

Cuando llegaron a la enorme plaza del Zócalo, parecía que los carruajes se iban a descoyuntar por el empedrado tan desigual y burdo. En el centro reinaba la estatua ecuestre en bronce del rey Carlos IV, que el virrey acababa de inaugurar. A Balmis le reconfortó; era como tener cerca al propio mentor de la expedición. Pero el resto del panorama era desalentador. Sólo quedaban algunos tenderos en sus puestos de comida. A esta hora tardía, la silueta de la catedral se recortaba sobre el cielo anaranjado.

El palacio virreinal se encontraba en la misma plaza, frente al mercado de Parián. Ninguna delegación los esperaba, ni magistrados ni individuos del Cabildo. Los guardias que estaban en la verja de entrada parecieron sorprendidos por la visita. Nadie los había avisado.

—He mandado esta mañana desde Guadalupe un mensajero al virrey... —dijo Balmis.

El guardia les pidió que esperasen y entró al palacio. Las cuarenta personas que habían llegado en las carrozas, entre Balmis, sus ayudantes, los niños con sus uniformes impolutos y los soldados vacunados, estaban de pie, mirando con ojos incrédulos aquel edificio suntuoso donde se decidiría su destino.

El guardia salió acompañado de un regidor que transmitió las excusas del virrey a Balmis.

—Su Excelencia no ha recibido ningún mensaje anunciando vuestra llegada...

—¿Y la carta que mandé desde La Habana? ¿Y el mensaje desde Veracruz? ¿Y la Real Cédula de agosto de 1803?

Balmis apretaba fuertemente los puños. Isabel temía que acabase estallando, pero el médico se contuvo.

—No le puedo decir, señor. Lo que sí me ha indicado Su Excelencia es que los acompañe a su hospedaje. Es provisional porque no se esperaba vuestra llegada tan pronto. Habéis cambiado vuestro itinerario, ¿no es así? El virrey pensó que os quedaríais unos días en Puebla...

Era una manera diplomática de echar la culpa del desaguisado al propio Balmis, por haber llegado antes de tiempo.

—Hemos venido derechos aquí, pero os repito que he mandado repetidos avisos a Su Excelencia. Me urge hablar personalmente con él. Nos conocemos personalmente, fuimos compañeros de regimiento en Algeciras...

—A esta hora, me temo que no va a ser posible.

—Os ruego que por favor hagáis que me reciba. Esta expedición es voluntad del rey de España.

El regidor volvió a entrar en el palacio. Cayó la noche sobre la plaza, los niños correteaban persiguiéndose, se quejaban de hambre y de sed, pero el hombre no regresaba. Varios mendigos y tenderos se acercaron y rodearon a la comitiva, atraídos por aquel grupo insólito. Balmis esperaba sentado en un carruaje, mirando al suelo. ¿Qué imperio era éste donde se ignoraban las órdenes de la autoridad máxima? Isabel le compadecía: tantas veces les había dicho que México les brindaría un recibimiento espectacular, que era amigo personal del virrey, tanto les había hablado de la Nueva España como de una especie de tierra prometida, que aquella espera resultaba patética. Los uniformes de los niños ya estaban sucios de polvo y barro. El hombre que veía allí sentado, ese soñador enfermo, avejentado y decepcionado, no merecía este trato, por muy orgulloso o vanidoso que fuese. Ninguno de ellos lo merecía.

El regidor tardó más de una hora en salir del palacio con la noticia de que el virrey no podía recibir a Balmis. El médico apretó los puños y clamó al cielo, pero poco más podía hacer para ventilar su rabia.

Le esperaban más sorpresas. Precedidos por la guardia del virrey y guiados por el regidor, la comitiva emprendió camino hacia su hospedaje. Pronto dejaron el México de los palacios y sus avenidas iluminadas, y de nuevo se encontraron en los arrabales. La gente salía de sus casas al oír el ruido de la comitiva, pensando que se trataba de una ronda de militares. Eran las diez de la noche cuando llegaron a la vivienda que les habían asignado, junto a una acequia llena de inmundicias, vestigio de la primitiva ciudad lacustre. Hedía porque estaban en el barrio de los curtidores de pieles.

—¿Cómo voy a organizar las vacunaciones desde aquí? —le preguntó al regidor—. Necesitamos alojarnos en un lugar céntrico.

Nada más entrar, sintió en carne viva el desprecio con que el virrey los consideraba. Era una vivienda con paredes agrietadas, sin apenas muebles, con las obras de reparación a medio concluir, llena de polvo. Llegaba el griterío de los borrachos de una pulquería vecina. No había camas, sino unas esterillas en el suelo.

—Es un alojamiento del todo inapropiado para un emisario del rey de España —le dijo balbuceando al regidor, porque apenas le salían las palabras y se encontraba mal—, necesito la residencia oficial.

—Os presento mis disculpas, pero como os dije, no sabíamos... La residencia oficial también está en obras —añadió—. Está completamente desamueblada.

—¡Pues nos haremos con lámparas y muebles para hacerla habitable! —lanzó el médico, exasperado—. No podemos permanecer aquí, frente a ese seminario de embriagueces y alborotos —dijo señalando a la pulquería.

—Mañana os conseguiremos una casa más céntrica.

Balmis temblaba de ira e impotencia. Estaba avergonzado de cara a su equipo: había cultivado sus ilusiones para luego decepcionarlos; de nuevo había pecado de ingenuo. Isabel, agotada, recogía los uniformes de los niños para guardarlos.

—En vista de cómo nos ha recibido el virrey, a mí lo que me preocupa es cómo va a tratar a los niños —dijo Isabel.

—Haré que cumpla las directrices del rey.

—Hará lo que le venga en gana.

Isabel se tumbó junto a su hijo y los más pequeños. Balmis se quedó mirando cómo los demás se colocaban en fila sobre las esterillas para dormir, y cómo algunos seguían con sus juegos, ajenos al drama de los mayores. A Cándido y a Benito les gustaba esa casa porque no tenía muebles y podían lanzarse objetos de un lado a otro de las habitaciones. Balmis los miraba como si fuese la primera vez que los veía. Hasta entonces sólo había advertido el problema logístico que representaban porque, después de vacunados tenía que arrastrarlos consigo. Ahora los veía como lo que eran, seres llenos de vida que habían mostrado un aguante y una resistencia admirables. En las peores circunstancias, no se cansaban de jugar ni de reír. Supo entonces que los iba a echar de menos, y que tendría que defenderlos de la desidia del virrey. Pensó en su hijo, y sintió un pellizco de remordimiento porque por primera vez se dio cuenta realmente de que se había perdido algo valioso: su infancia.

Balmis estaba tan descorazonado y se encontraba tan mal físicamente que no podía conciliar el sueño. Se maldijo por la puerilidad de haber llegado a pensar que su nombre estaría en boca de todos, o que sus antiguas amistades le estarían esperando. Se levantó y entró en el cuarto de los niños, iluminado por una lámpara de aceite. Dormían plácidamente, Isabel entre dos pequeños, el pelo suelto sobre la esterilla, la piel blanca casi transparente. Permaneció largo rato observándola. Pensó en sí mismo, en lo rápida que había transcurrido su vida, en los años que habían pasado volando desde los tiempos de la begonia y el maguey. Se sintió viejo y gastado: por primera vez pensó en el después, si es que llevaba a término la expedición y no había que interrumpirla por la falta de apoyo oficial. En el mejor de los casos, acabaría sus días como un héroe, cumpliendo así su sueño de infancia, pero un héroe solitario, sin nadie con quien compartir su gloria. Le asaltó entonces la imagen de Isabel en brazos de Salvany, y sintió el mordisco de los celos. Isabel era de las pocas personas en el mundo que admiraba, y sentía por ella un profundo afecto que había nacido del trato continuo de todos estos meses. ¿Qué hubiera sido de la expedición sin ella?, se preguntaba. ¿Qué hubiera sido de él, sin ella? Su presencia le infundía seguridad, y un bienestar que le era difícil de explicar. Teniéndola cerca, le daba la impresión de que todo estaba bajo control. Era una sensación adictiva. Balmis, que había empleado toda su fuerza, su tiempo y su talento en trabajar, pensó esa noche que tal vez se había olvidado de sí mismo, que su trabajo le había dejado sin vida propia. Que su destino de hombre de ciencia era, a fin de cuentas, la soledad. Pero ahora veía que la soledad se podía convertir en un fardo demasiado pesado, y el interés que era capaz de sentir por la humanidad entera, en los últimos tiempos, lo estaba poniendo en Isabel.

Se vistió, salió de la casa y pidió al cochero que tenían asignado que le llevase a una dirección en la parte noble de la ciudad. Era una noche negra como la tinta, olía a ciénaga y al humo de las hogueras alrededor de las cuales grupos de indígenas se calentaban en cuclillas. Llegó a un edificio, cerca del Coliseo. Subió jadeando dos pisos y llamó a la puerta. Una criada india le abrió:

—¿Bárbara Ordóñez?
—No, señor.
—¿Ya no vive aquí?
—Nunca he oído el nombre de esa señora.
—¡Bárbara Ordóñez! ¡La actriz! —insistió Balmis, crispado por que la criada no la conociese.
—No sé —dijo la india como una autómata.
Balmis volvió a su carruaje y dio otra dirección al cochero, una casa cerca de la catedral. Un criado negro que llevaba un turbante le abrió la puerta. Olía a tabaco y a flores marchitas.
—Soy el doctor Balmis, dígale a la señora que estoy aquí.
El hombre se ausentó unos instantes y volvió para acompañarle. En el salón iluminado por el fuego de la chimenea, tendida en un sofá, estaba Antoñita San Martín, aquella actriz gaditana, primera figura del Coliseo, que había conseguido separarse de su marido que la maltrataba y que había vivido un breve romance con Balmis. Vestía un albornoz de seda estampado con flores rojas, se había teñido de pelirroja y su rostro parecía una estatua de escayola. Balmis se asustó:
—No temas, corazón, que soy yo...
—Con tanto maquillaje no te había...
—No es maquillaje, es para quitarme arrugas, un poco de cera mezclada con esperma de ballena. Los años no pasan en balde...
Tenía chiqueadores pegados a la sien, una especie de lunares, un remedio casero contra la jaqueca hecho de rodajas de papel untadas de sebo. Abrió su cigarrera de filigrana de plata y encendió un pitillo. Dos mulatas sentadas sobre una alfombra de piel de jaguar la abanicaban.
—Sabía que estabas de nuevo por aquí...
—Pues debes de ser la única en saberlo.
—Lo leí en *La Gaceta*.
Balmis le contó la expedición, la decepción de la llegada, los obstáculos que le ponían las autoridades. Luego recordaron vie-

jos tiempos, los éxitos del teatro, su historia de amor que culminó al enterarse Balmis de que ella sufría «el mal francés».

—Me curaste muy bien. Nunca volví a tener problemas. Pero hubiera preferido seguir contigo de amante que de paciente... A pesar de tus rarezas. ¿Sigues parpadeando sin control?

A modo de respuesta, Balmis soltó su tic habitual. Antoñita se carcajeó.

—¿Cómo estás ahora? —le preguntó Balmis.

—Vieja, ajada y fea, no te das cuenta porque estoy con la mascarilla.

—Avejentados lo estamos todos, y si no, poco nos falta. Algo mayor que cuando te dejé, sí estás. Pero ni ajada ni fea, eso nunca. Te veo bien atendida...

—He tenido suerte, y un buen amante que me cuidó. Cuando murió, heredé esta casa y sus otros bienes. Así que estoy a salvo. No como la pobre Bárbara...

El médico se sobresaltó al oír el nombre de su antigua amante.

—Murió en la indigencia porque no encontró a otro que la sacase de aquella vida, y al final no le ofrecían trabajo de actriz. Vivía de la caridad de los amigos. Ya ves, a los cómicos el obispo nos lo niega todo, los sacramentos y hasta el derecho a ser enterrados. Así que acabó en la fosa común. Con lo guapa que era..., ni modo.

Balmis se quedó aturdido.

—Me acuerdo de su risa...

—Ella te quería mucho. Decía que os ibais a casar y a vivir en España. Pura fantasía, porque yo te conozco mejor y sé que no estás hecho para vivir con una mujer.

—No es eso, eran las circunstancias... —dijo, abatido.

—Las cosas han cambiado mucho desde que viviste aquí. Antes a los virreyes les gustaba el teatro y las artes, y nos apoyaban. Éste está demasiado ocupado en enriquecerse. Nos hace la vida imposible. Paga mal y tarde.

Iturrigaray se había convertido en el centro de todos los chismes de México. Antoñita le contó cómo en época de lluvias, un día tomó la azada para animar a los trabajadores que intentaban impedir las inundaciones. Siempre con el fin de ganar popularidad.

—Poco a poco fue hundiéndose en arenas movedizas —contaba la mujer—, y a punto estuvo de perder la vida de no ser por el celo de los caballeros que le acompañaban y que consiguieron sacarle del lodazal.

Se rieron de buena gana.

—Qué lejos quedan los tiempos de Bernardo de Gálvez...

—Él sí que te hubiera ayudado. Hubiera puesto todo su empeño y la gente estaría haciendo cola para vacunarse.

—¿Y el obispo?

—El de México no te facilitará las cosas. No se aparta de la política ni de las directrices del virrey. A nosotros nos asegura la condena eterna.

Antoñita dio una profunda calada. Luego se estiró hacia Balmis y le dijo en voz baja, para que no la oyeran las mulatas:

—Sal de esta ciudad, corazón, que está maldita mientras el virrey siga aquí. —Se incorporó y cambió de tono—. Quien te puede ayudar es el obispo de Puebla, don Ricardo María Rodríguez del Fresnillo. Él te recibirá como te mereces. Es un gran señor. Fue un abogado conocido antes de entrar en la Iglesia, siempre defendiendo a los pobres y a los indios, y a los que no tenían un pinche peso para defenderse. Es como tú, se preocupa por los menesterosos, y sabe mucho de todo... También, como tú, cree en el bien.

—¿Y tú, no crees en el bien?

—¿En el bien? Ni modo, yo creo en el bienmesabe, eso que comíamos en Cádiz, con mucho comino.

Se rieron de nuevo, lo que provocó la risa de las mulatas, divertidas por ese hombretón que alzaba la voz mientras parpadeaba y sacudía la cabeza descontroladamente.

56

A la mañana siguiente, el regidor se presentó en la casa de los arrabales. Venía con orden de trasladar a los niños a su nueva residencia, el Real Hospicio de Pobres. Tres carruajes esperaban fuera. Los niños estaban ilusionados. Por fin iban a conocer su nuevo hogar. Balmis tardó en despertarse y en vestirse. Casi no había dormido porque se quedó charlando con Antoñita hasta la madrugada. Se sentó en la carroza junto al regidor.

—Las vacunaciones se harán en el hospicio... —dijo éste.

—Ése no es buen sitio, está apartado y la gente suele ser renuente a ir a lugares públicos —replicó Balmis.

—Es donde se suelen realizar desde que el propio virrey mandó vacunar allí a su hijo... ¡Si viera cómo se agolpaba el gentío en las calles para ver pasar el cortejo de carruajes engalanados...!

—Sí, ya sé...

El Real Hospicio de Pobres ocupaba un gran edificio en la calle de la Merced. Aunque el reglamento y el funcionamiento estaban copiados del de la inclusa de Madrid, era un hospicio enorme con más de cuatrocientos niños y niñas abandonados que pululaban en salas con las paredes agrietadas y sucias. La mayoría eran negros, mestizos e indios, pero también había un buen número de ilegítimos blancos. Fueron recibidos por el capellán director y por el ama mayor, una mestiza gruesa con la cara redonda y dos trenzas negras de colegiala, que informó a los recién llegados de que allí la división era distinta: de cero a tres años eran considerados infantes, de tres a siete años, párvulos o niños, y a partir de los siete, mancebos o mozos. Cada categoría tenía sus responsabilidades específicas. La falta mayor que podía hacer un niño o un párvulo era cometer errores en las lecciones de catecismo, lo que se castigaba con azotes. Otro castigo era hincarlos de rodillas y que sostuvieran en las manos unos pesos por algún tiempo, colocarles un cepo que tenía suficiente número de agujeros para las diversas tallas de los niños, y el más temible de todos, el saco donde se metía a un niño y se le ataba al pescuezo, colgándole de dos cordeles al techo, a la vista de todos.

—Para mancebos —dijo en el tono aséptico del que sólo una oficiala mal pagada era capaz—, tenemos una celda aislada donde los encerramos el tiempo que los maestros o el capellán decidan.

Ante la expresión de pavor de los niños, añadió:

—Pero esa celda casi nunca se utiliza.

Tomás Melitón, que había cumplido cuatro años, se puso a llorar. Otros le imitaron. Los mayores se contuvieron, pero se les torció el semblante. Cándido estaba ya mirando por dónde se podría escapar. Benito tenía la expresión de quien se ha salvado in extremis de una ejecución. El desconcierto y la decepción se podían leer en todos los rostros, incluidos los de Balmis, sus ayudantes e Isabel.

Por lo demás, les siguieron explicando, la vida en este hospicio no difería mucho de la vida en la Casa de Desamparados de Madrid. Se aprendía a escribir durante las mañanas en las clases que daban los maestros, aunque lo más recomendado, como dijo el capellán, eran las oraciones, los rosarios y otras devociones. Entre los párvulos, los oficios se repartían por semanas: roperos, barrenderos, monaguillos, refitoleros, lectores y celadores. Una vez explicado el funcionamiento, los niños tuvieron que hacer los trámites de ingreso. El capellán los reconoció uno a uno, apuntó los datos pertinentes, como señas particulares, vestimenta, edad, y luego les indicó el camino hacia el ama mayor, que los atendía y los aseaba. Isabel tuvo que entregar a sus «infantes», los niños gallegos más jóvenes, que ahora tenían más o menos la edad de Tomás Melitón, a otra ama, que los llevó a un cuarto donde tendrían que compartir colchones de paja.

—¡No te vayas! —le gritaba Tomás a Isabel.

—Me voy, pero vendré a veros todos los días —le respondió con un nudo en la garganta.

—¡Noooooo...! ¡Noooooo...!

Lloraban a moco tendido y alzaban sus bracitos hacia ella. Pronto, aquello era una cacofonía de llantos y gritos de niños que se sentían de nuevo abandonados. Isabel sabía que era mejor irse que quedarse a consolarlos. Pensaba volver todos los días hasta que se acostumbrasen a su nueva vida. Al bajar por las escaleras, se encontró con Cándido, que ya había hecho los trámites de ingreso.

—¿Por qué no puedo quedarme con Benito y contigo?

Isabel balbuceó. No sabía qué contestar al niño que la miraba con expresión retadora. La vida no era fácil, los niños no se podían adoptar así como así, había que seguir unas reglas...

—No hagas ninguna tontería —le dijo—, vamos a hacer todo lo posible para sacaros de aquí, poco a poco.

—El doctor Balmis siempre dice que somos héroes... Entonces, ¿por qué nos castiga metiéndonos aquí?

Tampoco sabía muy bien qué contestar.

—No os castiga, nadie os castiga.

—Nos dijo que íbamos a vivir con familias...

—Sí, sí, el ama mayor me ha asegurado que mucha gente viene a adoptar niños aquí...

Procuraban facilitar las adopciones, le había asegurado el

ama. Pero la mayoría de los adoptantes eran artesanos que se llevaban a niños ya mayores para convertirlos en sus aprendices. Ésos tenían la vida asegurada, como las niñas cuando las contrataban para servir en las casas... Los muy pequeños eran entregados a las familias cuyas mujeres les habían dado el pecho, si éstas se habían encariñado con el bebé y lo reclamaban. Los demás, los de la edad de Cándido, eran más difíciles de colocar.

—Tarde o temprano —le había dicho el ama mayor—, un tercio de los niños son adoptados.

Isabel recordaría aquélla como la peor mañana de toda su vida. Prefería un temporal en alta mar, una sobrecarga de trabajo, o vacunar a miles de personas, cualquier cosa menos abandonar a *sus* niños en aquel lugar. Todo menos tener que escuchar los llantos y las súplicas de grandes y pequeños, tener que arrancarles las manitas aferradas a su blusa, sostener sus miradas de decepción, salir con la sensación de haber participado en un engaño general, de ser cómplice de haberlos utilizado, de no estar a la altura, de haber fallado en la promesa de ofrecerles una vida mejor. Desde la partida de La Coruña, habían sido nueve meses de convivencia intensa, de aventuras compartidas, de angustias y regocijos, de juegos y descubrimientos. Nueve meses pendiente de todos y cada uno de ellos.

Se dejó caer en la carroza, que arrancó en seguida.

—¡Adiós, Benito!

Era Cándido, que gritaba desde la ventana del primer piso, agitando el brazo que sacaba entre las rejas. Benito alzó la vista y le hizo una señal con la mano.

—¡Ven a verme! —le dijo Cándido.

Benito asintió con la cabeza.

—¡Qué suerte tienes de quedarte con tu madre, paniaguado!

—¡Mercachifle! —le contestó Benito riendo en falso.

—¡Botarate!

—¡Cenutrio!

—*¡Malchingao!*

La carroza dobló la esquina y los chiquillos no pudieron seguir despidiéndose.

Isabel estaba devastada:

—Tanto viaje, tantos peligros para los niños, tanto sacrificio... ¿para acabar aquí? ¿Es así como la Monarquía agradece el servicio prestado por estos inocentes? ¡Los hemos traído de una inclusa pobre a un hospicio miserable, menudo cambio! ¿No habíais cerrado un trato con la Corona sobre el futuro de estos niños?

Balmis estaba lívido. También a su jubón se habían aferrado los niños, también a él le habían suplicado y llorado. También él tenía mala conciencia.

—Éste no es el trato que hice. La Corona se comprometió a colocarlos oportunamente conforme a su clase y aptitud en familias novohispanas.

—Entonces lo que pasa es que el virrey desoye al rey.

—Sí, a eso hemos llegado en este imperio que cruje por todas sus costuras. En la cédula real se ordenó al virrey que los amparase y educase con los fondos del Real Erario hasta que pudieran mantenerse por sí mismos. Nunca pensé que los metería en este hospicio. Hay otras instituciones, colegios, academias...

De nuevo se topaba Balmis con su gran enemigo: la desidia de quienes no guardaban lealtad al monarca. Estaba claro que ni el virrey ni las autoridades locales querían encargarse de los niños vacuníferos, por la responsabilidad y el gasto que suponía alimentarlos, cuidarlos y educarlos, a pesar de las órdenes que explícitamente mandaban que se les diera un trato especial.

57

El regidor los instaló en una casa en la calle Echevarría, más céntrica, propiedad de la marquesa de Casa Nevada, a unas cuadras de la plaza de Armas. Como todas las casonas nobles de México, ésta tenía su «sala del trono», siempre dispuesta para recibir una eventual visita de los reyes de España. Era la única habitación que estaba terminada y lujosamente decorada. Disponía de un trono real de damasco, con gales y flecos de oro y una colgadura de terciopelo carmesí que podía medir cincuenta metros de largo. A la espera de tan extraordinaria como improbable visita, los nobles utilizaban esa salita para recibir a personas distinguidas, incluido el virrey, mostrando de paso fidelidad al monarca ausente y lejano. Pero el resto de la casa estaba en obras y faltaban muebles.

—Os pido disculpas, pero no hemos encontrado nada mejor.

De nuevo, el regidor tuvo que escuchar agrios reproches.

—¡Disculpas! —gritó Balmis—. ¡Disculpas! Eso lo pedís muy bien. Pero preferiría que obedecieseis a Su Majestad el rey de España.

El regidor hizo una mueca de disgusto y optó por callarse. Nadie le hablaba en ese tono. ¿Qué se creía ese peninsular engreído?, pensó. Él se debía al virrey, y a nadie más, le gustase o no al galeno enfurruñado.

—Nos acomodaremos bien —terció Isabel para relajar el ambiente—. Es un alojamiento mucho mejor que el de ayer...

El regidor respiró hondo, más receptivo al tono conciliatorio de Isabel que al genio de Balmis.

—Decidme lo que necesitáis, y os lo haré llegar.

Los primeros días los pasaron enteramente en el hospicio porque Balmis quiso vacunar en seguida, e Isabel quería estar con los niños porque sabía que la necesitaban. El pequeño Cándido los esperaba desde por la mañana apoyado en la ventana del primer piso, tal era su ansia de verlos. A pesar de ser plenamente consciente de su orfandad, consideraba a Balmis, Isabel y Benito como su familia, y no entendía que le apartasen. Albergaba la esperanza de que se lo llevaran con ellos en cualquier momento. A todos les resultaba duro acostumbrarse al confinamiento de la inclusa, que les parecía mucho más agobiante y lúgubre que el confinamiento del barco. Tampoco les gustaba el trato severo de los maestros, ni que los obligasen, como en Madrid, a recitar tantas oraciones y rosarios. Además les tocaba sufrir el acoso al que los sometían los niños criollos, como en su día ellos habían acosado a los mestizos y a todos los niños nuevos y diferentes que se unían a la expedición. Los criollos se burlaban de su aspecto, de sus uniformes raídos y de su manera de hablar. A Gonzalo, el niño que había restregado un trozo de estopa sobre la cara del tamborcito cubano, le tocó ahora ser objeto del escarnio de los huérfanos del hospicio, que se mofaban de su acento gallego.

—¡Cara de leche! ¡Te vamos a chingar!

—¡Híjole!

—¡Cándido, ayúdame!

Cándido, que le había perdonado por haber sido injustamente castigado en su lugar cuando Gonzalo hizo aquella salvajada en el barco, no temía enfrentarse a los mexicanos, que también le llamaban «cara de leche».

—¡Como le pongas la mano encima, te mando a galeras, *joputa*!

La furia que llevaba dentro le ayudaba a hacerse respetar.

Balmis e Isabel vacunaron a los expósitos, mientras esperaban que la gente acudiese del exterior, pero sólo llegaron siete personas el primer día y nueve el segundo. El tercer día no llegó nadie. A la vista de esta desconsoladora indiferencia, Balmis temió una vez más perder el fluido y la cadena de vacunaciones cuando la reacción en los niños hubiera alcanzado su punto álgido.

Solicitó de nuevo una entrevista urgente con el virrey, y esta vez lo hizo por mediación del obispo Benito María Moxó, a quien contó la precaria situación en la que se encontraban los niños en el hospicio. Si el virrey no cumplía su compromiso, tendría que pedir ayuda a la Iglesia, y más valía preparar el terreno.

Esta vez, Iturrigaray recibió a Balmis. Lo hizo en su despacho de la segunda planta del palacio virreinal, el mismo donde Bernardo de Gálvez había atendido al médico en varias ocasiones, siempre con afecto y diligencia. Balmis no podía dejar de pensar en aquel héroe destruido por su propia honradez y entereza. Ahora el mundo estaba en manos de esos mismos aprovechados y mercachifles que habían aniquilado a Gálvez por la envidia que había despertado su propia gloria.

José de Iturrigaray vestía un traje de seda bordada, encajes en su chorrera, peluca blanca y deslumbrantes chinelas de charol. Balmis llegaba con el pelo encrespado, sin afeitar, el jubón y la chaqueta sucios de polvo. Llevaban dieciocho años sin verse.

—Os pido mil disculpas por los inconvenientes de vuestra llegada —empezó diciéndole el virrey—. Nos pillasteis desprevenidos...

—No exactamente, Excelencia —puntualizó Balmis.

El virrey ignoró la réplica de Balmis y siguió hablando:

—Os recuerdo en Algeciras, siempre con vuestros ensayos y experimentos... Me alegra veros convertido en un gran médico, aunque os noto pálido y delgado.

—La venganza de Moctezuma, ya sabéis...
El virrey echó una carcajada.
—¡Cabrón ese Moctezuma...!
—Yo me acuerdo de vuestros chistes... Teníais un repertorio único.

El virrey sonrió. En el trato era sencillo, llano, sin complicaciones ceremoniosas. Se las daba de comprensivo, indulgente y hombre de piedad. Tenía fama de conceder todos los indultos que le pedían, y de hacerlo al instante y con gusto. Todo con tal de agradar.

Balmis le dijo con una punta de ironía:
—Ahora sois el rey en otras carnes.

Era una frase de un antiguo virrey del Perú, otro sátrapa, que reflejaba bien el poder del cargo. El virrey era el hombre más poderoso del vasto imperio americano de España. Su superior inmediato, el rey de España, vivía a siete mil kilómetros de distancia, y la probabilidad de que fuera a visitar sus territorios de Ultramar era nula. Iturrigaray respondió:

—Digamos que Dios está en el cielo, el rey en España, y aquí estoy yo. —Y se rio de su gracia.
—Y yo vengo a suplicaros que nos ayudéis —dijo Balmis.
—Para eso estoy.
—Primero, necesito urgentemente algunos individuos a quienes vacunar para preservar el fluido que traemos desde España. Segundo, necesito que os hagáis cargo de los niños peninsulares que han transportado la vacuna, según las disposiciones reales, y que no estén mezclados con el resto de la miserable población del hospicio...

Fue la manera más diplomática que encontró para decirle que debía tratarlos según lo acordado con la Corona. El virrey le escuchaba ahora con el ceño fruncido. Balmis prosiguió:

—Y tercero, que dispongáis de lo necesario para facilitarnos el viaje a Filipinas, una vez hayamos acabado nuestra labor en México.

El virrey carraspeó.

—Hablaré con el Cabildo para conseguiros esos individuos y vacunarlos. Pero debéis saber que la vacuna ya está introducida en la Nueva España, doctor Balmis. Me puse a ello nada más llegar, con la colaboración de médicos novohispanos.

—Pero sabíais que la expedición estaba de camino, con todas las condiciones necesarias para introducir el fluido de calidad que traemos con sumo cuidado desde la Península.

—Sí, claro que lo sabía, pero... ¿y si os retrasabais indefinidamente o naufragaba vuestro barco? Además, conocedor de las finanzas del Imperio, dudaba de que la expedición pudiera financiarse. De modo que no quise perder tiempo. Para un gobernante, ante todo prima la felicidad del pueblo, como bien sabéis. —Tanto cinismo provocó en Balmis un aluvión de tics—. En eso no habéis cambiado nada. ¡Estáis igual de joven! —le dijo Iturrigaray, entregándole siete carpetas repletas de papeles—. Aquí tenéis todos los documentos de la campaña que hemos emprendido en la Nueva España.

El médico echó un rápido vistazo a los documentos, mientras el virrey se acicalaba las patillas mirándose en el reflejo de sus chinelas de charol. Seguía siendo igual de presumido que antaño. Balmis vio el oficio del 5 de mayo del virrey al fiscal de la Real Hacienda para impedir la llegada de la expedición a Veracruz, confirmando lo que le había contado el obispo Benito María Moxó. Optó por no decir nada y siguió hojeando.

—Mirad, dice este documento que sólo han sido inmunizadas cuatrocientas setenta y nueve personas en la capital... Excelencia, quedan treinta mil residentes en esta ciudad susceptibles de atrapar la viruela. No lo podéis ignorar.

—Existe una resistencia popular a la vacuna, es indudable.

—Os imploro que uséis vuestra influencia sobre la plebe para que aprovechen el preciado fluido. Llevamos varios días vacunando en el hospicio, y apenas nadie se ha ofrecido para inocularse.

—Bajo ninguna circunstancia aprobaría vacunaciones forzadas. Lo que puedo hacer es ordenar que se publiquen algunos carteles para hacer propaganda de vuestra expedición.

—Os estaría muy agradecido, pero no es suficiente. A la manera que lo hicimos en Venezuela, necesitaría que convocaseis a las corporaciones, gremios y sociedades de amigos para respaldar nuestro trabajo.

Le contó cómo allí habían galvanizado a la población, cómo habían organizado las juntas de vacunación, le habló del altísimo número de vacunados, pero el virrey se mostraba indiferente.

—Yo también impliqué a las fuerzas vivas. Vacuné a mi hijo en un acto público para dar ejemplo.

—Pero la vacuna no prendió por no hacer efecto alguno la materia, que sin duda en la traslación había perdido la virtud.

El virrey se mordió los labios, el don nadie de Balmis se había enterado de todo. Para el médico, estaba claro que al virrey no le interesaba tanto dar ejemplo y conseguir la inmunidad contra la enfermedad, como dar a conocer su conducta para lograr la admiración de su corte y borrar la mala impresión de sus inicios.

—Con todos mis respetos, si falta entusiasmo popular —se atrevió a decirle Balmis— es por los malos resultados que se han obtenido hasta ahora.

—No afirméis eso antes de haber leído los documentos que os he entregado.

—No hemos encontrado rastro de vacuna en ninguna de las ciudades por las que hemos pasado. El pueblo no es consciente de su importancia. No basta con inocularles un fluido que, traído de Cuba entre cristales, ha perdido todo o parte de su efectividad. No basta con vacunar a los hijos de los notables, hay que vacunar a todo el pueblo, mestizos, indios y negros, y después a los recién nacidos. Hay que hacerlo de forma sistemática, no a trompicones.

—Presentadme entonces un plan para vencer la resistencia del público. Hemos logrado imponer la ley de Cristo en las misas, en las procesiones, en las fiestas patronales, pero no en las almas, y ésa es la verdad.

—Os lo presentaré antes del fin de este mes. Será un plan en el que, si me lo permitís, explicaré las medidas que deben tomarse. Se necesitan celebraciones públicas, misas solemnes, vacunaciones ceremoniales para despertar en la población el deseo de vacunarse.

—En cuanto a los niños —dijo el virrey—, podemos ingresarlos en la Escuela Patriótica. Allí aprenderán un oficio y las condiciones serán mejores. También los padres betlemitas tienen buenos colegios; ¿habéis ido a verlos?

Balmis negó con la cabeza.

—Si los aceptasen, dejarían de ser una carga para nuestro maltrecho Erario Real.

—Bien, así lo haré.

Hubo un silencio, como si Iturrigaray considerase que la conversación había llegado a su término. Por los silencios y la mirada, se notaba que Balmis le exasperaba. El virrey seguía echando miradas a sus chinelas, era un hombre que se gustaba.

—¿Y Filipinas? —dijo el médico—. Podríamos aprovechar el próximo viaje del Galeón de Manila y salir desde Acapulco. Necesitaría conocer la fecha exacta de partida para tener los preparativos a punto. Vuestra Excelencia podría dar orden al capitán del galeón para que nos consiga acomodo para entre cuarenta y cuarenta y seis personas...

Iturrigaray lanzó un silbido y desvió la mirada. Balmis se fijó en su nariz aquilina y su mandíbula de depredador.

—¡Cuánta gente! —exclamó Iturrigaray—. Es una empresa costosa, doctor, y quizás innecesaria tal y como están las arcas en este momento.

—¿Innecesaria?

—Si la vacuna ya ha sido propagada en las islas, del todo innecesaria.

—Pero según la Real Cédula...

—Sí, ya sé, pero en la Corte no siempre son conscientes del estado de nuestras finanzas —le interrumpió el virrey, dando a entender que se haría lo que él decidiera.

Balmis estaba tan indignado que le sudaban las manos. Iturrigaray era un lobo con piel de cordero.

—Aunque la vacuna haya llegado a las islas, la expedición sigue siendo necesaria para instruir a médicos, crear juntas de vacunación y clínicas, según las instrucciones de Su Majestad.

—Estáis autorizado a proceder con los preparativos —le dijo el virrey—, pero si me entero de que la vacuna ya se ha introducido en las Filipinas, me reservo el derecho a rescindir el permiso de viaje. Ya os lo he dicho: nuestras arcas están vacías.

Balmis pugnaba por contener su ira. Aquel hombre, del que todos sabían que se había enriquecido a costa del Erario, creía de verdad que era el rey en otras carnes, capaz de desoír las órdenes de Madrid. Juró que daría a conocer al rey el comportamiento de Iturrigarray, no por el orgullo herido, sino por los miles y miles de muertos por viruela que su actuación estaba provocando.

58

El virrey no hizo nada de aquello a lo que se había comprometido, excepto colocar algunos carteles que no surtieron efecto porque la mayoría de la población no sabía leer. Balmis pidió ayuda al alcalde de barrio, un hombre resolutivo, que consiguió llevar a veinte indias al hospicio con el fin de vacunar a sus hijos. ¡Cómo gritaban aquellas mujeres! Los niños internos estaban asustados. No había manera de convencerlas a pesar de los esfuerzos de persuasión de Isabel y los enfermeros. Inocular el mal en sus retoños les producía repugnancia y miedo. Balmis intentó darles algún dinero, pero ellas no sólo se negaron a aceptarlo, sino que sacaron su propio dinero de entre sus faldones y se lo ofrecieron a Balmis para que liberase a sus hijos. Hubiera sido una situación cómica si no fuese por lo aterradas que estaban las mujeres.

—En estas condiciones no se los puede vacunar —dijo Balmis.

—¡Déjemelas a mí, doctor! Yo sé cómo tratar con esta gente. Hay que forzarlas —dijo el alcalde.

—No, no se puede hacer eso —dijo Isabel.

—Es por su bien, por el bien de sus hijos.

El alcalde arrancó a un pequeño de los brazos de su madre y lo ató a una silla, mientras las mujeres aullaban en el pasillo, como si estuvieran llorando a sus muertos.

—¡No! Así no vale la pena vacunar —dijo Balmis ante la mirada de incomprensión del alcalde—. No se trata de forzar a la gente, sino de convencerla. Si no, es pan para hoy y hambre para mañana.

El alcalde no entendía que a los indios no se los obligase a hacer lo que fuese menester, sin miramientos.

Al finalizar el mes, Balmis presentó al virrey los documentos sobre los medios necesarios para mantener y perpetuar la vacuna en la Nueva España, y la manera de establecer una casa de vacunación pública en un edificio céntrico que tuviera cuartos limpios y cómodos para atraer al público. Su plan contemplaba la revacunación de todos los que habían sido inoculados, si fuese necesario a cambio de una pequeña recompensa económica. Había dedicado largas horas a preparar los informes y tenía confianza en que el hecho de haber planteado todo de manera coherente y lógica haría reflexionar al virrey y cambiar de actitud.

A la espera de su respuesta, acudió con Isabel a visitar el convento de los padres betlemitas en la calle Tacuba, tal y como le había sugerido el propio Iturrigaray. A la entrada de un edificio majestuoso los recibió fray Rodrigo, un hombre largo y enjuto, con grandes ojos azules y brillantes, vestido con el típico hábito pardo de la orden ceñido a la cintura con un cinturón de cuero, calzando sandalias y con una barba hirsuta que le llegaba al ombligo. Balmis pensó en esos santos cuyos retratos, firmados por Murillo o El Greco, colgaban de las paredes de las iglesias de la Península. Alrededor del cuello llevaba el medallón de la orden, que representaba el nacimiento de Jesús en el corral de Belén. Como miembros de la primera orden religiosa nacida en América con el fin de servir a los pobres, eran reconocibles en todo el continente por su aspecto de mendicantes, o de vagabundos, más que de curas. Su imagen daba a entender que vivían a rajatabla su voto de pobreza.

—Claro que nos haremos cargo de sus gallegos. Contamos

en toda la Nueva España con más de veinte hospitales y una decena de escuelas.

Isabel respiró aliviada. Fray Rodrigo prosiguió:

—Les voy a mostrar nuestra escuela, que se encuentra al otro lado del claustro. Allí damos de comer a los pobres y enseñamos a los niños.

Para acceder a la escuela había que cruzar el hospital de menesterosos, del otro lado de un claustro ricamente decorado con azulejos y fuentes de piedra labrada. Pero nada más entrar, Isabel, presa de arcadas, tuvo que retroceder con la mano en la garganta. El olor era insoportable. Balmis también tuvo que reprimir sus ganas de vomitar, nunca antes había visto un hospital tan abarrotado, tan pobre, tan desprovisto de todo. Era obvio que ni siquiera podían mantener un mínimo de higiene, tal era el hacinamiento: variolosos, tísicos, sifilíticos, heridos, presidiarios recién liberados, algunos tumbados en colchones, otros directamente sobre una tela o un cuero en el suelo. También había locos que esgrimían gestos amenazantes o soeces, o que repetían algún mantra dándose golpes contra la pared. La Orden de los Betlemitas había sido la primera en abordar la locura. Fray Rodrigo lo explicaba así:

—En la ley quinta de nuestros estatutos está la obligación de acoger a todo género de enfermos, aunque sean contagiosos. Estamos obligados a llevarlos a nuestros hospitales en nuestros propios hombros. A los infieles también. Y a los locos, les damos cobijo. Hoy han entrado dos mujeres que el doctor Urtubez ha curado de melancolía involutiva.

Isabel las vio: estaban despiojándose tranquilamente, sentadas en el alféizar de una ventana. Lo más extraño de aquel lugar nauseabundo lleno de todas las formas de sufrimiento humano era que, una vez acostumbrado el olfato, desprendía una rara serenidad. Fray Rodrigo se volvió hacia Isabel y le dijo:

—Aquí dejamos a los locos mansos sueltos; para los furiosos tenemos cuatro calabozos en el segundo patio.

Luego, abriendo sus grandes ojos azules, añadió:

—El delirio, señora, acompañado de soledad, causa gran tristeza.

Aquel padre era lo más cercano a un santo que Isabel había conocido. Pero ¡qué dura debía de ser la santidad! Ellos, los expedicionarios, tan orgullosos de su dedicación a salvar al mundo, se encontraban con hombres mucho más entregados, de una humildad admirable, que llevaban a cabo una tarea encomiable con muy poco presupuesto.

—Me asombra el contraste entre vuestros pocos medios y la riqueza del edificio. Estos azulejos, por ejemplo, o las mismas fuentes del patio...

—Doctor Balmis, es más fácil conseguir fondos para abrir nuevas sedes que para atender los gastos diarios... —le dijo fray Rodrigo—. Ésa es nuestra realidad cotidiana, y a ella nos adaptamos confiando en que el Todopoderoso siempre nos ofrecerá soluciones.

La escuela padecía los mismos problemas de hacinamiento y falta de higiene que el hospital: jóvenes de todas las edades pululaban en un espacio reducido, mal vestidos y, a juzgar por la sopa blanquecina que se les sirvió, infraalimentados. La diferencia era que aquí no existían medidas coercitivas ni de castigo comparables a las del hospicio. Esto era paz y pobreza. Isabel y Balmis convinieron en que no era un lugar para dejar a los gallegos: primero, no cabían, a pesar de que fray Rodrigo insistía en lo contrario; segundo, aquello distaba aún más de las condiciones prometidas por la Corona. Isabel y Balmis, que creían haber visto lo peor en el Hospicio de Pobres, tuvieron que admitir que la escuela de los padres betlemitas tampoco era la solución.

Isabel volvió al hospicio con la firme intención de convencer al director de cambiar los siete niños de tres y cuatro años de edad a la sección de mujeres porque, según ella, los más pequeños necesitaban un ambiente físico y moralmente más sano.

Por lo menos allí estarían mejor cuidados y más vigilados. Por ahora, era todo lo que podía hacer por ellos.

Quedaba la Escuela Patriótica, establecida gracias a la generosa donación del capitán Francisco Zúñiga, un rico propietario de minas que destinó doscientos mil pesos para la formación profesional de huérfanos de ambos sexos, pero se enteraron de que el edificio estaba en construcción y todavía no se habían repartido las plazas. Ninguna de las soluciones que había propuesto el virrey era factible.

59

Balmis estaba exasperado de tanto esperar sin obtener respuesta. Pero ni siquiera Iturrigaray acusó recibo de sus documentos, lo que era una manera poco sutil de ignorar todas sus recomendaciones. Suponían una actitud y un silencio hirientes. «¿Por qué me ve como un enemigo político, si la expedición tiene sólo fines humanitarios?», se preguntaba Balmis cuando al final del día iba a visitar a Antoñita San Martín.

—Sigues siendo tan ingenuo como siempre —le dijo la actriz—. Tú te crees que el mundo es sota, caballo y rey, como tu trabajo: haces un pinchazo en la piel, la persona reacciona, y se salva de la viruela. Pues no, la vida no es así. A ver si te metes en la cabeza que todo lo que no redunda en el beneficio personal de ese señorito *andalú* que tenemos de virrey, no le interesa. Tan sencillo como eso, ea.

A Balmis le costaba aceptar que una personalidad de la categoría de un virrey pudiese actuar de aquella manera. Después de una pausa, dijo:

—Entonces es inútil quedarse en Ciudad de México.

La mujer depositó su pitillo en un cenicero y le aplaudió, burlona.

—Pero qué listo eres, corazón. ¿Cómo puedes ser tan listo para unas cosas y tan zoquete para otras? ¿Tan cegato? A veces, para ganar una guerra, hay que perder batallas, y ésta, mejor dala por perdida. Hazme caso, vete a Puebla y ponte bajo la protección del obispo.

Balmis bullía de rabia. No dormía por las noches, pensando qué hacer. Tenía claro que el conflicto con Iturrigaray no podía quedar así. Reaccionó como solía hacerlo en estas situaciones, con las armas de las que disponía, y que podían ser muy eficaces. Se dedicó a escribir largos pliegos a la Real Audiencia, al Protomedicato y al ministro del rey José Caballero. Con su característica minuciosidad, describió como un fracaso la campaña de vacunación emprendida por el virrey. Alegó que se había confiado a personas poco o nada instruidas, o a ahijados suyos a quienes deseaba colocar, acusándole directamente de nepotismo. Luego pasó a desmenuzar los errores que se habían cometido, incluso los más groseros, como la utilización de fluido inmaduro, error que también se había cometido en Puerto Rico. Después de muchas noches en blanco, Balmis se desquitó. No eran cartas escritas para facilitar las relaciones con el virrey, pero pensó que, cuando le llegase la amonestación, estaría muy lejos de su alcance. Se iban a Puebla.

Isabel fue al hospicio a despedirse de Cándido.

—Nos vamos sólo unos días...

—¿Por qué no puedo ir con vosotros?

—Porque tú ya estás vacunado.

—Y Benito también...

—Sí, pero él tiene que acompañar a su madre.

Cándido estaba enfurruñado.

—Si Benito es un hijo que has adoptado, ¿por qué no me adoptas a mí también? —preguntó.

—Si pudiera, lo haría...

—¿Por qué no puedes?

—No podría mantenerte, pero quizás algún día...

Quiso dejarle una brizna de esperanza a la que agarrarse, pero el niño estaba enfadado, se fue y la dejó plantada, sin despedirse.

El 18 de septiembre de 1804, escoltados por tropas del ejército, llegaron a Puebla de los Ángeles, la segunda ciudad del virreinato, acompañados de Benito y de otro niño del hospicio que transportaba la linfa e iba disfrazado a la antigua, con jubón, calzas y cuello de lechuguilla.

—Dice la leyenda que fue fundada por la voluntad de unos ángeles —les explicaron.

A Isabel le pareció que sólo unos ángeles podían haber elegido aquel valle en las alturas para levantar esa espléndida ciudad rodeada de volcanes tocados por la nieve. El aire era cristalino y la temperatura suave, primaveral. Cuando Balmis vio, a la entrada de la ciudad, que los esperaba un nutrido grupo de oficiales reales y religiosos rodeados de una muchedumbre de vecinos, se acordó de las palabras de Antoñita San Martín sobre el obispo, y dio un profundo suspiro.

—Lo que esperabais en la capital lo encontraremos aquí —le dijo Isabel.

El gobernador, que había publicado una proclamación anunciando la llegada de la expedición, pronunció un breve discurso elogiando «la preciosa vacuna», y luego se ofreció a acompañarlos a la catedral. Balmis e Isabel desbordaban alegría. Tenían la sensación de estar flotando mientras atravesaban las calles adoquinadas y flanqueadas de iglesias, monasterios y palacios construidos en piedra de cantera gris y ladrillo rojo. No podían dejar de admirar las glicinias y los rosales que trepaban por las fachadas, desde cuyos balcones la gente los saludaba y les lanzaba vivas y flores:

—Nunca he visto azulejos de tantos colores —dijo Balmis, a quien le había surgido una pequeña pasión por aquellos mosaicos, quizás porque revelaban el estatus de sus dueños.

—Antes venían de Filipinas; ahora Puebla se ha convertido en el centro de producción de cerámica más importante de toda la América española —le dijo el gobernador.

«Filipinas... —pensó Balmis—. Sí, ya estamos de camino.» El apoyo, el calor de la gente, el ambiente de fiesta, las palabras de gratitud; no había dinero en el mundo capaz de rivalizar con esa sensación de plenitud. Sentir el reconocimiento por el trabajo bien hecho los hacía sentirse en la gloria.

Llegaron a la catedral, la mayor del continente, pero estaba tan abarrotada que les costó acercarse a la capilla del Rosario para ver el oro que la recubría. A duras penas se abrieron camino hasta llegar a las primeras filas, donde los expedicionarios tomaron asiento. Olía a incienso y a los miles de flores que decoraban el altar. Se hizo el silencio cuando apareció el obispo Ricardo María Rodríguez del Fresnillo, un hombre de porte aristocrático, con ojos grises de mirada serena, el pelo canoso peinado hacia atrás, la frente amplia y la voz de terciopelo. Después de recordar los estragos de la epidemia que había asolado Puebla en 1797, enalteció la figura del rey y el coraje de los expedicionarios. Luego bajó las escaleras del altar, se acercó al niño portador de la vacuna y lo llevó consigo hasta el púlpito. Balmis pensó en los noventa y siete pesos fuertes que le había costado el traje del niño de estilo «español antiguo».

—Ha valido la pena el traje —le dijo a Isabel.

Lo había comprado para impresionar al pueblo, para rodear la idea de la vacuna de un halo de fantasía. Señalando al chiquillo, el obispo pronunció un elocuente discurso: «Padres y madres de familia, que tenéis todas vuestras delicias en vuestros tiernos hijos, y que justamente los miráis como el báculo de vuestra vejez, no dudéis que a estos objetos de vuestras caricias se les introduzca por medio de una operación suave y ligera un fluido que los hará invulnerables a la actividad maligna de las viruelas, sin que ellos experimenten el menor daño ni en vosotros aumenten gastos y cuidados». Al terminar, las trompetas del órgano entonaron un majestuoso y solemne tedeum de acción de gracias, en honor a los recién llegados.

60

Su Eminencia era un obispo criollo de familia adinerada, nacido en Veta Grande, Zacatecas, un hombre culto, aficionado a la Historia, hijo de su siglo, el de las luces, al igual que Balmis. Un filántropo preocupado por el bienestar de sus fieles, especialmente de los más pobres, a quienes defendió durante los años que ejerció de abogado, sin cobrarles nunca nada, y a los que ahora destinaba una parte substancial del diezmo que recaudaba. Un hombre que gozaba de la simpatía de todos, ya fuesen ricos o pobres. Un hombre que hizo algo inaudito, desprenderse de los bienes raíces que había heredado de su familia, repartir una cantidad entre los más necesitados y rodearse de los objetos que más apreciaba: libros, cuadros y esculturas de madera tallada. Su biblioteca impresionó a Balmis, no sólo por los más de cinco mil volúmenes que atesoraba, sino porque reflejaba su actitud ilustrada, ya que junto a libros del padre Feijoo, de Campomanes y Jovellanos, que intentaban aprovechar la Ilustración como herramienta para el cambio político y social de España y sus dominios, incluía libros de Rousseau, Voltaire y Montesquieu, autores prohibidos por la Inquisición. Inteligente, abierto y afable, ofreció a Balmis el apoyo económico y logístico necesario para establecer una Junta Central y una clínica, y todo su entusiasmo para extender la vacuna por la provincia.

Resultado: en un mes, diez mil personas fueron vacunadas y en los tres meses siguientes, antes de finales del año 1804, la gran mayoría de los habitantes de Puebla estaban inmunizados.

En sus salidas a los pueblos de los alrededores, los expedicionarios repartieron cuadernillos impresos por el obispo e instruyeron a los responsables de vacunar. Además, Balmis hizo un importante descubrimiento en el vecino valle de Atlixco, donde encontró vacas infectadas del virus de la viruela bovina. Era una gran noticia saber que en la Nueva España existía una fuente nativa de la vacuna. Inmediatamente se lo contó por carta al ministro Caballero.

Isabel soñaba con quedarse a vivir en Puebla. Le gustaba la casa antigua y amplia que les había asignado el obispo, por cuya fachada trepaban madreselvas y jazmines. Le gustaba perderse por el vericueto de sus calles y sus jardines, disfrutaba del buen clima, de la grandeza del horizonte y de los sabores de sus comidas. El recibimiento efusivo de los poblanos le había llegado al alma, sobre todo después de lo que habían pasado en Ciudad de México. Aquí todos la conocían porque el obispo elogió su labor en las misas. El prelado imaginaba muy bien lo difícil que tuvo que haber sido la travesía con tantos niños a los que se les provocaba la enfermedad contagiándoles la vacuna. Admiraba a Isabel por haberlos alimentado y mantenido con vida, por haberlos aseado, vestido, alegrado, consolado y mimado... De modo que a Isabel la saludaban con cariño cuando, vestida como las mexicanas con un traje formado por una saya y cubierta con un paño de rebozo y un chal, iba a comprar tortitas de Santa Clara o jamoncillos de nueces y piñones al mercado del Zócalo. Nunca se había sentido querida de esa manera. Era una sensación embriagadora para una pobre «descarriada».

En privado, el prelado se interesó por ella, y cuando Isabel le solicitó una audiencia, se la concedió inmediatamente. Isabel, envuelta en la mantilla que le servía también para esconder sus manos, ásperas y encallecidas, cruzó el claustro del palacio episcopal, un edificio enorme de dos pisos con una fachada de piedra labrada. Iba acompañada de un diácono indio que la guio hasta el segundo piso y le indicó que se sentase a esperar en un salón. Isabel escudriñó los muebles delicados y los tapices, que le recordaban la casa de don Jerónimo en La Coruña. En un acto reflejo, quitó con su dedo un poco de polvo que había sobre un platito de cobre grabado. Cuando entró el prelado, le pareció que no caminaba como un hombre normal; con su larga sotana parecía deslizarse sobre el suelo. Al arrodillarse para besarle el anillo, Isabel temblaba. Ella, una pobre campesina gallega, se sentía intimidada y a la vez orgullosa por lo que estaba viviendo. Cuando alzó la vista y se fijó en los rasgos finos y elegantes del obispo, en sus dedos largos, en sus ojos grises moteados de manchas color miel, pensó que nunca había visto un hombre tan bien parecido. Dios había dado a Puebla un obispo perfecto, pensó. Él, consciente de su prestancia, la puso en confianza haciéndole múltiples preguntas sobre su vida en la aldea, sus padres, su hijo «adoptivo», sobre Galicia y sobre los avatares de la expedición. Acostumbrada a la actitud altiva de los curas de Galicia, se sentía desconcertada por la familiaridad, la sencillez y la amabilidad que mostraba este obispo hacia la gente humilde.

—¿Qué edad tenéis? —le preguntó el obispo.

—Veinticuatro años... Ya soy una solterona —respondió Isabel, forzando un poco la sonrisa.

—Tan joven y tanto recorrido —dijo el obispo—. Es admirable. ¿No estáis casada?

Isabel tragó saliva.

—No, no tengo marido, adopté un niño. —Y al mentir, sintió que se ruborizaba. Pero se lanzó—: Lo que necesito, Eminencia, y por eso quería veros, es que mi hijo Benito estudie. Que no acabe como un holgazán.

En ese momento se acordó de su padre, el Jacobo, y de la sensación que debió de sentir cuando le pidió al cura de la aldea que le encontrase una plaza de criada. Por un hijo, se es capaz de todo, hasta del atrevimiento de solicitar una audiencia con el obispo.

—Tenemos el Colegio Carolino; en realidad son tres antiguos colegios fusionados, es una institución de prestigio.

—Pero yo no... no gano para costearle...

—No os preocupéis. El diezmo me da para distribuir algunas becas. Podéis contar con una para vuestro hijo.

Se lo dijo así de rápido, así de conciso, así de claro, probablemente sin ser consciente de que al hacerlo provocó en la joven un terremoto interior. Lo que la Corona no había conseguido para ninguno de los niños de la expedición, ella lo conseguía para su hijo. Y quizás para Cándido también.

—Y vos, ¿tenéis planes para cuando hayáis terminado con la expedición?

La pregunta la cogió por sorpresa y balbuceó:

—No, no, cuidar de mi hijo hasta que pueda valerse por sí mismo.

—Si lo necesitarais, podría buscaros sitio en el convento de Santa Clara.

No sólo monjas profesas habitaban los conventos, sino también damas que a ellos se retiraban por no haber encontrado marido, por haber sido engañadas por un pretendiente, por haber sido poco favorecidas por la belleza o simplemente por no encontrar apoyo en el mundo. Algunas de esas damas tenían a su disposición criadas y monjas e iban ricamente aderezadas de alhajas. Otras, más modestas, veían pasar los años desde la seguridad del claustro.

—Preferiría trabajar en un hospital.

—Sin duda contáis con una incalculable experiencia en el cuidado de enfermos. Que una persona de vuestra valía permanezca en Puebla sería todo un honor para nosotros. Y si vos pensáis en ello, tenéis que saber que encontraréis en este obispado la ayuda necesaria.

El obispo le ofrecía algo más que una oportunidad única. Le ofrecía una vida. Para ella y para su hijo. Si ya presentía que había encontrado en Puebla de los Ángeles su lugar en el mundo, después de hablar con don Ricardo ese sentimiento se convirtió en certeza.

61

Isabel tuvo que atemperar su entusiasmo. Dos días después de la entrevista con el obispo, Balmis recibió un mensaje del virrey conminándole a volver a Ciudad de México «a la mayor brevedad».
—Qué poco ha durado la gloria de Puebla —dijo Balmis—. ¿No le habrá irritado nuestro éxito aquí?
—Es muy probable —dijo uno de sus ayudantes.
Pero el asunto que reclamaba a Balmis de vuelta a México era más grave que los simples celos del virrey. Varios de los primeros niños vacunados en el hospicio habían fallecido, y los oficiales creían que la vacuna traída de España había sido la causa. Iturrigaray había ordenado abrir una investigación. Balmis tenía que ir a defenderse de un ataque que intuía era orquestado por el propio virrey. ¿Acaso le habían llegado ya repercusiones de los informes que Balmis había enviado a Madrid? Era imposible, no había transcurrido tiempo suficiente.
—Isabel, os pido que me acompañéis a México con tres de nuestros ayudantes. A los demás, los mando con Antonio Gutiérrez, un ayudante y dos niños, a propagar la vacuna en Valladolid y Guadalajara.
Es decir, un viaje de miles de kilómetros por el norte de la Nueva España. Isabel, que soñaba con aposentarse, con vivir en

un lugar como Puebla una vida tranquila, sin sobresaltos ni sinsabores, sintió que su hora no había llegado aún, que no podía abandonar a Balmis en ese momento. Entre el deber y la dicha, siempre escogía el deber, era algo que llevaba en lo más profundo de su ser.

Cuando llegaron a México, Balmis fue convocado al hospicio, donde debía reunirse con cinco médicos para inspeccionar el lugar y a los internos. Isabel le acompañó; ardía en deseos de ver a sus «galleguitos». Subió las escaleras corriendo y en el segundo piso fue recibida por el ama mayor:

—¡Vea! —le dijo señalando un hueco en una pared ennegrecida donde antes había una ventana—. ¡El Cándido!

Cándido había prendido fuego a la ventana, había saltado al patio y se había fugado poco tiempo después de su partida a Puebla. La dirección del hospicio había dado parte a la Guardia Virreinal, que lo estaba buscando. Isabel sintió un pellizco en el corazón. Ahora se arrepentía de haberlo dejado allí, pero ni Balmis ni los demás hubieran entendido por qué habrían de incluirlo en el viaje. Se sentía culpable de no haber luchado por él, un niño que sólo reclamaba ser querido como otro cualquiera. Como el pequeño Benito. No se había fugado de incógnito, había dejado patente su rabia al prender fuego a esa habitación. ¿Dónde estaría ahora?, se preguntaba angustiada. ¿Quién le daría de comer? ¿Cómo se cuidaría solo? A Isabel la asaltaban los pensamientos más negros porque había visto la miseria de los arrabales, conocía la insalubridad de las marismas y los peligros de la vida en los barrios de extramuros, tan abundantes en vicios y donde la incauta juventud se perdía con facilidad.

Dos de los médicos nombrados por el virrey para llevar a cabo la investigación eran antiguos colegas de Balmis de cuando trabajaba en el Hospital del Amor de Dios. Admiraban al médico alicantino, al que consideraban una eminencia desde que consiguió curar el mal gálico con aquella cocción de maguey y de begonia. Fue un reencuentro emotivo, en el que intercambiaron recuerdos del virrey Gálvez, de Núñez de Haro, de las señoritas del Coliseo, de una época cercana en el tiempo y que, sin embargo, parecía tan lejana, porque ahora los valores más elementales parecían disgregarse al mismo tiempo que la unidad del Imperio. Estaban de acuerdo en que la corrupción campaba a sus anchas y que se había perdido el respeto al rey y a la madre patria. Todos compartían la sensación de que estaban viviendo el final de un mundo en el que la pasión por el progreso no conseguía superar actitudes y mentalidades propias de la Edad Media.

Después de someter a escrutinio el Hospicio de Expósitos y de discutir casos individuales, cada médico escribió su propio informe que presentó al virrey. Éste los convocó de nuevo a una audiencia en el hospicio para las deliberaciones finales, presidida por el doctor García Jové, director del Protomedicato. El virrey no atendió. Después de escuchar a cada uno de sus colegas, que coincidieron en que, antes de morir, a los niños se les había hinchado la cara y los pies, Balmis ofreció su versión:

—A esta terrible desgracia han contribuido la humedad y los cuartos mal ventilados de la casa, la ropa inadecuada y la mala alimentación, la carencia de afecto maternal y, sobre todo, la mala salud crónica que padecen. Una alcantarilla a cielo abierto en la base del edificio es un perfecto caldo de cultivo para todo tipo de enfermedades.

—Hay tanta humedad en la planta baja que he mandado que trasladen a los niños enfermos al piso más alto, donde el aire es más seco —dijo el doctor Serrano.

El doctor García Jové irrumpió:

—Señores, es costumbre muy arraigada entre peninsulares atribuir a causas ajenas el motivo de accidentes o desgracias de las que uno podría ser responsable. ¿Están convencidos de que «los cuartos mal ventilados» o la «carencia de afecto» han sido la causa de esas muertes?

Se oyó un murmullo general entre los asistentes. Balmis respondió:

—No han sido causa directa, han sido factores que han predispuesto a la fatalidad.

—¿Y el hecho de que fueran vacunados por vos no tuvo nada que ver en la desgracia? —Se volvió hacia los otros médicos y prosiguió—: Puede que estos niños padecieran una mala salud crónica, pero no se puede ignorar la relación de causa a efecto de la vacuna. —Luego miró a Balmis a los ojos y le preguntó—: ¿O no, doctor Balmis?

El doctor Serrano contestó:

—De ninguna manera, ni aun estirando al máximo los límites de la imaginación se puede concluir que la vacuna ha causado la desgracia.

—Muchos han sido vacunados en México sin padecer efectos secundarios —intervino el doctor Arboleya—. Además, hay más niños enfermos entre los no vacunados que entre los vacunados.

—Si esos niños hubieran estado en buena salud —añadió Balmis—, no les hubiera ocurrido nada. La vacuna está en perfecto estado, bastantes tribulaciones nos ha costado mantenerla así durante el viaje.

Los demás médicos asintieron. Balmis prosiguió:

—Lo que he observado, como la mayoría de los aquí presentes, es que todos los niños internados desde hace tiempo sufren de una variedad de erupciones cutáneas.

—Se puede decir que ninguno está libre de ellas —dijo el doctor Arboleya.

—Cierto —añadió otro.

Balmis siguió hablando:

—¿Qué ha ocurrido? Que la contracción de un caso leve de viruela mediante la vacunación ha hecho que las erupciones retrocediesen en el cuerpo, lo que ha provocado un edema, cuya manifestación temprana está en la hinchazón de la cara y los pies, precipitando un tipo de apoplejía que los mató súbitamente.

García Jové le miraba, escéptico, y dijo:

—En ese caso, hubieran muerto todos los que tenían erupciones, es decir, todos los vacunados. Y, sin embargo, sólo fallecieron seis.

—Fallecieron los que estaban en peor condición.

Su viejo amigo el doctor Arboleya intervino:

—Quizás haya habido precipitación en vacunar a niños que no estaban bien de salud, pero eso no debe conducir a condenar la vacuna ni la labor del doctor Balmis. Su procedimiento está sobradamente probado. Y la calidad del suero que ha empleado no se puede cuestionar. Las revacunaciones han prendido y han funcionado bien. Así que quien reivindique al doctor Balmis y a su vacuna, que levante la mano.

De los cinco, cuatro levantaron la mano.

62

«Los jóvenes gallegos se hallan en el mayor abandono a pesar de lo mucho que cuestan mensualmente al Erario. Se los trata con la mayor miseria y desprecio», escribió Balmis al ministro Caballero. Después de lo ocurrido, era imperativo encontrar una solución. El alcalde le sugirió ponerlos bajo la protección del arzobispo, colocando a los de mayor edad en los seminarios. Como el rey y el arzobispo concedían un gran número de becas al año, los chiquillos podrían educarse sin cargo al Erario.

—De esa manera, se convertirán en servidores útiles de la Monarquía y de la Iglesia. Proponedle esa solución al ministro.

—La respuesta tardará en llegar unas seis semanas, y no podemos esperar tanto tiempo.

—Pero la Corona tiene que cumplir con su compromiso —insistió Isabel.

—La suerte de una veintena de huérfanos no es una prioridad para el Gobierno de España —le dijo Balmis, abatido.

—Insistid ante el virrey, os lo ruego.

—Me repugna la idea de dirigirme a él.

—Lo sé, pero a veces hay que hacer de tripas corazón. Si no vais, iré yo —dijo, alentada por el éxito de su misión con el obispo de Puebla.

Balmis se la quedó mirando. Tenía ojeras, y parecía tan cansada como él. Se estaban dejando la salud en ese viaje con demasiados sinsabores y escasa colaboración.

—¿Qué sabemos de Cándido? —preguntó Balmis.

—Nada.

A regañadientes, Balmis insistió con Iturrigaray, siempre por carta porque sus relaciones eran tan tensas que no era concebible un encuentro cara a cara. Como buen burócrata, el virrey le contestó que antes de tomar cualquier decisión, necesitaba asegurarse de que, la educación en el hospicio no estaba a la altura de las expectativas del rey. ¡Como si no lo supiera!, pensó Balmis. Un oficial llamado José Antonio de Araujo fue el encargado de elaborar un informe para el virrey. En él, precisaba que catorce chicos, los mayores de seis años, asistían con regularidad a las clases de mañana y tarde donde recibían instrucción religiosa, ya que ninguno sabía ni siquiera santiguarse. Informó de que entre los catorce, cinco eran estudiantes aplicados, y que los otros nueve eran estúpidos. Los seis niños más pequeños iban a la guardería en la parte de las mujeres en la que los había colocado Isabel. Araujo citó el caso de Cándido como ejemplo del mal comportamiento general de esos infantes, y elogió el esfuerzo de los profesores en hacerles olvidar las obscenidades y blasfemias que habían aprendido de los marineros durante el viaje a América. Era justo lo que necesitaba el virrey para no tener que mover un dedo. Aquellos niños estaban donde debían estar.

¿Qué hacer? La expedición no podía quedarse bloqueada en México, a la espera de órdenes de España que obligasen al virrey a cumplir con su obligación con los niños. Por otra parte, Francisco Pastor y sus dos ayudantes habían regresado de su viaje por Guatemala y el sur de México donde, gracias a la colaboración activa de las autoridades, habían conseguido implantar la vacuna con eficacia. Volvieron cansados pero felices, sin el tamborcito, que había optado por regresar a Veracruz, para allí embarcar de vuelta a Cuba, su tierra, que añoraba.

Espoleado por el éxito de su sobrino y por el suyo propio en Puebla, Balmis se propuso recorrer las provincias del norte de México, no sólo para introducir la vacuna, sino también para seleccionar a los niños que formarían la cadena humana que llevaría la linfa a las islas Filipinas. En Ciudad de México le había sido imposible reclutar un solo niño. Los padres se resistían a prestar a sus hijos, porque se había corrido la voz sobre la mala situación en la que se encontraban en el hospicio de México los jóvenes gallegos que llegaron de Europa. La única posibilidad era reclutarlos en las provincias.

—Me parte el corazón dejarlos aquí —dijo Isabel—. ¿Y si me quedo yo con ellos?

Balmis se puso lívido.

—Os necesito para los preparativos... Vuestra presencia aquí no va a cambiar nada.

Pero tuvieron que demorar la salida porque, como antes Balmis, ahora todos los miembros de la expedición, ayudantes, enfermeros y médicos cayeron víctimas de una nueva pestilencia. La casa de la marquesa de Casa Nevada parecía una clínica donde entraban y salían antiguos amigos de Balmis, médicos que traían remedios basados en recetas aztecas, recopiladas en el Códice Badiano, el gran libro ilustrado de las hierbas del valle de México, que el médico de Felipe II, Francisco Hernández, había introducido en la Península, y del que Balmis era un ferviente admirador. Defender el «magisterio primitivo» de los indígenas prehispánicos le había valido el escarnio de sus colegas madrileños. Pero no le cabía duda de que la purga de jalapa, una planta trepadora cuyas raíces servían de purgativo, la zarzaparrilla, el agua de cucarachas, la ipecacuana y la quina para la fiebre amarilla eran remedios que habían demostrado su eficacia. Sobre otros, como la receta de carne de lagartija para curar el cáncer, era más escéptico.

Isabel, que a duras penas mantenía la salud, gustaba de ir a los mercados a comprar las plantas medicinales y la comida, acompañada de uno de los criados de la casa, cuya misión, aparte de llevar la compra, era preguntar por Cándido a los indígenas que merodeaban en la plaza del Zócalo. Con sus cerros y cerros de frutas, verduras, legumbres, carnes rojas y blancas, criadas y de cacería, ranas, anfibios como el ajolote y pescado de las lagunas, era el más espectacular de todos los mercados. Cruzando un canal se accedía a la plaza del Volador, con el embarcadero donde atracaban las canoas procedentes de la laguna, repletas de verduras y hortalizas, y donde paseaban las vendedoras de huevos entre puestos de quesos frescos y añejos, de cabra y de vaca, y dulces exquisitos. Nunca había visto Isabel tal abundancia de mercancías, que contrastaba con la miseria del pueblo, que sólo comía maíz, frijoles y chile.

Un día el criado vino acompañado de un individuo mestizo, desdentado y con un ojo torcido como un pez, que exhalaba un fétido olor a pulque.

—Es un huachinango, pero dice que sabe de un niño blanco escondido en una choza.

A los vagabundos, que comerciaban con trueque, chismeaban y mataban las horas debido a la falta de trabajo, se los llamaba huachinangos.

—Señorita... ¿busca niño? —le preguntó el vagabundo.

—Un niño blanco, español, con ojos muy claros... ¿Lo has visto?

—¡Sí, sí! Yo conozco.

—¿Dónde está?

—Escondido.

Isabel y el criado estaban convencidos de que se trataba de Cándido.

—Yo te llevo, pero tú me das unos reales.

—Te los daré cuando me lleves hasta él.

—¡Nooo! —dijo el hombre, y se dio media vuelta.

Isabel no sabía qué pensar, pero ¿y si fuese verdad? ¿Y si

sabía del paradero de Cándido? Al fin y al cabo, no había tantos niños rubios con ojos azules.

—Está bien —le dijo—. Toma. —Y le tendió unas monedas—. Ahora llévame hasta él.

El hombre era uno de los veinte mil zaragates que hormigueaban por la capital. La mayor parte pasaba la noche a la intemperie y de día se tumbaban al sol envueltos en una manta de franela. El hombre la llevó por los canales y luego por callejuelas, flanqueadas de casas de adobe y madera con techos de paja. Anduvieron un buen rato, lejos del centro, ella siendo blanco de las miradas de las vecinas que se preguntaban qué hacía por esas callejuelas una señora española acompañada de un huachinango. La expectativa de encontrar a Cándido atemperaba el miedo de hallarse en unos arrabales peligrosos llenos de inmundicias, donde las ratas se peleaban por unas mondaduras. Por fin llegaron a un jacal, una choza indígena, de una sola habitación con cubierta de paja. Mientras sus ojos se acostumbraban a la oscuridad y su olfato al hedor, Isabel distinguió ollas y cazuelas de barro, cucharas de varios tipos, cestos para almacenar provisiones y un fogón para calentar el agua donde se cocía el maíz. De pronto oyó un grito gutural y se asustó al ver que un ser deforme se abalanzaba sobre ella. Cayó al suelo de barro e intentó debatirse. El criado huyó despavorido de la choza.

—¡Él no es violento! ¡Él quiere abrazarte! —decía el huachinango.

Isabel se dio cuenta de que aquel monstruo con labio leporino y espina bífida era un niño discapacitado. Se desplazaba a cuatro patas, justo la distancia que le permitía la cadena a la que estaba atado por el cuello.

—¡Niño blanco! —le repetía el huachinango.

Sí, era muy blanco porque además era albino.

—¡Tiene ojos claros, muy claros! —decía para demostrar que no la había engañado.

Aquel niño estaba ciego y tenía las pupilas blancas. Su familia le daba de comer, pero no lo sacaba nunca por vergüenza, y porque creían que un niño así atraía la furia de los dioses. Sólo emitía sonidos guturales, pero era capaz de mostrar afecto. Isabel le dio uno de los dulces que había comprado y el niño saltó como un mono para comérselo. Estaba sucio, el pelo hirsuto, las uñas negras y curvadas de lo largas que eran. Le provocaba una mezcla de espanto y piedad. Pero le acarició, poco a poco, primero las manos, luego el rostro. El niño se fue apaciguando, levantaba el cuello de gusto y un reguero de saliva le salía por la comisura de sus labios partidos. Emitía un sonido de placer bronco, como un animal salvaje. Isabel permaneció largo rato, comunicándose por gestos y por la mirada, hasta que el niño se durmió. Entonces salió de puntillas.

—¡Dame reales, dame! —le decía el huachinango—. ¡Querías niño blanco, ojos claros, yo te he traído a un niño muy blanco con ojos blancos!

Sacó unas monedas de una bolsita de cuero y se las entregó al vagabundo, que se arrodilló en signo de agradecimiento.

—Eso es mucho, señora —le dijo el criado.

—Vamos al Zócalo.

Inquieta, mandó al criado con la compra a casa y entró en la catedral, en la misma plaza. Necesitaba sosiego, apagar el incendio que le abrasaba las entrañas. Se arrodilló y, enfurecida con Dios, le preguntó por qué permitía injusticias semejantes, por qué no le devolvía a Cándido. Luego se calmó y rezó por sus muertos, por la Ignacia y el Jacobo, y por sus vivos, por su hijo Benito, los otros niños del hospicio, y rogó para que los expedicionarios enfermos sanasen pronto... Entró en un estado de duermevela y se dejó mecer por la ensoñación: veía a Salvany, sonriente, satisfecho de haber cumplido con su extraordinaria misión, dispuesto a pasar el resto de sus días con ella. Aquel sueño era un bálsamo para su alma dolorida.

63

A diferencia de Balmis, Josep Salvany contó con la inestimable ayuda de las autoridades locales al inicio de su periplo por el territorio sudamericano. En Santa Fe de Bogotá, dejó el recuerdo de un hombre heroico, entregado a su labor a pesar de sus percances físicos. Grajales dejó la impresión de ser un hombre íntegro, humanista, de carácter vivo, espiritual y rápido. «Toca la vihuela y receta chicha a los enfermos», decían de él.

De nuevo Salvany padeció la misma inflamación que al remontar el río Magdalena, esta vez en el ojo sano, y temió quedar ciego. Lo miraba todo con avidez, como si fuese la última vez. Otro día echó sangre por la boca, al igual que le había ocurrido en el barco, y tuvo que retrasar la salida. Utilizaba el pañuelo rojo que le había regalado Isabel. También a él le gustaba dejarse llevar por la ensoñación e imaginar el reencuentro con ella al término de la expedición. Y gozar de una vida tranquila en algún lugar de América, donde se dedicarían a curar a la gente, y a enseñarles a cuidarse. A ejercer su vocación. Pero al contrario que Isabel, cuando salía del letargo del duermevela y se encontraba de nuevo en la realidad, lo veía como un sueño imposible. Porque su vida era una danza mortal entre la enfermedad y una salud cada vez más frágil.

En cuanto se sintió con fuerzas, salió de Santa Fe de Bogotá hacia la Capitanía General de Quito y, para abarcar más territorio, dividió la expedición en dos. Decidieron que Grajales y Bolaños se dirigirían a Neiva y La Plata por la costa, mientras que el practicante Lozano acompañaría a Salvany rumbo a Cartago, Trujillo y la provincia de Chocó. Cada grupo llevaba seis niños, indígenas o mestizos cuya edad no superaba los diez años.

Atravesaron un paisaje de valles y montañas interminables donde se pasaba en una jornada del calor al frío, de selvas pantanosas a cumbres de tres mil metros de altura. En las selvas, navegaban por ríos, sin apartarse de la orilla por miedo a encontrarse con rápidos y cascadas y, en caso de zozobrar, no poder llegar a tierra. De noche, el cielo que se distinguía entre las copas de los árboles era el más estrellado que Salvany hubiera visto jamás. Se sentaban alrededor de una hoguera a comer los peces que los indios porteadores pescaban con sus lanzas, y luego se tumbaban en hamacas de fibras. Los silbidos de miles de sapos, los gritos de los pájaros nocturnos, los aullidos de los monos y los gemidos roncos de los cocodrilos en celo se mezclaban con los ronquidos de los indios que dormían a pierna suelta, aplastando de un manotazo los mosquitos que zumbaban a su alrededor. Salvany no pegaba ojo. Lo que hacía era cavilar: pensar en la próxima jornada, en reclutar más niños, en protegerlos de los contagios entre ellos... Su ánimo oscilaba entre el entusiasmo que le producía la labor realizada y el desaliento ante la magnitud de la tarea, entre el miedo a morir y la esperanza de llegar al final del camino, disfrutar de un mínimo de reconocimiento y de un tiempo de sosiego. No había tormentas ni truenos, pero de vez en cuando un relámpago encendía el río. Entonces el practicante Lozano, que también era cirujano, veía el rostro demacrado de Salvany, su expresión de susto, y le parecía la imagen misma de la muerte.

Salían al alba, y cuando no podían avanzar por el río se adentraban por los senderos de la selva, los indios desnudos y descalzos imponiendo a los demás un ritmo infernal. La ventaja de ir desnudo, pensó Salvany, era que sentías cuando una araña mona, velluda y del tamaño de un cangrejo se lanzaba desde una rama sobre tu cuerpo. O una serpiente. La ropa era mala protección en aquel entorno donde los rayos del sol apenas penetraban entre la canopea y donde el calor era oprimente. Las gotas que caían de las hojas y la humedad ambiente daban la sensación de estar en un baño de vapor malsano, y la amenaza invisible de insectos letales convertía las marchas en una tortura. Salvany redoblaba los cuidados a los niños, que inevitablemente los porteadores tenían que llevar a hombros.

Al ascender, dejaban la selva más tupida y se encontraban frente a despeñaderos infranqueables. Los indios porteadores, que transportaban los útiles necesarios para vacunar, se turnaban para llevar a sus espaldas, sentado en una silla de cañas y troncos finos, al propio Salvany. Otros, los «estriberos», llevaban los paquetes más pesados, a veces entre cuatro. Los caminos eran tan estrechos que debían avanzar de uno en uno, entre el farallón y el precipicio, o tan invadidos por la vegetación que se hacía imprescindible contratar a un grupo de nativos que fuesen limpiándolos a machetazos. Tan agotadoras eran las marchas que debían contratar porteadores de recambio en las aldeas. Durante días sólo comieron plátanos y peces. Cuando la expedición se reencontró en Popayán, lo primero que hicieron fue reponerse de las fatigas del viaje y del quebranto en la salud. Pero el reposo no duró porque llegó la noticia de que en Quito se había desencadenado un brote epidémico de viruela.

—Tenemos que salir cuanto antes —dijo Salvany, más debilitado que nunca.

De nuevo dividió la expedición, y de nuevo se enfrentaron a una geografía de una belleza deslumbrante pero por la que era muy engorroso transitar. Los ríos eran los peores escollos, ríos caudalosos de cauce profundo que ralentizaban la marcha. Había que encontrar un puente de tarabitas y, lo peor, cruzarlo. A

Salvany le aterraba el momento en que tuviera que montarse en una especie de bolsa de cuero y deslizarse suspendido entre dos horcas para llegar a la otra orilla. Los bandazos le provocaban mareo y vértigo, sensaciones que permanecían ancladas en su memoria. También había puentes formados por una gruesa cuerda a la que había que agarrarse con la mano mientras se pisaba un suelo entreverado de lianas y cañas donde era fácil perder pie. Las frecuentes lluvias torrenciales podían durar días enteros. A pesar de lo penoso y arriesgado del viaje, en ningún momento los expedicionarios dejaron de llevar a cabo su labor filantrópica y sanitaria, instruyendo a facultativos en las poblaciones por donde pasaban. «No nos han detenido ni un solo momento la falta de caminos, precipicios, mucho menos las aguas, nieves, calores, hambre y sed que muchas veces hemos padecido. Los rigores que nos ofreció el cruel contagio a nuestros primeros pasos sirvieron de estímulo para dar un brillante fin a las nobles y humanitarias tareas», escribió Salvany al ministro José Caballero.

El 16 de julio de 1805, en la catedral de Quito, después de haber sido recibidos como auténticos héroes, el canónigo magistral predicó un sermón de acción de gracias. A la salida, los niños fueron llevados a hombros por el pueblo entusiasmado y agradecido a los expedicionarios por haber conseguido cortar el contagio en la provincia de Pasto, librando a la ciudad de otra epidemia.

Salvany se metió en la cama, con los huesos cansados. Pero muy pronto la satisfacción por el éxito obtenido se vio ensombrecida por un incidente que le afectó de manera desproporcionada. Descubrió que uno de los sirvientes que le habían asignado, Ramón Chavarría, sujeto de toda confianza como le dijeron, le había robado cien pesos fuertes y parte de su equipaje. Lo denunció a las autoridades, que iniciaron una investigación. Al cabo de varios días descubrieron que el sirviente vivía entregado a la pasión del juego y que se había gastado el dinero en una mesa de truco. A Salvany aquello le produjo una aguda melancolía. Tan honda era su tristeza que no acertaba a explicárselo:

—No es por el dinero, aunque es una canallada robarnos tanto a quienes andamos tan justos, es por la decepción —decía Salvany—. Siento como si se me hubiera roto algo dentro.

—Es el cansancio acumulado, doctor.

—No... Es algo que he observado varias veces en pacientes míos, un hecho insignificante puede desencadenar una melancolía muy grande.

Cuando dos semanas después llegaron a Cuenca, seguía tan afectado que pidió encerrarse en la habitación de la casa que le asignaron. No participó ni en las fiestas fastuosas, ni en las corridas de toros, ni en los bailes de máscaras. Ni siquiera el hecho de que la ciudad permaneciera iluminada durante tres noches en su honor, ni que se hubiera vacunado a setecientas personas el primer día lograron sacarle de un estado de profundo estupor. Al llegar noticias de una epidemia de viruela que amenazaba a la ciudad de Trujillo, decidió proseguir viaje. Pero en Piura tuvo que detenerse al sufrir una pulmonía.

Cuando por fin llegó a Trujillo, estaba en tal estado de agotamiento, y con tanta calentura, que se mantuvo varios días apartado de todo, sometido a baños de agua fría, víctima de las alucinaciones de la fiebre, sin ganas de vivir ni de morir, en un estado de confusión mental que no le permitía tomar decisiones. Sus compañeros veían que su jefe se les iba delante de sus ojos sin poder hacer nada. Salvany era un muerto en vida que se consolaba diciendo que su equipo y la gente que había formado continuarían con su labor. Parecía como si él mismo se apartase del camino. Permaneció dos semanas en la oscuridad de su habitación, que no era más que el reflejo de la negrura de su mente. Poco a poco la fiebre fue bajando, la tos cedió, pero el ánimo siguió empantanado. Todo hacía pensar que esa rama de la expedición podía darse por finalizada, pero la vida tiene su propia lógica que no siempre coincide con la lógica de los hombres.

Una mañana recibió una visita que le hizo creer que era de nuevo víctima de una de sus alucinaciones. Frente a él, en la penumbra de la habitación, distinguió los rasgos familiares de un hombre mayor, de alguien que no había visto desde sus años de estudiante en Barcelona. Era un viejo amigo de su familia, un hombre respetado por su honradez a toda prueba y por su dedicación a los demás.

—Vos... ¡aquí! —susurró Salvany.

—Os he seguido el rastro desde que supe que formabais parte de la expedición. Hasta he tenido el honor de conocer al doctor Balmis y a su equipo cuando llegaron a México.

Don Benito María Moxó, anterior obispo de Michoacán, había sido nombrado arzobispo de La Plata. Informado del lamentable estado físico y mental de Salvany, se había embarcado en un viaje largo y arriesgado hasta Trujillo, sólo para prestarle la ayuda necesaria.

—¿Cómo habéis encontrado a mis colegas?

—De salud, bien. El resto, difícil.

Le contó la situación en la Nueva España, la oposición del virrey Iturrigaray y el problema con los niños del hospicio. Salvany escuchaba con gran atención, imaginándolos perfectamente, cerrando los ojos para escudriñar rostros, oír de nuevo a los gallegos insultándose, revivir los buenos momentos compartidos durante la navegación... Sentía que formaba parte de aquello que le contaba don Benito, un relato que le vinculaba al mundo y que poco a poco le devolvía la vida. Por fin, soltó la pregunta que tenía en la punta de la lengua:

—Había una mujer con ellos, encargada del cuidado de los niños... ¿Sabéis algo de ella? Se llama Isabel.

—Lo último que he sabido es que el obispo de Puebla le

ofreció un trabajo en el hospital, y que ella aceptó. Pero no sé si permaneció en Puebla o si continuó con Balmis. Si ha seguido, deben de estar rumbo a las Filipinas.

—Y... contadme. ¿Preguntó por mí?

—La verdad es que cuando la conocí estaba tan absorta por tener que atender a los niños que iban a ser recibidos por el virrey, que no recuerdo bien.

—¿No le pareció increíble la casualidad de encontrarse con alguien tan cercano a mí en un lugar tan lejano?

—Supongo que sí, Josep.

Al prelado le habían avisado de que Salvany, aparte de enfermo, estaba con los sentidos alterados. Al comprobarlo por sí mismo, procuró tranquilizarle y le siguió la corriente:

—Ahora que recuerdo, sí, preguntó por vos —le dijo don Benito—. Que de dónde nos conocíamos, que cómo erais de pequeño, cómo eran vuestros padres...

—Seguid, por favor, seguid...

—Le conté los paseos por las montañas cuando vivíamos en Cervera, le hablé de vuestra vocación tan precoz, de cómo os convertisteis en el diseccionador de cadáveres más famoso de Barcelona... —Salvany consiguió reírse. El arzobispo continuó—: Me dijo que si por casualidad me encontraba con vos, os dijese que os sigue llevando en el corazón.

—¿Sí?, ¿de verdad? —dijo Salvany, el rostro iluminado.

—Y os desea salud y fuerza para llevar la expedición a buen puerto.

Salvany permaneció largo rato en silencio, mecido por su ensueño. Tener a don Benito a su vera era la mejor medicina que le hubieran podido administrar. Significaba sentir sus raíces de nuevo, recobrar confianza, no sentirse tan solo frente a una misión tan gigantesca.

—Juntos vamos a atajar el contagio que amenaza Trujillo —le dijo el arzobispo—. He venido a ofreceros todo el apoyo de mis parroquias, incluida mi dedicación personal. Así que vos me vais a instruir, y yo me encargaré de que todo se lleve a cabo. Sólo os dejaré cuando os hayáis recuperado.

—¿Creéis que me recuperaré?

—Tened fe, Josep.

Contar con el apoyo decisivo de un hombre poderoso como don Benito supuso el afianzamiento del método de vacunación en toda la región. El propio arzobispo aprendió tan bien la lección que dejó instruidos a algunos facultativos. Su presencia y su implicación hicieron que Salvany pudiese descansar, recuperarse de la pulmonía y recobrar el espíritu.

—Habéis sido mi verdadero protector, señor, y por ende el de la expedición —le dijo Salvany, de nuevo a punto de partir—. No tengo palabras para agradecer lo que habéis hecho...

—No se necesitan palabras... Basta con seguir la vía de Cristo, esa que habéis abordado con tanto coraje. Siempre estaré presente para ayudaros. Nos veremos en Lima.

64

Con Salvany de nuevo al mando, la expedición se adentró en el Virreinato del Perú. A la entrada de la pequeña ciudad de Lambayeque, se toparon con indios que se resistieron de forma tenaz a la vacuna. Armado con una batería de argumentos razonables, Salvany se deshizo en explicaciones, pero aquellos indios se mantuvieron firmes en su creencia de que la vacuna era algo diabólico, más aún que la propia enfermedad. Finalmente, ante la insistencia del hombre blanco, el cacique se plantó:

—¡Sois el anticristo! —le dijo.

Lo dijo de una manera tan amenazadora que los expedicionarios optaron por seguir su camino. Entraron en la ciudad, pero no encontraron un solo lugar donde alojarse. Por miedo a represalias, nadie quería ser visto con esos blancos.

—Huyan de aquí —les dijo un vecino—. Esos indios dicen que os van a perseguir. Son bravos, váyanse.

Tuvieron que abandonar precipitadamente la ciudad, pero en el camino a la vecina aldea de Chota, los arrieros que los guiaban y los acompañaban en el transporte de los niños los abandonaron en mitad del campo. Desorientados y desprotegidos, Salvany y sus expedicionarios tenían un miedo cerval a que los indios de Lambayeque les tendiesen una emboscada. Mientras vagabundearon por el campo, sin encontrar aldeas ni campesinos para socorrerlos, se alimentaron únicamente de maíz tostado. Al término del cuarto día, ya desesperados, dieron con un hombre a caballo:

—Pero ¿qué hacéis aquí, viviendo como cuatreros?

Era un rico hacendado llamado Juan Espinach, que los acogió, les dio de comer y los proveyó de vituallas.

El incidente se les quedó a todos grabado en la memoria. Durante mucho tiempo, Salvany se despertaría, sudando y con un ataque de pánico, creyéndose perdido en medio de las montañas, a la merced de indígenas hostiles.

El camino a Lima transitaba por la cordillera de los Andes. Tuvieron que ascender a cuatro mil metros de altura, en la estación más rigurosa de lluvias y nieves. Los niños estaban fascinados por esos copos que caían del cielo cubriendo los campos de un manto blanco. Pero el frío acabó mermándoles la salud. La falta de caminos y la necesidad de cortar el contagio de viruelas en los pueblos por donde pasaban alargó el viaje. Ya cerca de Lima, Salvany comprobó que el comportamiento de los lugareños era veladamente hostil. Lejos de ser recibidos con los brazos abiertos, los campesinos los rehuían. Tampoco aquí querían vacunarse, no había en sus rostros miedo, sino desconfianza.

—Piensan que les va a costar dinero —dijo uno de los guías.

—Dígales que es gratis.

—No se fían. Ya han venido a vacunarlos y al final les han pedido cuatro pesos.

Al llegar a Lima, supo la razón por la que los indios de Lambayeque y los campesinos de los pueblos cercanos los habían rehuido. La vacuna ya había llegado y era un buen negocio. No estaba en manos de médicos, sino de comerciantes poco preparados para inocular, de modo que muchas veces lo hacían con un fluido que había perdido sus propiedades, o lo hacían mal y la vacuna no producía efecto alguno. Esos fallos hicieron que la gente despreciase el específico contra la viruela. Al cabildo, que también comerciaba con el invento, no parecía importarle que gran parte de la población no pudiera acceder a ello por falta de recursos.

—Las autoridades no muestran mucho empeño en nuestro obsequio... —observó uno de los ayudantes de Salvany.

—Van diciendo por ahí que cuanto puede hacer la expedición también lo puede hacer el Cabildo.

A Salvany le ocurría lo mismo que a Balmis en México, y al igual que el alicantino, Salvany pudo medir el escarnio y mofa con que fueron recibidos por el alojamiento que se les ofreció: una casa modesta con tres mesas viejas, una docena de sillas, un canapé desvencijado y cuatro catres para los niños, sin sábanas ni mantas. Para los mayores, había unos colchones tan sucios que prefirieron dormir en el suelo. En su diario de viaje, Salvany contó que el Cabildo, que teóricamente debía auxiliar a esos niños, los dejó un día entero sin comer, y en los días siguientes no les dieron pan para el desayuno, ni la posibilidad de alumbrarse por la noche. Indignado, mandó sendas cartas de protesta al virrey, que inmediatamente se ocupó del asunto. Ordenó a las autoridades locales que aseasen el alojamiento y se los acomodara con mayor dignidad, añadiendo la apostilla «que se cuide con esmero a los individuos de la expedición». Salvany también pidió ayuda al arzobispo Benito María Moxó, y éste intervino directamente, celebrando una misa solemne, con iluminaciones y repiques generales. Ya había dado la orden a todas sus parroquias para que propagasen el fluido por las provincias del virreinato.

—Pero no cumplen mis órdenes —le confesó a Salvany—. No las cumplen porque los que venden la vacuna los sobornan para que no lo hagan.

Lima no era México: aquí las autoridades tanto virreinales como eclesiásticas estaban en sintonía. Aquí no existía una competición para apuntarse el tanto del descubrimiento de la vacuna. No existía una lucha política que reivindicase el descubrimiento. Lo que había era fuertes intereses privados que comercializaban una vacuna de mala calidad, y que vieron la llegada de la expedición como una amenaza a su negocio.

—Los que quieren lucrarse a costa de la salud del pueblo saben manipular la ignorancia de las gentes —le dijo el arzobispo—. Saben comprar voluntades. Por eso es tan difícil luchar contra esos intereses privados.

—Entonces —dijo Salvany—, tendremos que cambiar de táctica. Olvidarnos de las vacunaciones en masa y concentrarnos en elaborar un reglamento y planes de vacunación para todo el virreinato.

—Sí, porque no abandono la idea de que haya una sanidad al alcance de todos, blancos y negros, cholos y criollos.

¿No era ésa la idea con la que la Monarquía había concebido la expedición? Dos conceptos de la sanidad se enfrentaban en América: el de una sanidad pública organizada por la Real Beneficencia, frente a otra, cuyas innovaciones médicas quedarían al alcance de quien pudiera pagárselas.

Gracias al arzobispo, Salvany se introdujo en la élite intelectual de la Universidad de San Marcos de Lima. El reputado médico doctor Unanue le invitó a participar en tertulias ilustradas que se celebraban en las casas de los ricos criollos. Perú no era ajeno a la influencia de la Ilustración. Contaba con bibliotecas como la de San Pablo, con casi cuarenta mil volúmenes que incluían libros de Bacon, Newton y otros líderes de la revolución científica del siglo XVII. Se publicaba *El Mercurio*, un gran periódico. En aquel ambiente culto, Salvany descansó, estudió y pensó.

Pero, a pesar del reposo, su salud no terminaba de mejorar. Había recuperado las ganas de vivir y el entusiasmo por su trabajo, hasta que un súbito ataque de convulsiones que los médicos confundieron con apoplejía le dejó de nuevo postrado. No tenía ni treinta años, pero los dolores en el pecho, la ausencia total de apetito, los mareos y los ataques de tos le hicieron sentirse muy viejo.

«Ésa debe de ser la tragedia de la vejez —pensó Salvany—, tener la cabeza lúcida y llena de proyectos pero un cuerpo incapaz de sacarlos adelante.»

Aquella noche debió de sentir que le rondaba la muerte, porque se puso a escribir una carta a Isabel.

65

Isabel de mi alma:
Os escribo desde la cama de la casa que me ha proporcionado el arzobispo de La Plata, mi buen amigo y protector Benito María Moxó, que habéis tenido el gusto de conocer y que me ha dado noticias vuestras, tan ansiadas por mí desde que nos separamos. Estoy reponiéndome de un ataque convulsivo consecuencia de una pulmonía. En atención a las graves enfermedades que padezco e imposibilitado de volver a Europa, he solicitado un cargo político al ministro de Gracia y Justicia José Caballero para quedarme en América, y confío que lo atenderá. Uno cree haber ganado cuando obtiene una victoria, pero siempre se presenta una nueva batalla. En Lima la vacuna se compra y se vende como el aguardiente o el azúcar por comerciantes que ven en este fluido un modo rápido y seguro de enriquecerse. Sólo gracias al apoyo de un corto número de sabios y principales de esta capital estoy consiguiendo transformar la actitud hacia la vacuna... Sabéis que mi mayor deseo es volver a encontrarme con vos en un lugar de clima templado, sano y moderadamente seco, pero si por voluntad de Dios esto no fuera posible, quiero que sepáis que nunca os olvidaré, que estoy con vos aun en la distancia. Y que la felicidad, amada Isabel, es aceptar la lucha, el esfuerzo, la duda, y seguir avanzando, avanzando y salvando un obstáculo tras otro...

Isabel recibió la carta en Ciudad de México, agotada después de cincuenta y tres días de un intenso periplo que le hizo recorrer el interior de la Nueva España, de Querétaro a Celaya, de Valladolid a Guadalajara, de Guanajuato a Durango. Sobresaltada y recelosa al mismo tiempo, le temblaban las manos al abrirla. Leerla le produjo un indefinible sentimiento de zozobra. Intuía que la salud de Salvany debía de haber empeorado en esos climas adversos, pero lo que creyó adivinar entre líneas, y lo que la hundió en la aflicción, fue la sensación de despedida. «Si por voluntad de Dios esto no fuera posible, quiero que sepáis que nunca os olvidaré.» Esa frase y la siguiente, en la que le daba lo que parecían unos últimos consejos de vida, la hundieron en la melancolía.

«Será el cansancio», se dijo mientras se pasaba un pañuelo por el rostro para limpiarse las lágrimas.

Era el agotamiento que produce la tristeza. Se sumaba a la extenuante gira en la que había tenido que lidiar con autoridades reticentes y en la que se había visto obligada a ocuparse de nuevos niños que Balmis iba reclutando para el último tramo del viaje a Filipinas. Él estaba muy satisfecho con el resultado de la gira, a pesar de no haber conseguido el apoyo de las autoridades locales de Texas, Salvatierra y Guanajuato, que se negaron a organizar juntas de vacunación sin la orden expresa del virrey, que por supuesto nunca llegó. En las demás ciudades fueron recibidos de manera extraordinaria, lo que supuso una bien merecida recompensa para su maltrecha moral. Por encima de todo, estaba contento por haber logrado reclutar a veintiséis niños para el viaje a Filipinas. Veintiséis niños cuyo bienestar recaía en los hombros de Isabel. Eran más dóciles que los gallegos porque no eran huérfanos, no habían vivido en inclusas, ya que éstas escaseaban en la Nueva España. Eran hijos de familias muy pobres; ninguna aceptó el trato oficial por el que la Corona pagaría los estudios de sus retoños a cambio de su participación en el viaje. Querían dinero contante y sonante. Como el virrey se negó a sustituir con dinero las promesas del rey, a Balmis no le quedó más remedio que pagar a los padres, lo que consiguió gracias a un préstamo del obispo de Guadalajara.

En Zacatecas, el Cabildo les ofreció los últimos seis niños, que se presentaron en uniformes de gala con el escudo real y la inscripción «Dedicado a María Luisa, reina de España y de las Indias». Pequeños grandes héroes, conmovedores en su ingenuidad e ilusión, pensó Isabel. Pero, en realidad, para ella eran más niños a los que atender y cuidar, con sus enfermedades, sus caprichos, su vitalidad desbordante y sus necesidades específicas, tanto físicas como afectivas. Por muy acostumbrada que estuviera, era una tarea colosal y exigente para una mujer que sentía el desgaste de los últimos meses.

Isabel no quería que su hijo la acompañase a Filipinas para evitarle un riesgo innecesario. Pero la idea de dejarlo en México, solo, la desgarraba. Sería la primera vez que se separara de él. Se debatía entre su lealtad a la expedición y sus ganas de desligarse del último tramo de viaje. Entre su deber y el amor a su hijo. Entre su vocación de cuidar a los demás, su pasión por vacunar y prevenir enfermedades, y la necesidad de llevar una vida normal. Entre el deber y el deseo había un abismo que no sabía cómo franquear. Rebelarse y plantarse frente a Balmis no iba con su temperamento; en Cuba había fracasado. Mujer de su tiempo, sabía mostrarse firme. Pero no cabía la rebeldía en ella, al contrario. Desde niña obedeció, primero a sus padres, luego a Benito Vélez, después a don Jerónimo, ahora a Balmis, su jefe. Su vida evolucionaba en el interior de los límites de su destino de mujer nacida en una pobre aldea del interior de Galicia. Sin embargo, tal era su hartazgo, que un día, antes de volver a Ciudad de México, le dijo a Balmis:

—Doctor, no puedo irme a Filipinas y dejar a mi hijo aquí.

—Siempre pensé que vuestro hijo nos acompañaría.

—No quiero exponerle al riesgo de otra larga navegación.

Hubo un silencio. Balmis contrajo el cuello y asintió con la cabeza; la entendía.

—Además, Benito está asilvestrado de tanto contacto con marineros... El obispo de Puebla me ha ofrecido una beca para que estudie en el Colegio Carolino, dicen que es muy bueno...

—Es una excelente oportunidad, sin duda.

—Entendedme, señor. Nunca me he separado de él, y hacerlo en un país desconocido...

Balmis notó cómo Isabel, desgarrada, luchaba por contener su emoción. Tenía profundas ojeras, la piel más pálida que nunca, el aire apesadumbrado.

—Sé que mi compromiso me obliga a ir a Manila, pero...

—Os entiendo, Isabel. No puedo pediros más de lo que ya habéis hecho por la expedición.

—No es que no quiera seguir, doctor, es que... Ya sabéis lo que significa para mí volver a España.

—A una mujer que ha salvado al mundo de una enfermedad atroz se le perdona todo... hasta en España.

—No estoy segura. Mi propósito ha sido emprender una nueva vida en América con mi hijo reconocido como tal.

—Lo sé. Y ha sido duro llegar hasta aquí.

Otro largo silencio se instaló entre ellos. Sí, había sido duro: siempre hubo algún niño enfermo, sintió pánico en las travesías con mal tiempo y una gran soledad al ser la única mujer. Balmis intentó una última baza, la de la vanidad, aunque no guardaba esperanzas de que fuera a funcionar:

—Tenía el sueño, sin fundamento alguno debo decir, de volver con vos a Madrid y compartir la gloria del éxito de la expedición. Y con vuestro hijo, claro.

—¿Y Salvany? —contestó Isabel.

A Balmis se le torció el semblante. Isabel prosiguió:

—¿No merece él más que nadie compartir la gloria de la expedición con vos?

—Habrá que ver cómo desempeña su labor. —Balmis notó que a Isabel le había chocado su comentario, y siguió—: Es... es un hombre enfermo que nunca debería haberse sumado a esta aventura. Ignoro las razones que le empujaron a ello.

—Querría dar un sentido a su vida, a lo que le queda de vida... Lo cierto es que le ha tocado la parte más dura.

—No es verdad. Al tener que desplazarse por tierra firme, le he ahorrado los riesgos que entraña la navegación. Además, ya se había hablado en Madrid de que la expedición se dividiría.

—Pero no tan pronto, según tengo entendido.

—Las cosas ocurren cuando tienen que ocurrir. Salvany no se estaba comportando... —Balmis carraspeó, como siempre hacía cuando le costaba decir algo, o no quería decirlo. Buscaba las palabras. Al fin, dijo—: Un profesional entregado a una tarea tan compleja como llevar a cabo esta expedición tiene que saber comportarse en toda circunstancia.

La miró, sin decirle que era con ella con quien Salvany «no se había comportado». Isabel se sonrojó, violenta.

—Entonces yo también...

—Con vos es diferente.

—¿Por qué?

—Porque sois impecable y única en vuestro desempeño. Vuestra función de inculcar confianza y repartir cariño maternal entre los infantes es fundamental.

Balmis, que no era pródigo en halagos, creía arreglar así su metedura de pata. Pero Isabel ya no era una ingenua. Pensaba que la obsesión de Balmis con Filipinas se debía a que, al no haber podido introducir la vacuna en la Nueva España de la manera que él había esperado, quería buscar en los confines del Imperio la gloria que tanto ansiaba. Balmis era un gran hombre con reacciones a veces mezquinas. Nunca reconocería los celos que sentía hacia Salvany, aunque los tuviera. Isabel recordaba con disgusto cuando tuvo que debatirse para que le soltase la mano el día en que se le ocurrió ofrecerle consuelo. No había duda de que era un gran líder con una enorme capacidad de trabajo y de organización, un excelente médico, un valiente que nada ni nadie amedrentaba, un entusiasta, un idealista capaz de dar su vida por los demás... Pero un hombre tosco a la hora de lidiar con los sentimientos de las personas, y con los suyos propios. ¿Cómo podía ser tan duro con Salvany?

¿Habría logrado Balmis su hazaña sin el tesón y la firmeza que demostraba?, se preguntó Isabel. Salvany era el ejemplo de que se podía ser útil a la causa sin maltratar a los que se tiene cerca. Al contrario, haciéndose querer. Balmis todo lo justificaba por el bien de la humanidad, hasta comprar niñas esclavas para transportar la linfa o emplear niños con poca salud, como el que murió al volver a Puerto Rico. Si era celoso de los que se acercaban a Isabel, no era por ella como persona, se dijo, sino porque le era útil. Ahora que le conocía mejor, Isabel entendía que Balmis no hubiera tenido una relación duradera con una mujer, ni se hubiera casado nunca por amor. En las relaciones personales, en los sentimientos, era un caballo que daba coces a diestra y siniestra. «No quiere a las personas por lo que son, sino por lo que le aportan», concluyó Isabel.

Sin embargo, Balmis la sorprendió:

—Quedaos en Puebla con Benito —le dijo—. Pasaré el aviso correspondiente al Ministerio de Hacienda para que siga abonándoos el sueldo de quinientos pesos anuales. Pero os ruego me ayudéis a buscar una mujer que tenga la capacidad de reemplazaros.

Isabel, desconcertada, vio el cielo abierto.

—Sí..., sí, os ayudaré —dijo balbuceando.

No esperaba aquella reacción de Balmis. Sí, también podía ser inaudito. En realidad, Balmis pensó que más valía soltar lastre con Isabel que forzarla a permanecer en la expedición. Sabía que ella disponía de una excusa más fuerte que todos los argumentos que él pudiera presentarle: su hijo Benito. Una madre no se separa de su hijo. Balmis sabía que esa batalla la tenía perdida de antemano.

66

Una vez llegados a Ciudad de México, instalaron a los veintiséis nuevos niños en el Real Hospicio de la calle de la Merced. El ama mayor estaba muy azorada al ver de nuevo a Isabel; tenía buenas noticias que darle.

—Ha venido Pedro Marcos Gutiérrez, ¿sabéis quién es?
—No.
—Un rico mercader de aquí, ¡y se ha llevado en adopción a Clemente y a Manuel María!

Isabel sonrió. Se había encariñado con esos dos niños de cinco años que tenían buen carácter. Durante la travesía, habían demostrado una fortaleza inaudita para su edad. Estaba contenta por ellos.

—Y un médico de la Escuela Patriótica quiere llevarse a Jorge Nicolás de los Dolores.

Jorge Nicolás tenía cuatro años y era muy guapo. Había estado tan enfermo durante el viaje que Isabel llegó a temer por su vida.

—Tanto el mercader como el médico son personas de excelente reputación —añadió el ama. Poco a poco, las promesas del rey se iban cumpliendo—. Otra buena noticia: Cándido ha sido detenido y nos lo han devuelto.

—¿Cándido está aquí? —preguntó Isabel, sobresaltada.

—Os enviamos una carta a Puebla, pero nos la devolvieron. Sí, el niño ha estado malviviendo en los arrabales con las propinas que le daban los borrachos de las pulquerías de mala muerte... Le han enseñado a cantar sones y jarabes de la tierra, ¡canciones muy feas que insultan al rey y a los curas! ¡Ese chavo tiene la boca podrida de tanto jarabe!

—¿Y dónde ha vivido todo este tiempo?

—Dice que dormía en la calle. Cuando tenía hambre robaba fruta, y de día se escondía de las patrullas. Hasta que enfermó, como todos los españoles, señora, y el dueño de la pulquería lo dejó a las puertas del Hospital del Amor de Dios. Allí le curaron y nos lo aventaron.

—Quiero verle —dijo Isabel.

—Está castigado.

—¿Cuánto tiempo lleva castigado?

—Dos semanas.

—Si sólo tiene nueve años...

—Sí, señora, pero es más resabiado que un diablo... El capellán le ha encerrado un mes en el cuarto de castigo.

—¿Un mes?

—Sí, por haberse fugado y por blasfemar.

A Isabel el castigo le parecía excesivo, aunque disimuló. El ama no le dejó verlo, de modo que Isabel tuvo que hablar con el capellán director, que tampoco quería transigir. Parecía que el hombre disfrutaba haciendo alarde de su autoridad frente a la española, utilizando al niño como pretexto. Al final, frente a la obstinada insistencia de Isabel, no tuvo más remedio que ceder.

Cándido estaba como un prisionero, solo en una celda de castigo, sin apenas luz, donde el aire era áspero por la cal viva de las paredes. Le traían la comida y no le dejaban salir, excepto para hacer sus necesidades. Estaba en los huesos, las mejillas hundidas, las piernas como alambres.

—Es por el mal de Moctezuma que atrapó viviendo en la

calle como las ratas; aquí se le da bien de comer —dijo el ama para justificarse.

Tenía ronchas y moratones por todo el cuerpo. Estaba sucio, el pelo greñoso y apelmazado, sin rastro de sus mechas rubias. Sólo el fulgor de sus ojos azules seguía intacto. Isabel se acercó para abrazarle, pero él la rehuyó. Entendió que el niño se sentía traicionado.

—Cándido, quiero que vengas conmigo a Puebla, una ciudad cerca de aquí donde nos vamos a quedar a vivir. Benito estudiará en un colegio... ¿Tú quieres estudiar también?

—No me gusta.

—¿Qué quieres hacer?

—Nada.

Isabel mantuvo un largo silencio.

—No me creo que no quieras hacer nada. Tú nunca paras.

Hubo otro silencio, que el niño interrumpió:

—Pues haré lo que sé hacer: cantar.

—Bueno, pues te pondremos en el coro de la catedral.

—No, yo quiero cantar en los arrabales, la gente da más dinero.

Isabel no insistió. Sabía que no le sacaría un sí al señor «no».

—He probado pulque —dijo el niño vanagloriándose de su hazaña.

—¿Te ha gustado?

Cándido se encogió de hombros. Lo de menos era si le había gustado, lo importante era haber hecho algo prohibido.

A Isabel le partía el alma dejarlo en esa celda, pero sacarlo exigía un mínimo de tiempo y la intervención directa de Balmis. Alguien con el carácter de Cándido, capaz de entrar de polizón en el barco y de sobrevivir en las calles de México, un niño con esa personalidad y ese talento no merecía estar encerrado como un preso. No era descarriado y vandálico, como lo describía el ama mayor, sino un niño furioso contra el mundo y sus injusticias. Un rebelde que saludaba al capellán director con un «¡Mal rayo os parta!», a sabiendas de que recibiría como respuesta una cachetada descomunal y el alargamiento de su condena. Isabel estaba convencida de que para enderezarlo sólo necesitaba a un adulto que creyese en él. Y ella creía en él.

Por su parte, Balmis tenía prisa por salir de México. Dejar pasar la oportunidad de embarcarse en el *Magallanes* significaba esperar al siguiente galeón, un año más por lo menos. Escribió al virrey para decirle que los preparativos estaban a punto y que sólo faltaba la autorización de embarcar. Iturrigaray le contestó que en el próximo galeón, el *Magallanes*, la preferencia se daría a las tropas necesarias para defender las guarniciones de las islas. En segundo lugar, había un buen número de frailes dominicos, carmelitas y agustinos españoles que habían tenido que posponer su viaje anterior para dejar paso al personal militar. Aunque le prometió que se ocuparía oportunamente de su petición, le avisó de que si otro navío no se presentaba, le sería imposible mandar a la expedición en el *Magallanes*. A duras penas, Balmis contuvo su irritación y le respondió en una carta: «Relegáis la expedición a un tercer lugar, sabiendo el deseo de Su Majestad de mandar el suero, volando si fuera posible, a sus amados súbditos, sin miramiento por el gasto o el esfuerzo». Pero, resignado a obedecer, terminó la carta mansamente: «Ya que sois el virrey y la persona a quien debo obediencia bajo toda circunstancia, me someto a vuestra decisión».

A Balmis le repugnaba que le tratasen con desdén, él que se consideraba la expresión humana de la voluntad real. Habiéndose enterado de que Ángel Crespo, capitán del *Magallanes*, se encontraba en Puebla, decidió ir a su encuentro. Si el virrey se mantenía en su actitud, él intentaría puentearle. La perspectiva de regresar a Puebla llenó de alegría a Isabel. Acabara donde acabara ella, sabía algo cierto, que su hijo ingresaría en uno de los mejores colegios de la Nueva España. Se sentía con fuerzas para luchar por Cándido.

—Tenéis que ayudarme a sacar a Cándido de aquí —le dijo Isabel.

—Pero no podemos hacer excepciones... —respondió Balmis—. Esos niños están ahora bajo el amparo del virrey, y sacar a uno sería considerado un desmán y una injusticia.

Entonces Isabel le contó la fuga de Cándido. Balmis recordó cómo lo había conocido, castigado en la Casa de Desamparados de Madrid.

—Ese niño va a acabar mal.

—Por eso es importante sacarlo. Tiene buen fondo, y estamos a tiempo de que no se malogre. Dentro de tres años no habrá nada que hacer, será demasiado tarde.

Le contó las condiciones en las que encontró al niño.

—¿Por qué no pedís la intervención del obispo de Puebla para que lo reclame directamente?

Balmis estaba tan indignado que no pudo contener unos tics, pero reaccionó:

—Está bien. Lo haré.

67

Cándido no parecía creerse su liberación. Allí estaban Balmis, Isabel y Benito, que venían a sacarlo para llevárselo con ellos, mientras que los veintiséis nuevos mexicanos debían permanecer en el hospicio. Era un sueño que se hacía realidad, aunque el pequeño Cándido estaba tan escamado que ahora miraba con desconfianza a sus protectores. ¿No habían incumplido su promesa de dejarle a cargo de una familia? El niño no entendía que el inconveniente principal era su edad y su actitud: ¿qué director de hospicio recomendaría a un niño tan difícil como él?

—¡Mal rayo...! —le dijo al capellán director al despedirse, a sabiendas de que esta vez el hombre no le podría corregir.

Benito echó una carcajada. Había reencontrado a su amigote, a su compañero de trastadas. Lo primero que hizo Cándido fue contarle los nuevos insultos que había aprendido en las calles: garrotero, perro, verdugo y ladrón. Pero Isabel fue clara:

—Si no quieres volver al hospicio, tienes que hablar bien y hacer lo que te digamos.

El niño se encogió de hombros, como si no le importase lo que oía.

—¿Has entendido?

Como Cándido no contestaba, Isabel ordenó al cochero dar marcha atrás.

—Volvemos al hospicio.

Entonces Cándido reaccionó.

—¡Noooooo! Que sí, que sí, que me portaré bien.

—¿Lo prometes?

Cruzó los dedos y los besó, en un gesto procaz que había aprendido de los marineros.

En Puebla se alojaron en la vivienda que el obispo les había cedido en el viaje anterior, una casa amplia cercana a su palacio. En seguida Balmis entró en contacto con Ángel Crespo, el capitán del *Magallanes*, quien le aseguró que, a pesar del gran número de pasajeros que ya se habían alistado para viajar a Manila, habría sitio para los miembros de la expedición.

—Me comprometo a que haya una alimentación adecuada y cabinas especialmente preparadas para los niños —añadió.

Con esa información, Balmis mandó un correo a Godoy con ruego de que le contara al rey cómo habían propagado la vacuna en todo el territorio novohispano e informándole de que, sin tener en cuenta la opinión del virrey, había entrado en negociaciones con el capitán del Galeón de Manila.

Por su parte, Isabel se presentó ante el obispo con ambos niños.

—Eminencia, os tomo la palabra, pero en lugar de un solo niño, os traigo dos. Para ver si hay posibilidad de que estudien en el Colegio Carolino y se hagan hombres de provecho.

—¿Tú eres Benito?

—Sí —dijo el niño.

—¿Y tú?

—Cándido de la Caridad.

—Ya... El doctor Balmis me mandó un correo para que te sacara del hospicio. ¿Te gusta estudiar?

El niño iba a responder cuando se cruzó con la mirada severa de Isabel. Luego se volvió hacia el obispo:

—Sí, mucho.

—Y tiene buena voz, Eminencia, tenéis que escucharle...

—A ver, cántanos algo...

Cándido se puso entonces a cantar a capela el *Ave María* de Bach que había aprendido en Madrid. Su voz encandiló al obispo y atrajo la atención de otros frailes que se acercaron al despacho a escucharle. Cándido se transformaba cantando, y transformaba a los que le escuchaban. Su voz era clara como el cristal, potente como la de un barítono. El obispo estaba deslumbrado.

—Vas a cantar en la catedral, tienes un auténtico don de Dios. Ahora cántanos una canción...

Cándido miró a Isabel, como para pedirle permiso. Isabel le hizo una señal de seguir adelante. El niño se atrevió con un son:

—Cuando los ciegos entran en una casa / por tentar a las sillas / tientan al ama.

Isabel se mordió la lengua, pero el estallido de risa del obispo relajó el ambiente.

—¿Dónde has aprendido eso?

—En la pulquería donde cantaba.

—Ah, ¿sí? ¿Cantabas en una pulquería?

—Es que me escapé del hospicio y estuve viviendo en la calle... —contó el niño, cada vez más animado—. Me sé otra, ésta es un jarabe: Azote, mordaza y freno / tiene nuestra Santa Fe, / para el que dijere / que renegar de Dios es bueno...

—Ya, ya no más —intervino Isabel, sonrojada.

El niño la miró con aire contrito. El obispo sonreía, a pesar de que esas letras podían hacer intervenir a la Inquisición, que había relajado sus costumbres, pero que seguía vigente, y lo seguiría hasta 1821.

—¡Lo que se aprende en los tugurios! —dijo el obispo—. Ahora te va a tocar aprender otras cosas, cosas interesantes, cosas del mundo, de los hombres, de Dios. Voy a dar instrucciones para que ingreséis en el Colegio Carolino.

Isabel suspiró y cerró los ojos; no sabía qué decir para agradecérselo. Los niños no sabían si lo que les proponía el obispo era bueno o malo, así que permanecieron impasibles.

—Y vos, Isabel, ¿os animaríais a trabajar en el hospital?

El Hospital de San Pedro, que existía desde la fundación misma de la ciudad, en 1545, y que se ocupó inicialmente sólo de blancos pobres, tenía dos pisos y ocupaba una manzana entera. Ahora disponía de doscientas cincuenta camas, un personal numeroso con jerarquías y puestos definidos. Aparte de médicos, practicantes, enfermeros y sangradores, había un uncionero y una uncionera, veintitrés chichiguas, como llamaban a las nodrizas, el ropero primero y el ropero segundo, un colchonero y una lavandera, cocineros, repartidores de pan, un sepulturero y un carretonero para los cadáveres. Médicos y cirujanos visitaban a los enfermos acompañados de personal que realizaba funciones de enfermería, y del boticario, que registraba las medicinas prescritas. También ofrecían servicios a los enfermos sangradores, barberos y componedores de huesos. Isabel se encargó de la sala de vacunaciones; su misión era conservar fresco el fluido en la ciudad y en las cabezas de partido de la provincia por medio de operaciones periódicas. Cada nueve días, que era el número proporcionado a los que nacían anualmente, debía vacunar a quince niños. El obispo le proporcionó unas cartillas para que sirvieran de explicación a los encargados de inocular.

Los niños se adaptaron bien al colegio, tenían que aprender de memoria los preceptos de Cicerón, seguir las clases de latín y leer media hora al final de la mañana. Almorzaban en el refectorio, al son de la voz mesurada de un lector que glosaba la vida de san Luis Gonzaga, que todavía no era santo, pero según decían los padres, no tardaría en serlo. Como estaban retrasados con respecto a sus compañeros, los reñían con suavidad, los animaban con ejemplos, los solicitaban con premios. En el recreo les permitían jugar al dominó y a las canicas y echarse media hora de siesta después de comer. Por la noche se reunían con Isabel en el convento de las monjas, a la espera de encontrar una casa definitiva para instalarse. Por fin, llevaban una vida normal. Isabel había llegado al final del camino, o por lo menos eso creía ella.

68

Pocos días después de su encuentro con Balmis, Ángel Crespo, capitán del *Magallanes*, se desdijo.
—Lo siento, sin permiso del virrey no puedo aceptaros.
—¡Cómo me hacéis eso! ¡Si ya os comprometisteis!
—Por el gran perjuicio que supone hacer acopio de víveres para la expedición si llega a frustrarse vuestro viaje.

Era una excusa endeble, en la que Balmis vio el largo brazo del virrey, que seguía obstaculizando sus planes, porque la capitanía de Filipinas dependía del Virreinato de México. Pocos días más tarde, recibió una carta comunicándole que el excelentísimo don José de Iturrigaray estaba a la espera del informe de un tal Benito Vivero y Escaño, comandante del *San Blas*, a quien había encargado investigar si la vacuna había sido introducida en las islas Filipinas. Estaba claro que el virrey buscaba una razón de peso para dar una estocada definitiva a la expedición. Ocultando su rabia, Balmis le escribió para pedirle que le dijese con tiempo cuál sería la fecha definitiva de partida, dando por hecho que la vacuna no había llegado a las islas, de lo que estaba convencido. Dijo que necesitaba tener todo listo con bastante anticipación para evitar la posibilidad de que el momento de zarpar le pillase desprevenido.

A pesar de haber recaído con otra disentería sangrante, decidió regresar a Ciudad de México.

—¿No preferís esperar a encontraros mejor?

—No, Isabel. Me vuelvo a México con el convencimiento de que si Dios, el rey de España y la humanidad entera están de mi parte, conseguiré embarcar en el *Magallanes*.

Isabel apretaba las manos, que le sudaban. Ella se quedaba, con la vida solucionada. Y el hombre que la había ayudado a obtener lo que más ansiaba seguía encadenado a la expedición, luchando contra molinos de viento como el mismísimo Don Quijote, la novela que estaba leyendo por prescripción de los profesores de su hijo.

—Si es necesario, iré a la capital a ayudaros a encontrar un par de mujeres que puedan hacer el viaje con los mexicanos...

Balmis la miró, y detrás del fuerte parpadeo Isabel creyó adivinar que tenía los ojos impregnados de lágrimas. ¿Balmis llorando? Le pareció raro. «Quizás sea el frío de la mañana», se dijo entonces para ahogar su mala conciencia.

En la capital, Balmis se enteró de que al virrey le habían filtrado comentarios de sus cartas de protesta a las autoridades de Madrid, lo que explicaba el ensañamiento: ¿qué mejor manera de vengarse que saboteando definitivamente la expedición? Estaba desmoralizado a causa del cansancio y también porque, aunque estuviera rodeado de sus ayudantes, añoraba la fortaleza y la templanza de quien siempre había considerado fundamental y que había perdido en Puebla. De momento, sin el permiso del virrey para proceder, Balmis no podía hacer nada, excepto curarse la disentería, buscar una o dos mujeres que quisieran efectuar la travesía con los niños, y esperar, esperar... Una tortura para un hombre de acción.

El obispo de Puebla era también un hombre de acción. Le gustaba visitar a los enfermos del hospital, a las comunidades indígenas de los alrededores, a los capellanes que estaban bajo su responsabilidad para avisarlos de que no toleraría dejadez alguna en el tema de la vacuna. Visitaba con frecuencia a las monjas del convento. El lugar olía a flores, los pasillos altos y sombríos desprendían una atmósfera de serenidad solamente interrumpida por el griterío de Benito y Cándido cuando volvían del colegio cercano. Estaban felices: nadie los encerraba en cuartos oscuros, nadie les pegaba con una regla ni los obligaba a hacer penitencia de rodillas. Cándido ahora se santiguaba al entrar en la capilla.

Isabel se sentía tan dichosa que, cada vez que se encontraba con el obispo, se deshacía en agradecimientos.

—Las gracias hay que dárselas a Dios, no a mí —le contestaba el prelado.

Estaba sobrecogida por la humildad de aquel hombre, por su manera distinguida de hablar y por el tono de su voz que el acento mexicano dulcificaba aún más. Cuando oía sus pasos por el pasillo, le asaltaba una sensación turbadora, y cuando don Ricardo preguntaba por ella, se quedaba paralizada. No era intimidación, porque él era campechano y estaba siempre de buen humor. Al verle sentado en un rincón, la sotana desplegada, a Isabel le invadía una ola de calor, una indefinible emoción que le removía las entrañas.

—¿Sabéis lo que me dijo el cura de Xalisco?

Isabel negó con la cabeza. Le costaba hasta hablarle, porque él la trataba de igual a igual y eso la abochornaba. Le veía más mayor, más sabio, e infinitamente más culto que ella.

—Cuando le dije que esperaba que no hubiera ningún indolente que se creyese desobligado a vacunar, se atrevió a decir groseramente que era médico de las almas y no de los cuerpos. A lo que le contesté que vaya falta de caridad, que quien pudiendo salvar la vida del prójimo no lo hace es como un verdadero homicida.

—¿Le llamasteis homicida?

—Quería asegurarme de que no se tomase a la ligera el asunto de vacunar.

Se rieron de buena gana. La seducción que don Ricardo ejercía sobre Isabel no radicaba en esa distancia casi divina que separa a los representantes de Dios del resto de los hombres, sino en su cualidad básicamente humana.

—Los curas se olvidan, nos olvidamos, de que tenemos el mandato divino de reconfortar a las personas que sufren, las solitarias y las desesperadas.

—No sólo los curas —dijo ella.

Le salió del alma decir aquellas cuatro palabras. Don Ricardo la observó con ternura. Aquélla no era una mujer como las demás, tenía calado, aparte de coraje y entereza. ¿Cómo si no hubiera podido realizar lo que había hecho?

—Hay seres ilustrados como vos, como Balmis, como Salvany...

—Me pongo colorada con esas comparaciones —le dijo Isabel.

Se volvió hacia él, y le dedicó una sonrisa franca, desbordante de gratitud, que le conmovió. En ese momento don Ricardo alzó la vista al cielo y pidió a Dios, de cuya existencia a veces dudaba, que no le dejase caer en ninguna tentación.

Ignoraba las razones del afecto que sentía por Isabel. El negro brillante de su cabello, el color y la forma de sus ojos, su sonrisa le fascinaban. Pero la ciudad estaba poblada de mujeres igual o más guapas, que nunca despertaron en él la más mínima turbación. Isabel era de una belleza antigua, los rasgos bien proporcionados, la piel tan clara que se le transparentaban las venas. Desde el momento en que la conoció, percibió un alma pura y le atrajo su personalidad, que parecía acomodaticia pero que adivinaba sólida como un roble. Una mujer distinta, que no se quejaba nunca, que tenía el don de hacer frente a todo con inquebrantable quietud. Y aureolada de cierto misterio. No había muchas con las que se pudiera mantener una conversación que no versara sobre los chismorreos de la sociedad. Cansado de su papel, que le situaba a medio camino entre Dios y los hombres, harto de la imagen que siempre se veía obligado a dar, echaba de menos a alguien con quien compartir gustos y aficiones comunes, aunque sólo fuese la fascinación por el invento de la vacuna.

Isabel esperaba ansiosa la hora de ir a misa, lo que la sorprendía porque nunca había sido tan devota. Para ella, la religión tenía mucho de superstición basada en el miedo. No era protección y consuelo, como un día le había dicho el obispo. Pero la misa de los domingos en la catedral era la oportunidad de verle. Cuando aparecía por detrás del altar, con esa prestancia suya, le miraba embelesada. Nunca había conocido a un hombre tan atractivo, a pesar de que a veces mostraba una cierta reserva, una distancia que alternaba con su campechanería. Cuando Isabel distinguía la voz de Cándido en el coro, esa voz única, una sensación de íntima satisfacción la recorría de los pies a la cabeza. Un niño necesitaba a alguien que creyese en él para poder salvarse, siempre lo había pensado. De pronto, en la catedral, una de las más antiguas de América, a Isabel le invadía un sentimiento de plenitud parecido al que había sentido con Salvany, y también con Benito, el padre de su hijo. Algo parecido a la felicidad. Entonces empezó a infiltrarse en ella, como un cosquilleo primero, un estremecimiento desconocido después, la idea loca de llegar hasta el final, de probar lo prohibido, el mal que nadie quiere cometer, la transgresión que asusta pero que intuía podía llenar de sentido su vida. Se atrevió a imaginarse acurrucada junto al obispo, como cualquier mujer abandonada en brazos de su hombre. Soñaba que le abrazaba, y que le apretaba con fuerza mientras él le musitaba palabras al oído. Fantaseaba imaginando que él le acariciaba la nuca, el pelo, y con la otra mano le sujetaba la cintura. Al acabar el canto de aquel coro celestial, volvió súbitamente en sí y el encontronazo con la realidad le provocó un sentimiento de culpabilidad, y luego el remordimiento de haberse dejado llevar. Estaba segura de que con sólo pensar lo que había pensado ya había pecado, y se avergonzaba. No, no debía dejarse arrastrar por pensamientos... —no encontraba la palabra— impuros, se dijo. Aquello sólo podía conducir al desastre, al escándalo, al oprobio de ambos.

Por su parte, don Ricardo se sorprendía a sí mismo por sus ganas de pasar tiempo con ella, de sucumbir al encanto de su intimidad. Le costaba admitirlo, pero Isabel compensaba un vacío en su vida, donde Dios no podía competir, porque ella desprendía un calor muy cercano y placentero. Ya no le apetecía tanto pasar tardes enteras en su biblioteca enfrascado en la lectura. Le costaba concentrarse, su mente se distraía pensando en cómo conseguirle a ella y a los niños una casa digna, cómo mejorar el plan de vacunación de la provincia con su ayuda y, aunque le causaba bochorno reconocerlo, cómo visitarla más a menudo sin levantar sospechas. Soñaba con el vello de sus brazos, como el de una niña, dejaba vagar su imaginación por las líneas blancas del pelo que el peine había trazado, y luego por la línea del pecho... Cuando tenía la impresión de que perdía el juicio, de pronto reaccionaba: «¡No puede ser, soy el obispo!». Pero a los pocos segundos, se le ocurría que Benito y Cándido debían aprender a montar a caballo, y que darían paseos por el campo. Quizás ella debería también aprender a montar, no a horcajadas como una campesina, sino como una amazona... En realidad, le pesaba la soledad del cargo, añoraba la compañía de una familia y —no se atrevía a reconocerlo— le atraía el misterio del mundo de las mujeres, que nunca había tenido oportunidad de sondear.

69

Pasaron las semanas, pero no la agitación de las almas. Don Ricardo vivía en una oscilación constante entre la obsesión por estar con Isabel y su instinto de cura que, si bien le empujaba a dar consuelo espiritual, también le impelía al desapego. Le dolía el corazón. Vivía en una contradicción constante, guerreando contra la idea de sentirse imprescindible a otro ser humano, y que otro ser humano le fuese irreemplazable. Recordaba los tiempos en que, nada más salir del seminario y siendo cura de un pueblo de Zacatecas, confesaba a mujeres jóvenes que osaban contarle sus fantasías de lujuria, que inventaban relaciones sexuales con párrocos, confesaban adulterio y le referían los detalles más escabrosos con tal de seducirle. Pero él siempre las escuchaba desde la distancia, sin creerlas del todo. Al intentar excitarle sin conseguirlo, ponían en duda su virilidad, pero eso nunca le preocupó. Se sabía cura antes que hombre y les impuso penitencias cada vez más duras para desanimarlas de volver al confesionario. La visión de las mujeres que tenía la Iglesia era la de seres irracionales que se dejaban guiar por la pasión y la transgresión, y justificaba su posición subordinada al hombre por su fragilidad, su necesidad de ser controladas. Pero Isabel era diferente, era independiente, había demostrado tener resiliencia y valor. No podía ser un instrumento del diablo, como abiertamente pensaban de las mujeres muchos curas y sacerdotes. Don Ricardo la veía más bien como un instrumento de Dios.

Por eso, cuando se encontraba a solas con ella en el hospital o de regreso de algún pueblo en el que habían estado vacunando, se preguntaba si podría luchar contra la condición misma que Dios le había dado al nacer, la de ser un hombre. ¿Qué valor tenía el voto de castidad ante el deseo de amor puro que sentía por una mujer?, llegó a preguntarse. Toda su vida había luchado para contener el impulso sexual, y creyó haber conseguido apaciguarlo del todo. Pero ahora, cuando oía el vuelo de la risa de aquella mujer que podía ser su hija, cuando cruzaban casualmente las miradas, cuando cada gesto trivial atizaba el deseo, la incertidumbre invadía su corazón... Había seguido demasiado bien los consejos de su ángel de la guarda con respecto a las mujeres. Las había evitado tanto que nunca llegó a conocerlas. De regreso al palacio episcopal, atormentado, salía a la terraza y levantaba la mirada al cielo estrellado, como buscando una señal de la eternidad. No le cabía duda alguna de la existencia de Dios ante la visión del firmamento punteado de luces. Respiraba profundamente el olor a pino y a flores salvajes que emanaba del valle, y una vez sosegado y en paz consigo mismo, volvía a encerrarse en sus aposentos hasta que la imagen de Isabel le asaltaba de nuevo, como una amable intrusa. Empezaba a costarle imaginarse la vida sin ella, y pensarlo le producía terror porque sentía tambalearse el fundamento mismo de su ser.

Ella también vivía la opresión de su secreto, atormentada por el fantasma de la culpa, pero incapaz de controlar sus ensoñaciones, que le provocaban un placer idílico cuando en su mente se dejaba abrazar, llena de curiosidad por él, por los placeres de un amor que veía como un pecado, como una flaqueza perversa. Aterrada, se daba cuenta de que lo deseaba, no como había deseado a Salvany o a Benito, sino como se desea a un salvador, a un hombre de ánimo resuelto capaz de infundirle seguridad y hacerle sentir que era una mujer y que no estaba sola en el mundo. Necesitaba conocer sensaciones, sentir las emociones a flor de piel como un viento fuerte y cálido. Le abochornaba no haber contestado la carta de Salvany. Pero ¿qué podía haber respondido? Que sí, que se verían al final de todo, que se encontrarían en algún lugar, que le quería... Sí, le quería como se quiere a un bello recuerdo, pero a fin de cuentas, aquel amor no era más que un espejismo. A fuerza de tropiezos y golpes, Isabel se había vuelto práctica, había aprendido que en la vida había muchas pretensiones, muchos sueños y pocas realidades, y tenía grabado en el recuerdo la larguísima espera y la infructuosa búsqueda de Benito, el padre de su hijo, cuando éste desapareció del mapa. En realidad, Salvany se había convertido en una sombra en su memoria, en un recuerdo grato que el tiempo estaba consiguiendo disipar. Se puso a escribirle: «Lo que éramos el uno para el otro, lo seguimos siendo siempre», pero al releer la frase le pareció demasiado solemne, y no del todo verdadera, y rompió la carta. Empezó de nuevo, intentando contarle la verdad de sus sentimientos, explicarle que estaba cansada de languidecer; luego solicitaba su perdón y su bendición con la mayor humildad. Pero al final, el resultado no la convencía y rompía borrador tras borrador. Ésas no eran las palabras justas ni las frases adecuadas, se decía. Quería decirle que la amistad nunca muere, pero que el amor se transforma... ¿Quería de verdad decírselo? ¿Para qué atormentarle más, con lo que debía de estar soportando? ¿Para qué hablar de sentimientos si su corazón de mujer ya estaba atrapado en una jaula divina de donde no quería salir nunca más, clavado como una mariposa en la casulla púrpura de su salvador?

Era tal la oscuridad, que después de cabalgar durante siete horas, antes de llegar al pueblo de Xochiltepec, los componentes de la Junta de Vacunación de Puebla, la más activa del país, desorientados en aquella noche sin luna, acabaron dispersados en el campo. Las lucecitas del pueblo, que a lo lejos aparecían y desaparecían según el relieve accidentado de los cerros, eran la única guía a la que aferrarse. Pero Isabel dejó de verlas y espoleó su montura, que arrancó al trote. «¡Por aquí!», oyó gritar. Tiró de la brida y guio al caballo en la dirección de la voz. «¡Estamos vadeando el río!», oyó a lo lejos. Volvió a tirar de la rienda hacia el lado opuesto, el caballo relinchó y obedeció sin ganas. Las voces le llegaban cada vez más lejanas, traídas por un viento suave, mientras avanzaba al paso entre pinos y encinas. El resoplar del caballo y el roce de la tela de su vestido contra la silla marcaban la cadencia. No encontraba rastro del pueblo: las únicas luces eran las de la bóveda celeste. Pero no se arredró, no estaba sola. Formaba parte de un grupo numeroso de practicantes y médicos y pensó que sus compañeros no podían estar muy lejos. Al cabo de un rato, gritó: «¡Oeeehhh...!», y por única respuesta le llegó un relincho distante. Luego se elevó un ruido, como un sordo y remoto martilleo, que se fue transformando en estruendo de tambores, hasta que se dio cuenta de que era un caballo al galope. Se alarmó tanto que, en un momento dado, no supo si era un caballo de verdad o era el galope de su corazón. Entonces apareció entre los pinos centenarios un corcel gris que parecía de plata por los reflejos del sudor. Lo montaba el obispo, la sotana atada a la cintura, la cruz de madera saltando sobre el pecho y tocado con el solideo violeta que le cubría la coronilla. Ahora se acercaba en un galope corto, acompasado.

—He oído vuestro caballo relinchar, Isabel, y he pensado que os habíais extraviado...

—Sí..., no veo el pueblo.

—Seguidme.

Fue un paseo que no hubieran querido terminar nunca, la marcha lenta de dos seres que todo separaba y que, sin embargo, se sabían soldados por un vínculo tan férreo como invisible. No abrieron la boca, cualquier palabra sobraba. Eran ellos, sus caballos y la negrura del cerro acariciado por la brisa. Nada más existía. Llegados a las afueras del pueblo, el prelado encontró un lugar donde atar los caballos, un prado con hierba alta y mullida entre pinos y matorrales. Desmontó primero, ató su montura y fue a ayudar a Isabel. A bajar, ella temblaba como una hoja, como esos animales con sentido premonitorio de lo que va a acontecer, ya sea un terremoto, una marea gigantesca o un diluvio, algo inmenso, potente y transformador contra lo que uno sabe que es imposible luchar. Más de casualidad que por intención, el rostro de Isabel rozó el del obispo y sus miradas se encontraron. Clavados frente a frente, sólo se percibía la fragancia a jabón de Isabel y el sonido de la respiración agitada del prelado. Entonces ella dio el paso, acercó su rostro la distancia de medio palmo, despacito, consciente de que al hacerlo estaba forzando la puerta de su destino. Rozó sus labios contra los de él, muy levemente, y los besó. El reflejo inmediato del obispo fue echarse hacia atrás. Isabel quiso al momento morir, pero él reaccionó apretándole la mano. Miró a derecha e izquierda para asegurarse de que estaban solos. Centelleaban braseros en el pueblo dormido, y se oía el lejano murmullo de las conversaciones entre los grupos de acompañantes que buscaban un lugar para atar los caballos. Entonces él acercó su rostro al de ella, y le devolvió el beso. Luego intentó balbucear unas palabras, pero Isabel le calló con sus labios, le pasó los brazos alrededor del cuello y acabaron fundiéndose en un abrazo que duró una eternidad. Que sus ensoñaciones en las misas de la catedral se hicieran realidad le producía pavor, pero sentirse fuertemente sostenida por el hombre que idolatraba, sentir sus manos acariciarle la espalda, oler su aroma, le produjo escalofríos de placer. Cuando dejó de besarla, siguió agarrándola por las muñecas, como si no quisiera dejarla ir. Isabel daba pequeños tirones para liberarse, aunque quería seguir apretujada contra él, sentir el calor que irradiaba su cuerpo. Cuando la soltó, intentó recomponer su moño con manos temblorosas.

—Tenemos que irnos ya —dijo él.

—Lo que hemos hecho no está bien —dijo ella.

—No lo está, no lo está —respondió él, cabizbajo.

Caminando hacia el pueblo, se instaló entre ellos un apuro intenso. No sabían qué decirse. Sus miradas no se conocían; esgrimían sonrisas forzadas. Isabel sentía vergüenza. Eran dos extraños perdidos en la noche.

—Eres muy hermosa, ¿sabes? —le dijo cuando se separaron.

Entonces Isabel le miró fijamente. Nunca supo, y se lo seguiría preguntando hasta el final de sus días, cómo en ese momento se atrevió a abrazarle de nuevo. Al hacerlo, cayó al suelo el solideo del obispo, el gorro con forma de casquillo, símbolo de la dedicación exclusiva a Dios. Él la atrajo hacia las ruinas próximas de un corral. Allí, entre plataneros, glicinias con campanillas malvas, madreselvas de florecillas blancas, hierbas tiernas y ramas como lianas, se entregaron el uno al otro, con un miedo sordo a lo que estaban haciendo, exacerbado por murmullos y susurros producidos por el viento que bajaba de la sierra, y por sus propios suspiros de éxtasis, gemidos ahogados, y las risas lejanas de los hombres del pueblo. Isabel volvía a ser una chica del campo, una campesina que retozaba en la tierra, donde la vegetación adquiría una apariencia confusa, y donde el olor a musgo y a flores era dominado por el olor humano, el aroma del amor que reconocían cuando se besaban en el cuello, cuando él metía su rostro en la cabellera brillante de ella, y se sentía ebrio del olor de mujer enamorada. Isabel ya no era la chica tímida y pacata que se había dejado desflorar en las ruinas de un barco cerca de la Torre de Hércules. Era una mujer que había decidido vivir su pasión hasta el final, aunque sabía que era un amor peligroso y maldito, que la vida no regala nada y que muy probablemente tendría que pagar por ello.

Sola en el cuarto del convento de monjas de Xochiltepec, aquella noche Isabel tuvo una pesadilla de amores extraños, en medio de los caballos, donde se le aparecía don Ricardo, que emanaba un ardor que la abrasaba. Al despertar, se sintió presa de otro ramalazo de miedo. ¿Transgredir las leyes de la Iglesia no los condenaría al infierno eterno? ¿Dónde se estaba metiendo? ¿Cómo se había dejado caer así? Se dio cuenta de que era demasiado tarde para combatir el deseo que la empujaba hacia él. Ese desliz apareció súbitamente como una consecuencia de su corazón magullado por sus amores tristes y también de sus sentidos adormecidos por la falta de amor. Sentía que, así como Dios era el rey del cielo, el obispo lo era de su corazón. Le parecía injusto que la religión fuese el escollo que los separaba, condenándolos a vidas solitarias. Por eso, se dejaba arrastrar por la fantasía y soñaba despierta que él no era obispo, ni cura, ni siquiera religioso, que era un hombre normal, y se preguntaba: «En ese caso, ¿me habría elegido a mí?». Eran preguntas sin respuesta, que le servían para eludir la acuciante realidad de no saber cómo quitárselo de la cabeza, o del corazón.

Como siempre, volcándose en el trabajo, conseguía evitar pensar, y por lo tanto obsesionarse con negras ocurrencias. Organizando las vacunaciones en Xochiltepec logró adormecer el remordimiento de la víspera, hablando con unos y con otros, tomando datos, manipulando frascos de fluido, examinando niños... Así consiguió convertir su angustia en un entumecimiento ligero, en una leve opresión que le hizo olvidar que era joven, y que apenas había podido disfrutar del amor excepto en brevísimos instantes.

Don Ricardo, envuelto en su sotana y su casulla bordada de hilo de plata, parecía una sombra de sí mismo. Su cuerpo estaba presente en la Junta Local de Vacunación reunida en el Cabildo, pero su mente estaba muy lejos, en el lugar de la memoria donde había profesado sus votos, que se suponía eran sagrados e irrevocables. ¿No había jurado ante Dios que sólo la muerte podría romperlos? Su conducta le parecía indigna y se reprendía por ello. Se despreciaba por haber sido demasiado débil para dominar sus instintos y pasó la mayor parte del día arrodillado sobre el enlosado de piedra fría de la iglesia. Se repetía a sí mismo que era un cura, un sacerdote, un hombre de Dios que nunca había cedido a la tentación de la carne... hasta la víspera. «Te ruego el perdón, Dios mío», repetía, apretando fuertemente el solideo arrugado entre sus dedos porque no se había atrevido a ponérselo desde que lo recogió del suelo, pisoteado. Un muro de piedras enorme, hecho de muchos años de obstinación, se había desmoronado en el momento en que sintió la cara de Isabel rozar la suya. Y no tenía a nadie con quien compartir su desazón. Nadie para servirle de paño de lágrimas, nadie para decirle que un desliz no significaba un cambio substancial, que en el fondo era víctima de la soledad, de la falta de cariño que no había sentido desde joven. No podía compartir confidencias con ninguna de las seis monjas que estaban a su servicio. Necesitaba ayuda para recuperar las fuerzas necesarias con el fin de que su espíritu mandase sobre la pasión y no al revés. Desgarrado entre su ardor por Isabel y su compromiso con la Iglesia, no veía luz al final del túnel donde se había metido.

70

El 10 de enero de 1805, Benito Vivero y Escaño, comandante del *San Blas*, envió un correo al virrey Iturrigaray informándole de que el capitán de la fragata *Concepción*, que acababa de llegar de Manila, le había asegurado, y lo había hecho con absoluta certeza, que la vacuna aún no había llegado a las islas Filipinas.

Era lo que Balmis esperaba. El virrey ya no tenía excusa; además, había recibido órdenes de Madrid para que proveyese a Balmis de los fondos suficientes para seguir. A regañadientes, Iturrigaray ordenó a los ministros de la Real Hacienda de México que entregasen dinero al médico para costear el viaje a Acapulco, para comprar tela, confeccionar ropa para los niños y abonar los pasajes a Manila, así como para pagar tres meses de sueldo por adelantado a cada miembro de la expedición. Luego, Iturrigaray, que no quería ni oír hablar de Balmis, se lavó públicamente las manos. Informó a los oficiales de la Real Hacienda de que a partir de entonces serían ellos los encargados de vigilar el desarrollo de la expedición porque ya no podía dedicar más tiempo a este asunto, y pidió que le notificaran sólo lo que requiriera de su autorización.

Pero en privado urdió su última jugarreta contra Balmis. Dio orden a Ángel Crespo, capitán del *Magallanes*, de que inmediatamente se pusiera en camino hacia Acapulco y zarpase sólo con los pasajeros que se hallasen en ese momento en el puerto. Sin esperar a nadie. Balmis tendría que esperar año y medio más. Para entonces, seguro que la vacuna ya habría llegado a las islas, y la expedición no sería necesaria.

Cuando Balmis se enteró de que tenía que organizar los preparativos con tanta premura, se sumió en una desesperación bronca. Todavía enfermo, escribió al ministro Caballero contándole la aflicción en la que se encontraba por verse imposibilitado de cumplir tan exiguo plazo: «No hay duda de que este virrey creyó hallar un honesto medio con que impedir mi viaje a Filipinas, que había procurado estorbar por tantos y tan diversos caminos como había empleado», decía en su carta.

Pero no podía dejarse vencer, a pesar de que se encontrara alicaído. El resto del equipo también padecía el desgaste de una expedición tan larga, coronada por una intensa campaña en el interior de la Nueva España que los había dejado exhaustos, y a muchos con problemas de salud. Ya no cundían ni el entusiasmo ni el humor ligero que había presidido la salida de La Coruña. La fatiga ante la perspectiva de emprender otra odisea que duraría de doce a dieciocho meses más pesaba como una losa. De modo que Balmis volvió a escribir al virrey pidiéndole que Ángel Crespo le proveyese con uno o dos enfermeros adicionales. Iturrigaray le respondió que no tenía autoridad para pedirle eso al capitán del *Magallanes*. ¿Era Balmis un ingenuo al pedir ayuda a su enemigo? En realidad, estaba tan agobiado que, forzando al virrey a involucrarse en sus problemas, pretendía ganar tiempo. Le faltaba el pilar de la organización, la persona que en circunstancias similares le había sacado siempre las castañas del fuego. Le faltaba Isabel.

Muy apreciada Isabel:

Os mando esta nota urgente para solicitar vuestra ayuda y poder seguir camino. Ante la premura de la partida, orquestada de mala fe por nuestro virrey, tenemos que preparar la ropa de los veintiséis niños que hemos reclutado, poner los botiquines a punto, encontrar un niño más en el Real Hospicio para que transporte el virus inoculado hasta el puerto de partida. Tengo fondos para pagaros, y pocas fuerzas para arrancar en solitario esta nueva etapa. Sólo os pido que nos echéis una mano para poder llegar a tiempo a Acapulco, de modo que, una vez hayamos zarpado, podáis regresar a vuestro trabajo en el Hospital de Puebla y velar por vuestro hijo y por Cándido.

La petición de ayuda causó en Isabel una profunda impresión. Balmis no era precisamente un hombre al que le gustara demostrar debilidad, al contrario. La leyó y la releyó varias veces; esas líneas la sobrecogían, tocaban su fibra más sensible. Desde el regreso de Xochiltepec, no había vuelto a ver al obispo, convertido en un ser irreal: ya no se prodigaba en el hospital como antes, ni pasaba por el convento de las monjas para charlar, señal que Isabel interpretaba como una expresión del remordimiento que debía atenazarle. Aquello la torturaba. Pensar que a causa de ella y de su comportamiento aquel hombre de Dios, que tanto la había ayudado, estaba sufriendo, le provocaba un complejo de culpabilidad difícil de soportar porque le recordaba su pasado de chica vulgar, de mujer vil que había tenido un hijo fuera del matrimonio. Por eso no dudó un segundo en aceptar la propuesta de Balmis. Vio en ello la única salida posible del atolladero donde estaba metida. Partiría a Ciudad de México lo antes posible, a la mañana siguiente. Sin despedirse de nadie para que nadie pudiese influenciarla. Su breve encuentro con don Ricardo había sido de una intensidad tal que ahora se encontraba consumida. Necesitaba poner distancia, tiempo para pensar, para templar la pasión. ¿Cómo podía querer a un hombre que sólo quería a Dios?, se preguntaba para convencerse de lo descabellado de aquella relación. La distancia también serviría para que él se serenase. Desde ese punto de vista, la petición de Balmis le pareció una señal de Dios, que les daba la oportunidad de enfriar el ardor para que las aguas volviesen a su cauce. Y era ella quien tenía que irse, él estaba en su diócesis, en su terreno; él no podía desaparecer.

La idea de abandonar su vida en Puebla, donde su hijo y Cándido aprendían y eran tan felices como ella, la desgarraba. Le iba a costar dejar su trabajo en el hospital, un desafío constante y un estímulo; vivir sin el aroma de los pinos, sin la profusión de rosas, dalias y madreselvas, sin la expectativa de verle en la catedral, de encontrarse con su mirada de ojos grises en las reuniones de la Junta de Vacunación que se celebraban periódicamente en el palacio episcopal. Pero no era momento de lamentarse, ni de quedarse, de imponer un peso y una tensión que podían dar al traste con lo más importante. Porque Isabel era ante todo madre. Benito y Cándido tenían que permanecer donde estaban, en el Colegio Carolino, que tan buenos resultados estaba dando. Ella volvería a la razón última que la había llevado hasta el lugar donde se encontraba, adonde todavía pertenecía, a la expedición. No sólo ayudaría a Balmis con los preparativos, sino que le acompañaría hasta Manila y regresaría con los niños novohispanos, Dios mediante. En el fondo, sentía que ése era verdaderamente su deber: acabar lo que había empezado, costase lo que costase. La expedición era el destino que Dios le había asignado, y a él se debía. Lo vio tan claramente como veía surtir el agua cristalina de las fuentes de Puebla. Cuando regresara, si es que sobrevivía al viaje, el tiempo habría limado las aristas de la pasión. Quizás, por primera vez en la vida, sabía con certeza lo que tenía que hacer, y no pensaba vacilar. Era su decisión, únicamente suya.

Eminencia:

El doctor Balmis reclama mi presencia en la Real Expedición Filantrópica de la Vacuna que debe partir la semana próxima hacia las islas Filipinas. Por razones que serían aquí largas de explicar, me necesita urgentemente en Ciudad de México. De modo que he decidido partir mañana al alba, en la diligencia. Os confío la guarda de Benito y Cándido, que, gracias a vuestra magnanimidad, se están haciendo hombrecitos de letras en el Colegio Carolino. Si no es abusar de vuestra generosidad, os rogaría que, ahora que no voy a estar en Puebla, les asignaseis una habitación en el colegio, en régimen de internado, para que no tengan que dormir en el convento. Estarían más vigilados, y la compañía de sus amigos compensaría la añoranza que lógicamente sentirán por mí, al menos los primeros días. Si por la voluntad de Dios no he de sobrevivir a este viaje, estoy segura de que los niños están en las mejores manos posibles y que Su Excelencia sabrá guiarlos por la senda de la virtud...

Se despedía de él de la manera más distante posible, como si fuera una carta oficial. No podía arriesgarse a que fuese leída por algún intermediario demasiado curioso. Estaba segura de que el obispo sabría leer entre líneas y de que entendería las razones que la empujaban a asumir su deber hasta el final. Él también era esclavo del deber.

Mientras Isabel preparaba su bolsa de viaje en la oscuridad del convento, procuraba imaginar su reacción al leer la carta: estaba convencida de que se sentiría liberado. Que en el fondo le estaría agradecido. Cuando cantó el gallo, entró en la habitación de los niños y, con todo sigilo, dio primero un beso a su hijo, y luego a Cándido, que se despertó de golpe, con ojos de espanto:

—¿Qué pasa? —preguntó.

—No pasa nada, hijo, duérmete...

—Te vas, ¿verdad?

Ese niño tenía el olfato demasiado agudo, como si tuviera una intuición especial ante el menor atisbo de abandono.

—Me voy unos días, pero volveré...

—¿Y Benito?

—No te preocupes, se queda contigo. Como eres mayor, te toca velar por él, ¿me lo prometes?

Asintió con la cabeza.

—Espera —dijo.

Se levantó de la cama y le dio a Isabel un abrazo muy largo; en el fondo no la quería soltar.

—Venga, vuelve a la cama ya y duérmete.

—Vas a volver, ¿me lo juras por mis muertos?

Isabel hizo el gesto de marinero procaz que tanto le gustaba al niño, cruzando los dedos y besándolos. En cuanto Cándido volvió a dormirse, se marchó con la bolsa, dejando la carta a la monja tornera que estaba de guardia para que se la hiciese llegar al señor obispo. Caminó por las calles de Puebla; hacía frío y tenía el corazón aterido.

Allá arriba en el palacio episcopal, el obispo padecía insomnio. Apenas despuntaron los primeros rayos de sol, de pie junto al ventanal de su cámara, vio salir la diligencia de la ciudad y subir penosamente la cuesta hasta llegar al camino ancho, como todos los días. No se imaginaba que dentro iba Isabel, el objeto de su desvelo.

71

Isabel tardó unos segundos en reconocer a Balmis. El hombre estaba descarnado, la tez grisácea, las cejas espesas, el ceño fruncido y el pelo más ralo y alborotado que nunca. Pero al verla entrar se le iluminó la cara con una sonrisa que lo decía todo. Llegarían a tiempo a Acapulco, ahora lo sabía.

—A Dios gracias por vuestra premura, Isabel... —dijo soltando un tic de bienvenida.

Balmis la abrazó con fuerza. Con el médico, ella no sabía nunca si eran abrazos inocentes o escondían algo más. Pero esta vez no hubo resistencia cuando se liberó del abrazo. Balmis estaba sencillamente agradecido.

—¿Habéis encontrado a una persona que se ocupe de los niños durante el viaje? —preguntó Isabel.

—Como vos, no. Al final, contrataré a varios enfermeros.

—Entonces os acompañaré yo.

—¿A Manila?

—Sí.

—Es la mejor noticia que me podéis dar.

Hubo un silencio, mientras Isabel dejaba vagar la mirada por la ventana, el aire triste.

—Mejor es la mar —dijo, casi en voz baja.

—¿Perdón?

Isabel se encogió de hombros.
—Nada, no era nada.
Balmis la escudriñó.
—¿Ha pasado algo en Puebla? ¿Vuestro hijo...?
—Benito y Cándido están muy bien, a cargo del obispo. Yo vengo porque... considero mi deber ayudaros en este último tramo. Hay que terminar lo que se empieza, ¿no?

Isabel paseó su mirada por la sala, donde el material médico estaba mezclado con varas de tela, mapas, bolas de esparto, cajas y baúles. Se puso manos a la obra; mejor olvidarse de sí misma.

La presencia de Isabel galvanizó al grupo. Era, en efecto, la pieza que faltaba para que la expedición pudiese arrancar de nuevo. En una sola jornada, transformó la casa en un taller de costura y contrató a una decena de sastres y costureras que se turnaron día y noche para confeccionar la ropa de los niños. El propio Balmis se puso a fabricar angarillas para transportar a los críos en una caravana de mulas.

Cuando Isabel fue al hospicio a escoger un niño para vacunarle y para que llevase la linfa hasta Acapulco, el ama le comunicó que Tomás Melitón acababa de fallecer. El pequeño Tomás, aquel con las orejas despegadas y mirada de asombro, el que escupía mejor que un mayor, el único que la llamaba *mamá* sólo cuando tenía miedo, el que reaccionó tan violentamente a la vacuna que no dejó dormir a nadie en el barco, el que acababa de cumplir cuatro años. Isabel tuvo que encerrarse en el despacho del capellán director para esconderse de la mirada de los niños. Sollozaba con tal intensidad que pronto fue sacudida por convulsiones. Luego, cuando se calmó, le entró frío y se puso a tiritar. Los recuerdos la asaltaban, como lo valiente que fue el niño al recibir la vacuna cuando estaban cerca de Cuba.

—No me ha dolido nada —le había dicho, orgulloso.

Lo último que había hecho por él fue cambiarle a la sección de mujeres, «bien poca cosa», pensó Isabel, carcomida por la culpa.

—Un día vino al hospicio una señora pobre y adoptó a Gerónimo, su mejor amigo —le contó el ama mayor—. Se quedó apenado y solo. Él soñaba con que alguien viniese también a recogerle, pero ni modo... Hace dos meses, despertó con fiebre y escalofríos, y detrás de sus orejas aparecieron unos pinches puntos rojos. ¡Ay, señora, pensamos que era viruela, que la vacuna no había jalado en él! Pero no, señora, era sarampión.

Los pobres del hospicio, incluidos los veintiséis mexicanos que esperaban ir a Filipinas, acompañaron al cadáver del pequeño Tomás en el largo camino al nuevo cementerio, recién construido fuera de la ciudad, como una medida de salud pública que había aconsejado Balmis en su informe al virrey.

Isabel no volvió a la casa taller en seguida. Pidió que la llevaran a depositar unas flores en la tumba del niño. Estaba desolada porque Tomás había sido, durante una pequeña temporada, un hijo suyo más. El vínculo que se había forjado entre ambos era tan sólido que la muerte, al romperlo, la dejó trastabillada y desorientada.

Achacaba la muerte de Tomás Melitón a la corrupción y venalidad de los malos vasallos del rey, por seguir manteniendo a los niños en ese hospicio degradante. ¿Cuándo cumpliría el virrey su promesa de ingresarlos en la Escuela Patriótica?, le preguntó a Balmis, los ojos enrojecidos. Balmis se encogió de hombros, sin saber qué decir. Estaba abatido, corroído también por la culpabilidad. Lo recordaba como un niñito alegre y modoso, de los que no daban problemas. Había muerto lejos de España, a causa de una promesa fallida del Gobierno de su propio Reino. «Qué vergüenza», musitó Balmis mientras fabricaba las alforjas que le servirían para transportar a los mexicanos durante los trescientos kilómetros que los separaban de Acapulco.

El 18 de enero de 1805, una caravana de treinta caballos mansos, seguida de una docena de mulas que cargaban el equipaje, salió de Ciudad de México rumbo al Pacífico. Los niños iban en las angarillas, cada uno en un flanco de los pencos. Llegados a la altura de la Sierra Madre del Sur, contemplaron la bahía esplendorosa de Acapulco, donde crecían tamarindos, almendros, guayabos y mangos. Único puerto natural de aguas profundas en toda la costa oeste de América del Norte, Acapulco había nacido como astillero y allí habían construido los buques que ayudaron a Francisco Pizarro en su conquista del Perú, o las naves de Cortés que descubrieron las islas del mar Bermejo, donde abundaban las perlas, o las de Legazpi, que descubrieron las Filipinas, de las que tomó posesión en nombre del rey, cerrando así el círculo del imperio donde no se ponía el sol.

Fondeado en las aguas turquesas estaba el *Magallanes*. Tenía los característicos castillos de proa y de popa, y era ancho de manga.

—Ésa será nuestra casa durante los próximos meses —dijo Isabel a los niños.

O nuestra tumba, pensó. Conocido como el Galeón de Manila, cubría la línea marítima más longeva de la Historia en un viaje de ida y vuelta a las Filipinas que duraba año y medio y que era conocido por sus enormes complicaciones y riesgos. De lejos, parecía un castillo en el mar.

A pesar de su historia grandiosa, Acapulco era un pueblucho de pocas y tortuosas callejuelas desparramadas alrededor del fuerte de San Diego, que había sido erigido para protegerse de los piratas ingleses. La vida era de una placentera monotonía, interrumpida solamente dos meses al año, cuando llegaban o partían las flotas de China y de Perú. Entonces sus habitantes, negros y mulatos en su mayoría, se desperezaban y veían cómo su aldea se convertía en una gran feria de comercio, conocida en el mundo entero. En sus calles, los miembros de la Real Expedición Filantrópica de la Vacuna se vieron rodeados de viajeros de Asia y de Perú, de traficantes de oro y plata, de comerciantes atraídos por las sedas de Oriente, las perlas, las especias, los objetos laqueados, el arroz o la porcelana que intercambiaban por maíz, plata, chiles o jitomates de México. Los chinos transportados en palanquín se abrían paso entre una multitud de indígenas andinos tocados con sombreros de copa alta, de religiosos de todas las órdenes imaginables, de indios vendiendo sus hierbas medicinales, de soldados, marineros, porteadores, prostitutas, curanderos, charlatanes y malabaristas.

Mientras Isabel y los niños se instalaban en la casona del gobernador del puerto, Balmis fue directamente a encontrarse con el capitán Ángel Crespo para negociar el precio de los pasajes. Se lo encontró en un garito, sentado en el suelo contra la pared y con un vaso de pulque en la mano.

—Tenía miedo de no llegar a tiempo... ¿Por qué anunciasteis la salida de manera tan precipitada?

—Porque vamos siempre llenos, así a los que no llegan a tiempo no tenemos que rechazarlos. —Escupió en el suelo y prosiguió—: Os anuncio que nos retrasaremos tres días porque estoy a la espera de un grupo de frailes capuchinos que vienen de Guatemala.

—Bien, eso nos dará tiempo para vacunar.

Balmis le expuso las crueles y duras penalidades sufridas por los niños durante la travesía del Atlántico, y le pidió que los novohispanos encargados de transportar la vacuna hacia el archipiélago filipino estuviesen cómodamente alojados.

—Ya os he dicho que el galeón va lleno.

—Pero tenemos preferencia, por orden directa de Su Majestad.

—Yo me debo al virrey, es mi superior.

—Sí, ya lo sé. Primero nos aceptasteis sin problema, luego dijisteis que no podíais hacer nada sin el permiso del virrey.

—Poder, siempre se puede.

Fue entonces cuando Balmis se amoscó.

—Bueno, ¿cuánto es el pasaje?

—Quinientos pesos por persona.

Era una cantidad exorbitante, que dejó a Balmis estupefacto.

—No podéis cobrar lo mismo por los niños que por los adultos.

—Ocupan el mismo espacio, y os diré que hasta comen más que los adultos, tienen que crecer.

—No, no puede ser, lo que me pedís es... es desmedido.

—Es el precio. Nadie os obliga a embarcar.

«Éste es de la misma calaña que Iturrigaray —se dijo Balmis—, otro cínico.»

—Me tenéis que hacer un descuento por el pasaje de los niños, de lo contrario...

—Volved mañana —le interrumpió Crespo—, veré lo que puedo hacer a la luz de las plazas que queden.

Al día siguiente, Balmis zanjó la negociación después de que Crespo aceptase rebajar a trescientos pesos el precio del billete de cada niño. A disgusto, Balmis pagó once mil trescientos pesos, una fortuna, y lo hizo porque no tenía otra opción. Se sentía estafado, convencido de que parte de ese dinero acabaría en los bolsillos del virrey.

Tres días antes del embarque, recibió un último mensaje de Iturrigaray que le ordenaba llevar consigo todo el equipo de la expedición y regresar a Europa directamente desde las Filipinas. Le informó que el Erario Real no podía cubrir los gastos de su vuelta a México. Si Balmis decidiera regresar a la Nueva España, tendría que hacerlo por cuenta propia. Ésa fue la despedida «oficial» de Balmis, sin ningún reconocimiento ni muestra de aprecio. El virrey mandaba que saliese del Reino y que no regresara.

Ya estaba acostumbrado al escarnio del virrey, a recibir coces de parte de la más alta autoridad. Pero esta última estocada fue especialmente sutil, porque le dio donde más dolía.

—En Manila nos separaremos definitivamente —le dijo a Isabel—. Regresaréis con los niños novohispanos, y recuperaréis a vuestro hijo. Yo volveré directamente a la Península desde algún puerto de China.

Sintió un pellizco en el corazón. Su enemigo había hecho añicos su sueño entre infantil y descabellado de volver a Madrid con Isabel para compartir la gloria de la expedición.

Embarcaron el 7 de febrero de 1805, pero la falta de viento retrasó la salida. Encerrado en su camarote, Balmis permaneció el día entero solo, pensando, echando la vista atrás, haciendo balance de la expedición. A pesar de las decepciones, de las humillaciones del virrey, de la insensibilidad del capitán y de los enfrentamientos con los corruptos servidores del rey, podía sentirse orgulloso de lo que había conseguido en la Nueva España. En poco más de siete meses, él y sus ayudantes habían visitado las principales ciudades y muchos de los pueblos del virreinato. Habían impulsado la creación de una red de clínicas gratuitas bajo la dirección de autoridades civiles y religiosas, y de médicos bien instruidos en las últimas técnicas de vacunación y de conservación de la vacuna. Un sistema de organizaciones locales entrelazadas aseguraba la existencia de ésta por medio de la linfa conservada y de los porteadores humanos. ¿A cuántos habría vacunado? ¿A cincuenta, a cien mil? Qué más daba... Lo importante eran las infraestructuras estables que allí quedaban: las juntas de vacunación, las redes de centro y los espacios sanitarios donde se vacunaba. «No hay duda de que hemos padecido muchísimo en esta última visita, y que se ha quebrantado la salud de algunos que habían resistido las penalidades del último viaje —escribió Balmis al ministro Caballero a bordo del *Magallanes*, el día antes de zarpar—. Me faltan voces con que explicar el mérito tan notable de todos los individuos de la expedición, entre los que merece especial atención la rectora, que se distingue en el cumplimiento de sus deberes, y el amor y cariño que prodiga a los niños, a todos, adoptándolos como hijos, y con ánimo varonil va con la expedición a Filipinas para no perderlos de vista, mientras su hijo y Cándido permanecen en Puebla bajo cuidado del obispo.» Terminaba su carta pidiendo «a fin de justificar al público el acierto con que he acreditado mi comisión, y atendiendo a los servicios prestados y para robustecimiento de mi autoridad, se me conceda la Orden de Carlos III, dispensándoles las pruebas, o bien, los honores del Consejo de Indias». La petición no le fue concedida, probablemente a causa de un informe del virrey en el que trató de eludir su responsabilidad presentando a Balmis como una víctima de su propio «atropellamiento y capricho».

72

Mientras los niños correteaban por el buque con ganas de descubrirlo todo, Isabel se instaló en su camarote —había conseguido uno propio— y se puso a escribir. Tenía miedo a morir en este viaje, y ya no le azuzaba la curiosidad por lo desconocido como al zarpar de La Coruña. Vivía la perspectiva de pasar otra temporada en este barco como una penitencia, como otro paso por el infierno. Pero lo hacía para redimirse de sus pecados, aunque el ánimo se resentía. Como no podía hablar con nadie, ni desvelar a nadie los secretos de su corazón, antes de que el barco zarparse decidió confiarse a un viejo amigo, a quien le debía una carta: «Aprovecho esta corta estancia en Acapulco, de donde parten los barcos correo hacia el Perú, para contestar vuestra misiva de Lima y enviaros mis más sinceros deseos de recuperación —le escribió a Salvany—. Estoy a punto de partir hacia las islas Filipinas. Es un viaje largo y peligroso, y si Dios me permite sobrevivir, regresaré a Puebla dentro de unos meses a reencontrarme con mi hijo, que ha quedado a cargo del obispo. Lleváis razón cuando decís que uno cree haber ganado cuando obtiene una victoria, pero siempre se presenta una nueva batalla. La batalla que estoy librando es una batalla perdida. Pero el corazón no sabe de triunfos y derrotas. Por eso me voy al otro lado del mundo. Os hago esta confidencia por la amistad que me une a vuestra persona, a quien admiro más que a nadie en esta expedición. Os deseo el mayor de los éxitos, que estoy segura ya habéis alcanzado, y que encontréis al final del camino la salud que tanto necesitáis y el sosiego que tanto anheláis. Mientras, yo seguiré vuestro consejo, el de aceptar la lucha, la duda, y seguiré avanzando, salvando un obstáculo tras otro, aunque haya momentos en que no lo vea posible...».

Era una carta críptica y clara al mismo tiempo, que llegó a manos de Salvany mucho tiempo después, cuando ya había realizado las campañas más duras en la cordillera andina, donde había dejado una huella magnífica. Los cabildos de Puno, Oruro y La Paz le agradecieron la labor realizada y solicitaron para él los honores de regidor. Más vinculado que Balmis a la población indígena, a la que consideraba protectora y acogedora, Salvany había avanzado muy lentamente, por la difícil orografía y porque se implicaba en el conocimiento de las poblaciones autóctonas, sus costumbres y sus maneras de vivir.

Recibió la carta en La Paz, primera ciudad de la Real Audiencia de Charcas, perteneciente al virreinato bonaerense, situada a tres mil seiscientos metros de altura. Se había empeñado en alcanzarla, a pesar de la recomendación del médico de Arequipa, que le trató de su afección recurrente en los pulmones. Le había avisado de que, al no ser posible una radical curación de tan cruel enfermedad, su viaje le resultaría demasiado penoso. Pero Salvany hizo caso omiso de las recomendaciones del médico y continuó su periplo, cruzando valles, cordilleras y ríos y exponiéndose a insolaciones, a lluvias y nieves, y a cambios de temperatura que le provocaron una grave afección reumática. Además, al llegar a La Paz, por efecto de la altura, empezó de nuevo a sangrar por la boca. Tenía siempre a mano el pañuelo rojo que le había regalado Isabel, que apretaba fuertemente cuando acabó de leer la carta. No quería dejarse llevar por la emoción. Entendió lo que no decía explícitamente, que el corazón de Isabel estaba sufriendo por un amor que nada tenía que ver con él. ¡Qué ingenuo le parecía ahora el sueño al que se había aferrado tanto, el de reunirse con ella en un lugar soleado y de clima seco donde se dedicarían a curar a la gente! El tiempo era una ola gigante que lo arrasaba todo, la salud, el amor, y ahora se llevaba por delante sus últimas ilusiones. La carta le devolvió a la realidad, que era la de un enfermo, solo y a merced de una naturaleza hostil, enfrentado a la hercúlea tarea de salvar un continente de un mal bíblico.

Después de leer la carta, su estado empeoró, perdió el apetito y hubo que llamar a un médico.

—Os quejáis de padecer fiebres tercianas, garrotillo y ¿qué más?

—Mal de pecho. Y también me duele aquí —dijo señalando el corazón.

El médico le auscultó:

—Eso es el corazón.

—Pues también me duele.

—A ver, vamos a distinguir entre síntomas falsos y verdaderos...

—Todos son verdaderos, doctor.

—No pongo en duda vuestra sinceridad, Dios me libre, pero vos sabéis, como médico, que unos síntomas se deben más a los humores que a las afecciones... Las fiebres tercianas son probablemente debidas al paludismo.

—Sí, y el garrotillo a la difteria.

—Y el mal de pecho a la tisis. Pero el corazón os late con regularidad —dijo colocando el fonendo sobre la mesa.

—Sin embargo, me duele.

—Será el agotamiento general.

—Será.

El sentimiento de soledad extrema en el que la lectura de la carta le había sumido era el origen de su dolor, pero no se lo podía decir al médico.

En realidad, Salvany se dio cuenta de que había mucho territorio por recorrer, de que no podría seguir, ni tampoco volver a la Península. Estaba en un callejón sin salida. La única solución que le quedaba era obtener un cargo público en América, para escoger ese lugar de clima templado, sano y moderadamente seco y vivir el resto de sus días, solo pero con dignidad, sin estar vinculado a la Expedición Filantrópica. Aparte de haber perdido la visión de un ojo en el río Magdalena, se había dislocado una muñeca en su tránsito por la cordillera, que conservó inmovilizada:

—No me queda otro uso de ella que el de vacunar y escribir —decía.

De modo que escribió al ministro José Caballero, solicitando que le fuese concedido su ruego por hallarse tan enfermo que le resultaría imposible regresar a la Península. Pero la respuesta no terminaba de llegar. Pensó que para la Corte, alborotada por la desastrosa situación política provocada por una eventual invasión de Napoleón, su caso no merecía consideración alguna. Sin embargo, continuó enviando escritos en un tono cada vez más desesperado, insistiendo en la necesidad de que la Monarquía le asignase algún cargo de relevancia que le permitiese recuperar su salud y enderezar su vida.

¿Qué hacer ante el silencio de la Corte? ¿Qué hacer si renunciaba a su labor en la expedición? ¿Dejar de percibir el sueldo que le correspondía y morir lentamente de hambre en alguna ciudad del altiplano? ¿Bajar a la costa y suplicar por un empleo en la Universidad de Lima? Estuvo unos días ponderando su situación. Se dio cuenta de que ya no podía ignorar más el mal que le acuciaba. ¿Cuánto le quedaba de vida? ¿Una semana, un año, dos, diez? Tantas veces se había recuperado que se había acostumbrado a convivir con la enfermedad, como con una compañera caprichosa y cruel, pero que llegado al límite siempre le perdonaba. Daba por sentado que, después de una crisis, resucitaba. Sus ganas de vivir, la pasión por su trabajo, su tesón y la curiosidad infinita que animaba su espíritu, todo aquello que constituía el motor de su existencia, lo empujaba a seguir hacia delante. ¿Hasta cuándo?, se preguntaba ahora. ¿No era mejor continuar con la labor profiláctica que estaba realizando que apartarse del mundo y esperar la muerte? Si ya no existía la posibilidad de un reencuentro con Isabel, ¿qué sentido tenía retirarse a un lugar soleado y seco? ¿No era mejor ir hasta el final, morir salvando a los demás, dar la vida por el bien de la salud pública? Desde La Paz, con su mano deformada, escribió una carta a España informando de que continuaba con la expedición y anunciando que se disponía a seguir hasta Buenos Aires.

73

El *Magallanes* no era un buque especialmente fletado para la expedición, como el *María Pita*, sino un barco de pasajeros, y estaba atiborrado: militares, comerciantes, setenta y cinco frailes, Balmis y sus seis asistentes, más los veintiséis niños y la tripulación. En sus bodegas se amontonaba una cantidad heteróclita de objetos, sobre todo plata procedente de la venta de productos orientales, y más plata para abonar los sueldos de los oficiales de las islas, oro en lingotes, pesos acuñados, cochinilla procedente de Oaxaca, cacao, café, vainilla, azúcar, agujas de punto, jabón, barajas y sombreros. Era tan copiosa la carga que se había reducido el espacio para los viajeros.

—Aquí no pueden seguir durmiendo los niños —dijo Isabel.

—Pues tendrán que hacerlo porque no hay más sitio. Órdenes del capitán.

Era otra vuelta de tuerca al maltrato a los expedicionarios más vulnerables. A los pequeños se los obligaba a dormir en el sollado, al lado de la santabárbara, el extremo de popa de la primera cubierta del navío destinada principalmente a guardar los pertrechos del contramaestre. El lugar estaba lleno de inmundicias. No había ni catres ni hamacas, e Isabel los acomodó como pudo en el suelo, donde dormían hacinados, rodando y golpeándose los unos contra los otros con las continuas sacudidas por el balanceo de la nave. De vez en cuando, un niño se despertaba gritando, aterrorizado, porque había visto una rata enorme deambular en busca de algún resto de comida.

—A los niños les han dado carne de vacas muertas de enfermedad —protestó Isabel ante Balmis.

—No sólo a los niños —dijo Balmis—, me temo que a nosotros también. Pero les dan frijoles, lentejas y algo de dulce, ¿no?

—Van aguantando porque son muy dóciles, y no pocas veces porque la piedad de algunos pasajeros los ayuda con unas galletas.

—Nuestra comida no es mucho mejor.

—¿Y no vais a hacer nada?

—Sí, claro... —balbuceó Balmis, sorprendido por el tono agresivo de Isabel.

La verdad era que Balmis estaba cansado de lidiar con tipos como el virrey o Crespo, de darse de bruces contra la misma pared. También él se sentía desgastado. Pero Isabel estaba demasiado indignada y sabía espolearle.

—¿Sabéis cuánto han pagado los pasajeros que ocupan los camarotes del castillo de popa, los mejores?

—Más que nosotros.

—Os equivocáis. Menos que nosotros. Ellos han pagado doscientos pesos por viajar en mejores condiciones que vos, que habéis pagado quinientos por los mayores, y no digamos los niños, ¡trescientos pesos por vivir con las ratas! Es, es...

Isabel no encontraba las palabras. Estaba furiosa como pocas veces la había visto Balmis.

—¿Quién os lo ha dicho?

—Los monjes capuchinos. En un barco todo se sabe.

—Hablaré con Crespo.

Ahora Balmis también estaba encolerizado. Tenía la mecha corta, y le exasperaba no poder librarse del largo brazo del virrey, que intuía estaba conchabado con Crespo. El médico se desplazó por cubierta hasta el lugar del piloto, donde estaba Crespo hablando con unos marineros. Balmis le interrumpió y lo atrajo hacia él, para que los demás no oyeran. Luego se encaró con el capitán.

—Me habéis exigido la exorbitante suma de once mil trescientos pesos por la manutención de la expedición, y nos tratáis peor que a los animales.

—No os quejaréis de vuestro camarote...

—Me refiero a los niños. Habíamos acordado que...

Crespo le interrumpió:

—Doctor, habéis embarcado todos gracias a mi intervención ante el virrey, que no quería sobrecargar la nave. Debéis estar agradecido por ello, en lugar de escupir reproches hacia mi persona. Ya me avisó el virrey de vuestra arrogancia y malos modos, pero que sepáis que aquí mando yo —dijo señalando un trabuco que llevaba en el cinto.

Crespo, acostumbrado a lidiar con piratas, no pensaba dejarse intimidar por un tipo como Balmis, que no tuvo más remedio que achantarse y armarse de paciencia.

Los niños fueron dejando de ser dóciles; a todos, el confinamiento prolongado les sacaba el lado salvaje. Cuando no asistían a las clases que impartía Isabel, se metían donde no debían e interferían en las maniobras de los marineros. Resultaba imposible mantener a veintiséis niños quietos todas las horas del día. Llegado el momento de acostarse, se negaban a entrar a resguardo, y con razón. Decían que las ratas despreciaban los restos de comida:

—Ahora nos muerden los pies cuando dormimos —se quejaba uno de ellos.

Como no podían permanecer fuera, Isabel tenía que desplegar todas sus dotes de persuasión para convencerlos de ir a dormir. Llegó un momento en que le costaba manejarlos más que a los gallegos porque a éstos nos los había criado, y no la conocían tanto. Ella no se quejaba; pensaba en su hijo, en la suerte de haberle ahorrado esta experiencia. Un día, Isabel se dio cuenta de que se habían producido vacunaciones artificiales; los niños recién vacunados estaban contagiando a los demás. Transformó su camarote para que los dos niños portadores pudiesen dormir con ella, y proteger así a los demás del contagio. Se lo dijo a Balmis, que volvió a explotar.

—¡Con los vaivenes del barco, se han contagiado accidentalmente siete niños! —le gritó a Crespo en cubierta—. ¡Es un percance que puede dar al traste con la misión! ¡Que los niños estuviesen bien alojados, en un lugar ventilado, no era capricho, era una necesidad!

—Pues cambiadlos, dadles vuestro camarote, y que vuestros médicos y enfermeros hagan lo mismo. Porque no hay más lugar.

—Pediré que os obliguen a restituir el precio excesivo que nos habéis exigido.

Pero Crespo ya ni le escuchaba. Había dado media vuelta y daba órdenes a sus marineros:

—¡Preparad virada a babor! ¡Largad escotas!

Balmis se reunió con Isabel, no sabía cómo desahogar su indignación.

—Como siempre, los niños son los más perjudicados —dijo ella.

—Si sufrimos algún percance y se alarga la navegación, nos quedaremos sin fluido... Es un desastre.

—No adelantéis acontecimientos. Pero echo de menos a Pedro del Barco. Él sí era un caballero, y no este miserable.

De nuevo, Balmis escribió al ministro Caballero, indicándole todo lo sucedido y que se hubieran muerto de hambre si los pasajeros no hubieran compartido la comida que llevaba cada uno. A continuación pedía que se le restituyese el precio excesivo que había exigido Crespo «por una acomodación indecente y miserable». Pensaba dar copia de esa carta al gobernador de Manila, nada más llegar.

Pero el gobernador Rafael María Aguilar y Ponce de León

no acudió a recibirle el 15 de abril de 1805, cuando el *Magallanes* fondeó en la bahía de Manila, después de una travesía que había durado menos de lo previsto gracias a los vientos favorables. El gobernador era un subordinado de Iturrigaray y estaba prevenido contra el carácter explosivo del médico alicantino, cuya fama le precedía... y le perjudicaba. Balmis tuvo que ir a buscarle a su palacio. Lo primero que hizo fue pedirle que intercediese para que el capitán les devolviera ocho mil seiscientos pesos, que es lo que les había cobrado de más. Pero el gobernador le dio largas, no tenía intención alguna de involucrarse en aquel asunto, no quería tener problemas con los grandes comerciantes y todos los intereses que rodeaban el Galeón de Manila. A lo que accedió fue a autorizar que las vacunaciones comenzasen al día siguiente, primero en el palacio, luego en la ciudad.

74

Habían pasado más de dos meses desde la salida de Acapulco y la visión de las colinas tan verdes rodeando intramuros, la ciudad amurallada, el corazón de Manila, donde vivían y trabajaban las familias pudientes y los oficiales reales, los miles de palmeras sobre playas de arena blanca, las canoas de los nativos —hombres risueños de piel cobriza— que rodeaban el galeón, el aire cargado de olores a especias, toda esa visión encantó a los pasajeros. Isabel estaba satisfecha porque los veintiséis niños habían llegado sanos y salvos, pero cuando se encontró en el alojamiento que el gobernador les había preparado, se le cayó el alma a los pies. Era un viejo edificio extramuros, en una calle que era un barrizal nauseabundo, cerca de la puerta china del Parián, en la parte baja e insalubre de la ciudad, donde chinos, japoneses y malayos convivían con nativos y colonos españoles pobres. ¡Cómo le atenazó la morriña! No era nostalgia por su tierra, Galicia, era una terrible nostalgia por su hijo, por la vida que había llevado en Puebla, por la tierra que la había acogido y que ahora sentía como suya. De pronto, la perspectiva de tener que pasar varios meses en aquella ciudad tan diferente a todas las que había conocido se le hacía demasiado cuesta arriba.

Tuvieron que ser el deán de la catedral, don Francisco Díaz

Durana, y el sargento mayor de milicias quienes los ayudasen a encontrar un mejor alojamiento en un convento de intramuros, cuya ancha terraza cubierta de hojas de palma proporcionaba un excelente dormitorio comunal. Desde allí, entre el trazado en cuadrícula de las calles, similar a otras ciudades fundadas por los españoles en América, podían distinguir las altas torres, el colosal fuerte y sus cañones, la magnífica catedral y las iglesias, los palacios privados y públicos, las plazas, los hospitales y la Universidad Real y Pontificia de Santo Tomás, primera universidad de Asia. Oían los pregones de la calle, alguna conversación en una lengua desconocida, y el ruido de los carruajes sobre los adoquines. Intramuros era el centro de gobierno, educación y comercio de las Filipinas, y al mismo tiempo el símbolo de la fuerza del poder real.

El 16 de abril, al día siguiente de su llegada, Balmis vacunó a los cinco hijos del gobernador en la intimidad del palacio. Lo hizo con reticencia, porque pensó que hubiera sido más eficaz efectuar esas vacunaciones en un lugar público. Pero el gobernador se opuso; mezclarse con el pueblo no formaba parte de sus costumbres. Balmis, hecho ya a la tibieza de las autoridades, cuando no a su franca oposición, transigió. Luego se trasladó a una sala del rectorado, ofrecida por el deán, y comenzaron a vacunar al pueblo. Aun sin apoyo concreto del gobernador ni del obispo, que pensaban que la vacuna no servía para nada, el éxito de la campaña fue inmediato y duradero.

Cuatro meses después habían inoculado a nueve mil personas. Los miembros del equipo se iban turnando, a la fuerza porque siempre había alguien enfermo. Isabel fue aquejada de una disentería que la mantuvo en cama más de dos semanas, al cuidado de las monjas del convento, que también velaban por los niños. El clima caluroso e insalubre del trópico y las tormentas de mosquitos se cobraban sus víctimas. Cuando terminó la campaña de Manila, Balmis mandó a su sobrino, el enfermero Francisco Pastor, y al enfermero Ortega a recorrer las islas cercanas, donde la viruela había causado tantos estragos. En el sur, en las islas Visayas, ocurrió algo sorprendente y conmovedor. Allí, la población estaba en guerra contra los españoles desde el principio de la conquista, pero al ver aparecer a Francisco Pastor y a Ortega, y saber que los enviaba su soberano para traerles la salud y la vida, los jefes rebeldes depusieron las armas. El momento de la visita no pudo ser más acertado, pues los isleños estaban siendo víctimas de la epidemia más virulenta que jamás habían conocido.

Cuando Balmis terminó de formar en Manila el reglamento para la perpetuación del fluido, cayó también enfermo, como si su cuerpo hubiese dicho basta al final de su misión. La disentería sangrante se había hecho crónica. Aquejado de fiebre alta, estuvo varios días entre la vida y la muerte. En su agonía, decía cosas inconexas que tenían que ver con todas las batallas que había librado para organizar y financiar la expedición, las decepciones en Puerto Rico y la Nueva España, la estafa del capitán Crespo... Isabel pasaba los días en la habitación del rectorado donde habían instalado al médico. Era la mejor enfermera que podía tener, la más preparada. Procuraba calmarle diciéndole que la misión continuaba a cargo de los enfermeros y practicantes, mientras le pasaba un paño mojado con agua de manzanilla por la frente, a la espera de que un galeno viniese a hacerle una sangría o a administrarle una lavativa de adormidera. Pero ni las sanguijuelas ni los brebajes ni las medicinas surtían efecto.

Llegó a encontrarse tan débil que las monjas solicitaron la presencia de un cura que viniese a darle la extremaunción. Pero Isabel se opuso tajantemente, porque sabía que hubiera supuesto el desmoronamiento absoluto del espíritu combativo de Balmis. Habían recorrido la mitad del mundo con un hatajo de niños para salvar a miles de personas, y aún no había llegado el momento de que el director desapareciese. Su experiencia con enfermos le decía que Balmis todavía tenía la llama de la vida prendida en su interior. Sólo cabía cuidarle, tener siempre a mano el cocimiento de las hojas de guayabo, darle limonadas concentradas con almidón, alimentarle con caldo de espinacas hervidas con ajo, rezar y esperar a que se curase de ese primer zarpazo de la vejez, no hundirle la moral asustándole con la muerte. La firmeza de Isabel sorprendió a las monjas —algunas se escandalizaron— porque hasta entonces se había mostrado siempre acomodaticia y más bien dúctil.

Durante el mes de mayo, en efecto, poco a poco Balmis volvió a la vida, tal y como había presentido Isabel. Recuperó fuerzas suficientes como para poder charlar un rato y elaborar sobre el futuro. Estaba en los huesos, tenía los ojos febriles y la respiración farragosa. Mientras ella le abanicaba —era el pico de la estación cálida—, a Balmis le preocupaba cómo organizar el regreso con los niños a México. Isabel tenía unas ganas inmensas de regresar, aunque la idea de volver a hacer un viaje en el galeón la espantaba.

—No os tenéis que preocupar, porque a Crespo no le toca el retorno. Será otro capitán, de quien me dieron buenos informes. Y el doctor Gutiérrez irá con vos.

Hubo un silencio. Isabel miraba por la ventana; el viento movía las palmeras y en el cielo unos gruesos nubarrones negros estaban a punto de descargar un aguacero.

—Una vez en la Nueva España, ¿qué haréis, volveréis a trabajar en el Hospital de Puebla?

—No lo sé —contestó Isabel.

Era cierto. No sabía qué iba a ser de su vida. Todos estos meses, los había pasado rumiando sobre su futuro, sin ver una salida clara. Por una parte, quería que su hijo estudiase el mayor tiempo posible; por otra, sabía que ella no podría vivir en Puebla. Este viaje no le había servido para olvidarse de don Ricardo, al contrario. Se aferraba a su memoria como un náufrago a una madera flotante. Creía verlo en las sotanas de los prelados que entraban y salían de los conventos y las iglesias de intramuros. Se consolaba pensando que por lo menos había conocido el amor una sola vez en la vida, porque su aventura juvenil con Benito Vélez y su amor platónico con Salvany quedaban tan lejanos que ya no los consideraba amor verdadero. Aquel fogonazo de felicidad con el obispo de Puebla lo pagaba ahora soportando el peso de enfrentarse sola a su destino.

—Volved a España a reclamar vuestra parte de gloria, os la merecéis.

—¿A La Coruña?

—No, a Madrid, donde os pueda conseguir un buen acomodo y trabajo en un hospital. Y donde Benito y Cándido puedan seguir estudiando.

—En España siempre seré una descarriada.

—No. Lo que habéis hecho por la humanidad os redime, ya os lo he dicho muchas veces. Tenéis que creerme.

El grandilocuente Balmis no conseguía conmoverla. ¿Cómo podría, si desconocía su secreto? Pero sí la obligaba a pensar. Balmis insistió tanto que ella acabó por decirle:

—Dejad que lo piense, doctor. Quizás acabe en Madrid.

Cuanto más la conocía, más la admiraba Balmis. Había tardado en darse cuenta de que era una compañera perfecta con la que gozaba de mucha complicidad, y que además soportaba su humor encrespado, su carácter tiránico, su habla enfática, sus injusticias y su orden maniático. Era tan egocéntrico que estaba convencido de que ella estaba deslumbrada por él, y de que acabaría por convencerla de volver a España con él.

—Tenéis que pensar en cambiar de clima, doctor —le dijo Isabel—. Eso es lo más urgente. No debéis permanecer en Manila mucho tiempo. Con los monzones, la temperatura va a subir todavía más, y no os conviene.

—Este clima no le conviene a nadie. He oído decir que en el sur de China el aire es templado, y más seco. Saldré en cuanto pueda tenerme en pie... Quizás allí la medicina local consiga con mi cuerpo lo que nuestra ciencia no ha conseguido.

Cuatro semanas después, al encontrarse mejor, le volvió el optimismo, y empezó a ver que su estancia en China podía ser otra excelente oportunidad de expandir la vacuna y hasta mejorar los intereses comerciales y políticos españoles en la región. Para conseguirlo, sólo necesitaba a tres o cuatro niños y algo de dinero de la Real Hacienda. Balmis pidió la autorización pertinente al gobernador, y éste se la concedió ipso facto. Deseaba que abandonase Manila tanto como Iturrigaray había deseado que saliese de México. Las relaciones se agriaron cuando Balmis insistió en que el gobernador, en su condición de intendente de la Real Hacienda, exigiese los ocho mil seiscientos pesos al capitán Crespo por el abuso en el coste de los pasajes, y una cantidad para reponer el vestuario de los niños mexicanos que debían regresar a la Nueva España. Aguilar escurrió el bulto:

—Es demasiado pronto para eso, porque el próximo galeón no saldrá hasta dentro de unos meses.

A partir de ese momento, sólo se comunicaron por carta, replicando el patrón que se había establecido entre Iturrigaray y Balmis en México. Se enzarzaron en un cruce de mensajes en los que Balmis insistía en sus peticiones, que estimaba justas y necesarias, y Aguilar le recomendaba que se dirigiera a sus superiores, es decir, a él, modificando el lenguaje. Le recordó que era el único y legítimo representante del poder supremo del Gobierno del rey de España en estas islas, y como tal jefe superior en todos los órdenes de la administración pública, y que se negaba a reclamar cantidad alguna al capitán Crespo. Se repetía el conflicto entre el enviado del rey, Balmis, y el representante del rey, el gobernador. Como ya era costumbre, antes de abandonar Manila, en la carta que el médico escribió a la metrópoli no omitió sus reproches contra Aguilar por no tomar providencia alguna para convocar al pueblo y recomendar la vacuna. También arremetió contra el obispo, antes de concluir que «en lo único que he hallado propicio el gobernador fue en concederme pasaporte, para pasar a Macao, y de allí a Cantón, y finalmente a Europa, en un buque neutral, quedando la expedición a cargo de don Antonio Gutiérrez, mi ayudante, e Isabel Zendal, para regresar a México y después a la Península». El gobernador se negó a delegar su autoridad para buscar y conseguir a los tres niños, alegando que era un problema del director de la expedición. Fue el cura de la parroquia de Santa Cruz, y no el gobernador, quien le facilitó tres jóvenes para conducir el fluido hasta China. Antes de partir, traspasó su cargo de director a Antonio Gutiérrez, aconsejándole encargar todo lo necesario para el tornaviaje, incluidos los repuestos del botiquín y ropa para los niños, y cargarlo todo a la Real Hacienda de Manila. A Isabel le dio instrucciones para que entregase los veintiséis niños al virrey Iturrigaray, y éste los devolviese a sus respectivos padres.

Cuando llegó la hora de embarcar, se dirigieron a un pequeño muelle del puerto. Mientras los sangleyes chinos terminaban de estibar la barca que llevaría a Balmis y a los tres muchachos filipinos a la fragata *Diligencia*, fondeada en la bahía, Isabel permaneció junto al médico:

—No olvidéis tomar vuestra agua de arroz. Os he puesto alcanfor en la bolsa de las medicinas, para que lo mezcléis con alcohol y lo untéis sobre el vientre cuando os den vuestros ataques. Y toronjil para vuestras infusiones. Ya sabéis que os conviene beber mucho.

—¿Qué será de mí sin vos?

—Os defendéis muy bien solo, doctor.

—Quie... quiero daros las gracias —interrumpió sus palabras con un fuerte parpadeo— por haber echado a ese cura...

—¿Qué cura? —preguntó Isabel.

—Ese que venía a darme los santos óleos.

Isabel se rio.

—Todavía tenéis que dar mucha guerra, doctor.

El médico la miró con ternura, como nunca lo había hecho antes.

—¿Creéis que se puede dar guerra solo? ¿No necesitamos ser varios para dar guerra?

Isabel se limitó a sonreír. Luego dijo:

—Yo también tengo que daros las gracias, no me perdonaría no hacerlo si por cualquier circunstancia no nos volvemos a ver.

—Nada tenéis que agradecerme —dijo Balmis.

—Sí, doctor, gracias a vos, tengo una vida, una vida que es mía.

El médico hizo una señal con la mano como para quitarle importancia a lo que había oído. No podía sospechar lo atribulada y complicada que era esa vida de la que le hablaba Isabel. Él permaneció callado, sacudido por una serie de tics que traducían su emoción. Subió a la barca y se dio la vuelta para dirigirse a ella:

—Pues yo también quiero deciros algo —le costaba encontrar las palabras—: quiero que sepáis... —la miraba fijamente a los ojos, aunque parpadeaba con fuerza—, quiero que sepáis que aunque estéis fuera del alcance de mi vista, nunca lo estaréis de mis pensamientos.

Isabel sabía el esfuerzo sobrehumano que Balmis había tenido que hacer para soltar semejante frase. La vida cambiaba a todos, pensó ella, y más cuando era tan intensa, tan concentrada, como la que habían vivido en el viaje de la expedición. Ella había dejado de ser una mujer sumisa y había aprendido a afirmarse, Balmis a enfrentarse a sus sentimientos.

—Espero veros en Madrid —le dijo desde la barca, mientras se alejaba del muelle.

—El año que viene, Dios mediante.

—Dios mediará... Dios mediará... —oyó decir a Balmis de lejos, saludándola con la mano.

Era el 2 de septiembre de 1805 cuando la fragata *Diligencia* abandonó la bahía de Manila. Isabel permaneció en el muelle largo rato, hasta que la embarcación desapareció en la línea del horizonte.

Después de una agradable travesía de siete días, Balmis llegó frente a la costa de la colonia portuguesa de Macao. Súbitamente el viento refrescó, y como soplaba de proa, la embarcación no pudo alcanzar la bahía protectora. El mar se convirtió en un inmenso caldero efervescente. En pocos segundos los alcanzó el tifón, y el ventarrón se hizo tan violento que desgarró la vela mayor y la jarcia, destrozó los botes salvavidas, desarboló el palo de mesana, y barrió de la cubierta a veinte marineros, cuyos cuerpos fueron engullidos por un mar embravecido. Encerrado en su camarote, Balmis pensó que tampoco sobreviviría, que era cuestión de horas, quizás de minutos, que en la fragata se abriese una vía de agua y se fuera a pique. Pero al final, sin gobierno, la embarcación quedó flotando a la deriva. Esta vez Balmis sí percibió la ironía de la vida: él, que había salido con el fin de restablecer su quebrantada salud, se encontró frente a su propia muerte. «Es el fin», se dijo. Iba a entrar a formar parte de las estadísticas sobre el porcentaje de desaparecidos en naufragios en los viajes interoceánicos. De pronto, toda la gloria que ansiaba y merecía y que esperaba cobrar al volver a España le pareció insignificante. No cabía vanidad ante el más allá. Para combatir el miedo, se refugió en Isabel y rezó para que no le ocurriese lo mismo en su regreso a la Nueva España. Se maldijo por no haberle dicho lo mucho que la necesitaba. Ahora se daba cuenta, con la nitidez que da verlo todo desde los ojos de la muerte, de lo mucho que la quería.

75

Cuando Isabel regresó a Acapulco, en una travesía larga pero sin percances, habían transcurrido casi dos años desde que había salido. Dos años sin ver a su hijo, sin tener noticias. ¿Cómo se lo encontraría, ahora, a los trece años? ¿Habría caído enfermo? ¿Habría tenido momentos de angustia? ¿Y Cándido, seguiría estudiando? Después de entregar a los veintiséis niños mexicanos en el Hospicio de Ciudad de México, y ponerlos bajo responsabilidad del virrey, con la satisfacción de la misión concluida, y con éxito, porque había vuelto con la misma cantidad de niños que los que se había llevado, viajó a Puebla. A medida que se acercaba y reconocía ese paisaje puro y austero de pinos y agaves, ese aire tan cristalino que daban ganas de beberlo, esos colores pardos tan distintos del verde tropical, su corazón se aceleraba. Nunca pensó que el frío le pudiese gustar tanto; había acabado hastiada del calor pegajoso. Ir al encuentro de su hijo era volver al hogar, volver al lugar donde había dejado su corazón.

Fue directamente al Colegio Carolino, preguntó por Benito al fraile conserje, que le hizo esperar unos minutos. «Si no me ha dicho nada —pensó ella—, es que está bien.» Luego su pensamiento oscilaba y se decía lo contrario: «El fraile no ha querido decirme nada porque va a llamar a un superior. Algo le ha pasado». Era difícil controlar los vaivenes del corazón. Hasta que apareció un muchacho alto y desgarbado, vestido de uniforme, con pelusa en la cara, algún que otro grano, y la mirada oscura y profunda de su madre. No sólo le había cambiado la voz, sino la manera de hablar. No quedaba rastro de su antiguo y pertinaz tartamudeo. Había dejado a un niño y se encontraba con un hombrecito educado.

—¡Madre, madrecita! —dijo el niño lanzándose en brazos de Isabel.

Después de haber abrazado, besado y tocado a su hijo a la manera mimosa de las madres españolas, preguntó por Cándido.

—Se encuentra bien. Se ha ido con don Ricardo a caballo, volverá mañana. Yo también he aprendido a montar. A veces, don Ricardo nos lleva con él cuando va a visitar sus parroquias.

Entonces Isabel rompió en sollozos. Su hijo no entendía.

—Madre, ¿te pasa algo?

—Lloro porque estoy contenta... de verte.

También lloraba de felicidad porque de pronto no se sentía sola. Su hijo, don Ricardo, Cándido... Ella formaba parte de esa armonía, ésa era su familia. En Puebla, la vida había transcurrido con una normalidad que no podía menos que emocionarla, a ella que había huido como una fugitiva y que había vivido al borde del abismo durante estos años, intentando borrar de su corazón lo imborrable. Isabel Zendal seguía sin saber quién era, porque no se parecía a nadie ni podía compararse con ninguna otra mujer. No era de la sociedad ni del pueblo, ni rica ni pobre, ni culta ni ignorante. Era gallega, española y mexicana a la vez. Era cuidadora de niños, especialista en vacunar, enfermera... Era médico sin serlo. También era madre de familia a su manera, que en aquella época no se estilaba. ¿Deseaba otra cosa? ¿Casarse, llevar la vida convencional de las mujeres españolas en las Indias? ¿La gloria que le prometía Balmis? No, lo único que quería era trabajar en un hospital y seguir cerca de Benito y de Cándido. Quería ser lo que era, una mujer libre, rodeada de afecto. Sola por elección, no por imposición, como se había sentido hasta entonces.

Cuando volvió a verle, a caballo con su sotana, supo en lo más íntimo de su corazón que él tampoco la había olvidado. Ni lo más mínimo. Venía con Cándido, muy espigado y flaco, los ojos del color del cielo, y una sonrisa pícara que le hacía irresistible. Al reconocer a Isabel, saltó de su yegua y corrió a abrazarla. También él se había convertido en un buen estudiante, y sus problemas de conducta se habían normalizado, aunque un día, harto ya de tanta clase de latín, saltó por la ventana al grito de: «¡Demasiado latín, demasiado latín!». La anécdota había corrido por toda la ciudad, no sólo en el colegio.

—Creo que os esperan con muchas ganas en el hospital, os necesitan —le dijo el obispo.

Isabel comenzó su nueva vida, o mejor dicho, reanudó la que había dejado antes de marcharse. Alquiló una casa a las afueras de Puebla, rodeada de un pequeño jardín, contrató a una criada indígena, sacó a los chicos del internado y los llevó a vivir con ella. Procuraba evitar el contacto con don Ricardo. No asistía a sus misas en la catedral, escogiendo la iglesia del Rosario en su lugar. Cuando el obispo visitaba el hospital, Isabel se quedaba en su cámara de vacunación, sin salir. Pero cuando se cruzaban en la calle, o en alguna celebración pública, la emoción seguía presente, y ambos lo adivinaban en el brillo de sus miradas. No hay como reprimir el deseo para azuzarlo.

Un día se presentó en casa mientras Isabel cocinaba y los niños repasaban sus lecciones y se quedó a cenar. Isabel había preparado chiles poblanos rellenos de carne de cerdo previamente cocinada con pasas, almendras, manzana y pera. Y mole poblano.

—¿Sabéis de dónde viene la palabra *mole*?

Los chicos negaron con la cabeza.

—Fue creación de sor Andrea de la Asunción, del convento de Santa Rosa de aquí de Puebla. Molía los ingredientes tan afanosamente que su compañera, otra monja, le puso el nombre.

Hablaron de los estudios de los niños, de todo lo que habían aprendido y hecho en su ausencia. La pusieron al día. Las cenas con el obispo se convirtieron en una costumbre que celebraban dos o tres veces por semana. Siempre con los chicos presentes y la criada india que ayudaba en casa. Él venía sobre todo a ver a Isabel. Aunque la quería, no venía con intención de tener un contacto más íntimo. Sólo deseaba hablar con ella, ser su amigo. Había cumplido su compromiso con respecto a los niños, y ella le estaba tan agradecida que sus ojos resplandecían como las velas de la catedral.

Pronto tuvo que reconocer que no había podido liberarse del poder de atracción que ejercía sobre él, que la deseaba, aunque se decía a sí mismo que era un deseo nimio comparado con el amor que le embargaba. Simplemente, le gustaba estar con ella, hablarle o compartir silencios, saborear los platillos que tan bien preparaba, sonreírle, proponerle ideas, escuchar sus opiniones. Aunque ambos intentaban separar la pasión carnal de la puramente amorosa, se daban cuenta de que era un ejercicio vano. ¿Se puede ahogar el deseo a base de voluntad? ¿Se puede separar el alma del cuerpo?

Una noche en que se quedó hablando hasta tarde, cuando los niños se durmieron, él se levantó para irse. Al abrir la puerta y darse la vuelta para despedirse, la tuvo tan cerca que colocó sus manos sobre las mejillas de Isabel, y permaneció así unos segundos eternos, hundiendo su mirada en aquellos ojos oscuros y de un brillo refulgente, esperando un gesto que desencadenara un caos en el que la voluntad de los sentidos dominaría la de su espíritu. Entonces ella alzó los brazos y le abrazó. Él encontró su boca, aquella que había relegado a la categoría de recuerdo, pero que estaba ahí, como una ofrenda sagrada.

Sus gestos femeninos, la brisa de su olor, la luz de su mirar, su nuca fina como la porcelana, todo en ella le extasiaba. Mientras se besaban, ella le abrazaba con toda su fuerza, como si no pudiese soportar separarse. Cuánto habían deseado, y al mismo tiempo rechazado, este instante. Cuánto tiempo perdido flagelándose, culpabilizándose, mortificándose. Ahora el tiempo se había detenido. Sin saber cómo, se encontraron desnudos en la cama con dosel del cuarto de Isabel, entrelazados, acariciándose, sintiéndose no como seres distintos, sino como parte de uno solo capaz de compartir hasta el último pensamiento. Con la barbilla apoyada en el hombro nacarado de la mujer que amaba, se abandonó al deseo enloquecido del hombre que lucha contra su destino. Se deslizaba, avanzaba, retrocedía, se hundía en una oscuridad húmeda y densa hasta que ella sucumbía con gemidos de júbilo. Vivían un sueño del que no querían despertar. «Dios mío, ¿cómo puede ser esto un sacrilegio? —se preguntaba él—. ¿Cómo puede ser pecado tanta ternura?» Y de pronto le asaltó una luz cegadora, como una explosión que hizo temblar su cuerpo entero. Se quedó agotado, invadido por una sensación de vacío, y cerró los ojos. Qué fugaz era el éxtasis. Ella permaneció pensativa, preguntándose cuáles serían las primeras palabras del hombre que la tenía apresada con su cuerpo. ¿Serían palabras de arrepentimiento? ¿Habría encontrado en este acto de amor algún tipo de compensación por todo lo que había renunciado en su vida? ¿Se daría por fin cuenta de que era un hombre, que perseguir la divinidad no tenía por qué estar reñido con el amor? La felicidad estaba allí, tan intensamente como ella la sentía en ese momento, más que nunca en su vida.

Cuando él abrió los ojos, ella vio en su mirada la respuesta a sus preguntas. Era la misma mirada de amor, pero sin asomo de conflicto, como si flotase en un paraíso recién descubierto, liberado por fin de una lucha estéril, vencido, subyugado y rendido. Pero qué dulce le pareció el sabor de la derrota. Que el contacto con una mujer pudiese provocar una alegría tan profunda fue para él una revelación.

—No quiero dejarte nunca —le dijo.

Entonces Isabel supo que ése era su lugar en el mundo.

Los encuentros entre ambos eran aún más intensos por lo distanciados e irregulares. Era tan importante como difícil mantener el secreto, sólo compartido por la criada indígena, que los sorprendió en una ocasión, en mitad de la noche. Pero Isabel no tuvo que decirle nada; confiaba ciegamente en la lealtad de aquella mujer. De modo que se acostumbró al sobresalto y a la espera, y acabó aceptando la idea de que siempre se amarían a escondidas. Quien lo tenía más difícil era él, conciliar su labor pastoral con el amor prohibido no dejaría de causarle problemas de conciencia hasta el final de sus días. Pero no se veía abandonando a sus ovejas. ¿No daba un buen pastor la vida por ellas? Llevaba muchos años volcado en su rebaño: en un pueblo reconciliaba matrimonios, en otro resolvía un escándalo, en otro reparaba el culto... Sus limosnas servían para rehabilitar iglesias, acondicionar casas de piedad, puentes y caminos, y nunca dejaba de exhortar a las limosnas a los feligreses más pudientes. Era conocido por ayudar a los indios, a los que protegía de la violencia y de la intriga.

Isabel no volvió a pensar en casarse, ni en regresar a España o vivir una existencia de señora formal. Esas vidas no eran para ella. La que el destino le había reservado la satisfacía plenamente porque, aunque no pudiese disfrutar de su amor como le gustaría, ¿dónde hubiera encontrado un ángel protector como don Ricardo? ¿En qué lugar sus hijos hubieran tenido una mejor oportunidad? Además, podía dedicarse a su vocación médica, que crecía con los años.

76

El 14 de agosto de 1806, Francisco Xavier Balmis llegó a Lisboa en el navío *Bom Jesus de Alem*, procedente de Macao y Santa Helena. Llegaba cargado con más de trescientos dibujos que reproducían la flora del sudeste asiático, y de diez cajones de las plantas medicinales más apreciables de China, con el fin de trasplantarlas y enriquecer así el Real Jardín Botánico de Madrid.[3] También traía consigo cierto número de artículos que había comprado en Cantón con la idea de venderlos en España para recuperar los ochenta mil reales que había puesto de su bolsillo para el buen fin del viaje: dos quintales de té, veinte bandejas y seis baúles de vajilla de porcelana y ocho bandejas de marfil. Lo que no tenía era dinero, ni siquiera para llegar a Madrid. Fue el embajador de España en Portugal quien le adelantó quince mil reales para que pudiese pagar al capitán del barco el precio de su pasaje, y los gastos para alquilar un coche de caballos y regresar a la capital de España.

El viaje había sido otra odisea. Sólo para ocuparse de los tres aterrados niños filipinos, con escasez de fuerzas y sin apenas poder agacharse, Balmis había conseguido, no obstante, inocular a uno de los chicos durante el tifón que reventó la fragata *Diligencia*. El resto del tiempo lo pasó implorando la misericordia divina para que no fuesen sepultados por una ola gigantesca.

Después de seis días a la deriva, el viento amainó, no así la zozobra de los supervivientes, porque surgió un nuevo peligro: los piratas y ladrones chinos que surcaban esos mares después de las tormentas para saquear los restos de los naufragios. De nuevo la suerte estuvo de su lado. Balmis era un hombre con estrella: un barco pesquero chino vino a su rescate y se llevó al pasaje y a la tripulación que había sobrevivido. En Macao, fueron recibidos con los brazos abiertos por el obispo de Goa y el juez oidor don Miguel de Arriaga da Silveira, que se ofrecieron voluntarios para recibir la vacuna, ejemplo que cundió en el pueblo y que permitió que cientos de hombres, mujeres y niños lo imitasen. Al cabo de tres semanas, firmemente establecida la vacuna en la colonia lusa, Balmis quiso dirigirse a Cantón, donde existía la amenaza de una epidemia. Encontró a un joven chino para llevar el virus, pagó trescientos once pesos de su bolsillo para los gastos y la ropa del chico, y a los padres les entregó una pequeña cantidad de dinero. Pero el recibimiento en Cantón no tuvo nada que ver con el de Macao. Allí tuvo que sostener, de nuevo, duros enfrentamientos con los responsables de la Real Compañía de Filipinas, que estaban aleccionados en su contra por el gobernador Aguilar desde Manila. Durante el mes y medio que duró su estancia, tan sólo pudo vacunar a veintidós personas. Regresó a Macao el 30 de noviembre de 1805 para embarcar, unos días más tarde, en el *Bom Jesus de Alem* rumbo a Lisboa.

Ahora que había completado una vuelta al mundo, regresaba a Madrid, débil de salud, pero con la honda satisfacción que produce la misión cumplida. El ambiente en las calles era el mismo de siempre, alegre y bullicioso, como si el pueblo prefiriese olvidar las amenazas de Francia y la situación de pobreza y degradación que vivía el Imperio. Balmis sabía, por la experiencia propia que había tenido con los poderosos, que en ese imperio iba finalmente a ponerse el sol.

Apenas habían pasado tres años desde que salió de Madrid junto con los niños de la Casa de Desamparados, pero le parecían siglos ahora que volvía a subir la escalera de su casa, sudando profusamente por el calor tórrido que todavía se abatía sobre la capital. Nadie le esperaba para recibirle, y él tampoco esperaba a nadie. No se hacía ilusiones sobre sus compatriotas, reacios a reconocer y premiar los servicios prestados por el individuo a la comunidad. En la soledad de su casa, recordó las acogidas triunfales que había vivido durante el viaje. Como siempre, los mejores recuerdos son los que más perduran en la memoria. Y recordó a Isabel. La echaba de menos como nunca pensó que podría extrañar a alguien, con dolor. Con una profunda *saudade*, como decían los portugueses del barco. Añoraba su compañía, un bálsamo para su alma magullada, y el placer inmenso de contemplar su belleza plácida.

Vivió su día de gloria el 7 de septiembre de 1806, cuando su carruaje entró por los portones de acceso al palacio de La Granja de San Ildefonso, donde Carlos IV pasaba el verano fresquito. Era un día espléndido, con la temperatura exquisita de las montañas a finales del estío. La intensidad de los graves problemas internos y externos que padecía España se notaba en el ambiente enrarecido del palacio, donde corrillos de cortesanos cuchicheaban en los rincones como si estuviesen conspirando. Reinaba un ambiente de tensa calma. Balmis fue conducido por un gentilhombre de cámara a través de los interminables pasillos y solitarios salones del palacio hasta llegar al umbral del salón del rey, donde un vocero anunció su llegada: «¡don Francisco Javier Balmis y Berenguer, director de la Real Expedición Filantrópica de la Vacuna!». Y de pronto, su corazón se aceleró, le temblaron las piernas porque allí estaban el rey de España, la reina María Luisa, su hijo Fernando, príncipe de Asturias, el ministro Godoy, otros ministros, entre los cuales distinguió a José Caballero y a los grandes protomédicos y cirujanos de cámara. Todos le aplaudieron largamente, de pie, rindiéndole ese merecido homenaje que otros le habían querido robar, empezando por el virrey Iturrigaray. Aquel momento bien valía todas las amarguras de la aventura. Pensó en Isabel. Cómo le hubiera gustado compartir ese día con ella.

Se acercó para besar la mano del rey, pero el monarca cogió la suya entre sus manos.

—No podéis haceros idea de lo complacido que me siento de que los resultados hayan excedido las esperanzas que todos pusimos en este proyecto. Gracias a vos.

Balmis le contestó con un tic y una contracción de cuello.

—Es un ho... honor, Majestad. Y tengo el gusto de proporcionaros otra nueva gloria: vuestro súbdito aquí presente —parpadeó con fuerza— ha sido el primero, en nombre vuestro, en introducir la vacuna en el Imperio chino.

El augusto soberano se echó para atrás, visiblemente satisfecho.

—¿Y cómo lo conseguisteis?

—La noticia me llegó poco tiempo después de abandonar Cantón. Resulta que agentes de la British East India Company establecieron una clínica para administrar la vacuna, y lo hicieron siguiendo las instrucciones que dejé.

—Es todo un orgullo para vos. Y un regalo que les habéis hecho a los ingleses. No se lo merecen.

—No, claro que no. Ellos han descubierto la vacuna, pero no así la manera de distribuirla. Lo que no os he dicho es que en Cantón los británicos cobran por cada inoculación.

Carlos IV se echó a reír:

—¡Ay, estos hijos de la Gran Bretaña... siempre tan pérfidos! Un día se darán cuenta de que cobrar por la vacuna va en contra de sus propios intereses, que no son distintos de los nuestros, todos buscamos erradicar el mal.

Balmis estaba más sereno y lograba controlar sus tics. En un tono de confidencia, le dijo al rey:

—La gran dificultad de todo esto, Majestad, ha sido involucrar a los demás, contagiar el entusiasmo a servidores no siempre leales de Vuestra Majestad... Muchos persiguen las ganancias personales en lugar del bien público.

El rey asintió con la cabeza.

—Conozco el problema... demasiado bien. Es una lacra difícil de solucionar. Pero descuidad —siguió diciendo el monarca—, se hará justicia.

A Balmis le pareció que el rey lo decía sin convencimiento. En el fondo, ambos eran conscientes de que la Monarquía estaba perdiendo el control sobre el Imperio, y que no había fuerza en el mundo capaz de impedirlo. Carlos IV cambió de tema:

—Lo que me habéis contado tiene un significado simbólico —le dijo a Balmis—. Habéis ido a luchar contra la viruela en el extremo oeste del continente asiático, allá desde donde siglos atrás empezó a extenderse hacia nosotros la técnica de la variolización.

—En efecto, Majestad. —A Balmis le sorprendió lo culto que era el rey.

—Habéis cerrado el círculo, Balmis. Os felicito de corazón.

—Cumplimos los designios del rey como vasallos fieles.

Era la primera vez que Balmis mencionaba al resto de sus correligionarios. En realidad, no pensaba en Salvany, ni en Grajales ni en Gutiérrez. Sólo en Isabel.

Después de la primera emoción, exacerbada por la pompa y el decoro, Balmis recobró toda su lucidez:

—Majestad, tengo un ruego que haceros. Y es muy importante, no sólo para los interesados, sino también para los que hemos formado parte de esta aventura, y sobre todo para vuestra gloria y la de España. Os ruego que intercedáis por los niños que siguen en el Hospicio de Pobres de México, y que solicitéis al virrey que cumpla con las directrices que habéis establecido y ordene su traslado inmediato a la Escuela Patriótica.

La mención de los niños espoleó el interés de Carlos IV, que le hizo multitud de preguntas sobre su comportamiento durante la travesía, su reacción ante las adversidades, su aguante... Y, aunque lamentó las bajas, le felicitó por haber concluido con éxito la misión.

—Ha sido una empresa prodigiosa —terminó diciendo el monarca—, de la que me honra haber sido el valedor. Quizás no sea nunca recordado por ello, porque los hombres recuerdan más fácilmente los hechos de guerra y los comadreos de alcoba que las gestas en favor de la humanidad, pero pronto llegará el momento de rendir cuentas al Todopoderoso, y yo sé, desde la profundidad de mi corazón, que Él sí nos lo tomará en cuenta.

—Balmis parpadeó, y estiró varias veces el cuello—. Os doy mi palabra, Balmis, de que atenderé vuestra petición con respecto a esas criaturas.

De nuevo pensó en Isabel, en lo orgullosa que se sentiría de él por haber obtenido del rey semejante compromiso. Si no hubiera sido por ella, probablemente no lo hubiera pedido, se habría olvidado de la suerte que habían corrido los niños. Pensó en el amor: siempre había considerado remilgada esa palabra, pero ahora se daba cuenta de lo mucho que servía para cambiar el mundo.

Luego vinieron los discursos. Manuel Godoy glosó el éxito de una expedición cosmopolita y filantrópica que honraría para siempre la memoria y el reinado benéfico de Carlos IV. El ministro José Caballero agradeció los servicios prestados a la humanidad y que tanta fama reportaban al buen nombre español, y añadió: «Tanto honor hace esta empresa a la medicina española, como a la milicia y a la política el descubrimiento de América por Cristóbal Colón». Era la gloria que Balmis había ansiado desde niño. Entonces pensaba que alcanzarla equivalía a hacerse inmortal, porque siempre permanecería el recuerdo. Ahora sabía que la gloria humana no era más que un hálito de viento, como escribió Dante, que podía soplar unas veces de aquí y otras de allá.

Después de la gloria, la soledad. Balmis regresó a su piso,

pero tenía recursos para no dejarse hundir por la melancolía. Era el momento de presentar sus cuentas y resarcirse de los gastos en los que había incurrido de su propio bolsillo. A fuerza de su legendaria persistencia, logró que la justicia obligase al capitán Ángel Crespo a devolverle los ocho mil seiscientos pesos que le había cobrado injustamente. Una victoria que también le supo a gloria y le dio alas para seguir con sus proyectos.

—Es tan portentosa su actividad que no sé de dónde saca tiempo para hacer todo lo que hace —comentaba su amigo y colega Ruiz de Luzurriaga, con quien había defendido tan encarnizadamente el invento de Jenner en los círculos científicos de Madrid.

Balmis consiguió presentar un diccionario chino-español a la Secretaría de Estado mientras organizaba en el Jardín Botánico el repicado de las plantas que habían sobrevivido al viaje desde China. El rey le nombró su asesor médico y le mantuvo en su cargo de director de la expedición. Entonces Balmis solicitó a Gutiérrez, que se había quedado en México, un informe sobre el desarrollo de las campañas de vacunación en tierras novohispanas desde su regreso de las Filipinas. También le sugirió que regresase a la Península. A Salvany le mandó una carta similar, en la que le urgió a que le enviase un informe de actividad.

—¿Qué sabéis de Salvany? —le preguntaban unos y otros.
—Nada. No se ha dignado mandar nada. No sé ni si está vacunando. Y hasta que no lo sepa, no puedo dar por zanjada la expedición.

77

Hospital de Puebla, diciembre de 1810.
—Señora, hay un hombre que dice que la conoce y que la está esperando abajo.
—¿Ha dicho su nombre? —preguntó Isabel.
—No, no quiere decir quién es. Sólo que es alguien muy cercano. Quiere darle una sorpresa.

Isabel se limpió las manos y abandonó la sala de curas. «¿Quién será?», pensó. ¿Gutiérrez o Pastor, los compañeros de la expedición con quienes había compartido tantos días de trabajo en las Filipinas? Sabía que se habían quedado a vivir en México, uno porque le gustaba el lugar, y el otro porque no pudo volver a España, por la invasión napoleónica. Pero no eran de los que daban sorpresas de este tipo. ¿Balmis? De Balmis sí se lo podía esperar. Cualquier cosa se podía esperar de Balmis, hasta verle aparecer con una fila de niños en ristre y la cabeza como una pecera llena de ideas.

Pero el hombre que la esperaba abajo no le era familiar. Tardó largo tiempo en reconocerle, y cuando lo hizo le atravesó un destello de pánico. De pronto, los momentos más duros de su vida pasaron por su mente a toda velocidad, el recuerdo de la desesperación que aquel individuo le hizo sentir volvió a la superficie de su conciencia, como un cadáver que sube hinchado del fondo del mar.

—¿No me reconoces? Soy Benito.

Isabel intentó balbucear algunas palabras, pero se trababa al hablar.

—¿Tanto he cambiado?

—Pues sí.

Era Benito Vélez, el padre de su hijo. El hombre que la engañó y abandonó como un trapo. Isabel, repuesta de la impresión inicial, le dijo:

—¿No crees que llegas un poco tarde?

—Siempre quise volver a por ti, pero no tuve suerte.

—¿Tú eres el que depositaba sobres en los muros de La Coruña con un mechón de pelo para pedirme formalmente matrimonio?

Benito miró hacia abajo, la expresión contrita.

—Sí, soy yo. Lo siento. He oído hablar mucho de ti, no sólo en Puebla, sino en México también.

—Ya.

—Llevaba tiempo con ganas de venir, pero no me atrevía.

Isabel no dijo nada. Sí, ahora reconocía ese rostro moreno y anguloso, la nariz aquilina y las patillas de lince que le daban un aire de bandolero. Pero ya casi no tenía pelo y aquella sonrisa que en su momento la deslumbró dejaba ver unos dientes escasos, rotos y sucios.

—He venido porque estoy herido.

El hombre abrió su chaqueta y dejó ver una gran mancha de sangre en el vientre. Isabel se quedó boquiabierta.

—Pasa, ven conmigo —le dijo.

A Benito no le había ido bien en América. Hizo todo tipo de trabajos, desde práctico en los astilleros de La Habana hasta cocinero, pasando por marino y contrabandista. Donde realmente había conseguido ganar un poco de dinero había sido enrolándose de mercenario en distintos grupos armados, generalmente financiados por hacendados o potentados locales que luchaban por el territorio. Había participado en oscuras campañas contra los indios, y ni sabía el número de los que había exterminado. Al final, se había unido al grupo de insurgentes que luchaban contra los españoles. En un enfrentamiento con las tropas del virrey, había recibido un tiro de mosquete. Estaba en busca y captura. Entonces fue cuando se acordó de Isabel.

A ella, nada le hubiera causado más azoramiento que aquella visita. No por los sentimientos, que ya no existían. Ni por el riesgo de que los recuerdos volviesen a abrir antiguas heridas. La preocupación era por los que la rodeaban. «¿Cómo se lo tomará el niño?», pensó, porque seguía pensando en su hijo como en un niño, aunque ya fuese un hombretón. «¿Qué le digo a Ricardo?», se preguntó también. Porque Benito luchaba en el bando equivocado, según el obispo. El único prelado criollo de la Nueva España procuraba convencer a sus feligreses de la necesidad de defender y apoyar el régimen monárquico español. En sus sermones, insistía en los casi tres siglos de fidelidad novohispana, tildando a los insurgentes de ser unos hijos desnaturalizados que manchaban la reputación de sus compatriotas y los sometían a las mayores crueldades. Un mes antes había dictado edictos de excomunión contra los autores y difusores de pasquines y libelos. Para él, la insurrección era obra de Napoleón en venganza por la lealtad guardada por la Nueva España al rey.

¿Cómo contarle a Ricardo la visita de Benito? Porque se lo tenía que decir, no podía ocultárselo, ahora que este zascandil estaba ingresado en el hospital, sostenido en gran parte por los fondos del propio obispo. ¿Lo echaría? No, seguro que no. ¿Le entregaría a la Guardia Virreinal? Esa posibilidad le preocupaba más, aunque confiaba en convencerle de que no lo hiciera. No albergaba ningún odio contra Benito, que al fin y al cabo era el padre de su hijo. Ni odio ni resentimiento, el paso del tiempo lo había sepultado todo. En realidad, no sentía por él más que lo que podía sentir por cualquier paciente, por cualquier hombre enfermo, una básica piedad humana. Pensándolo bien, hasta le estaba agradecida de que la hubiera abandonado.

Cuando hubo terminado su turno de trabajo en el hospital, volvió a casa. Comió a solas con su hijo; Cándido estaba ensayando con el coro de la catedral.

—Quiero que vengas conmigo al hospital...

—¿Ahora?

—Sí, quiero presentarte a tu padre.

El niño frunció el ceño. No sabía si su madre le estaba gastando una broma. Isabel le contó la visita y todo lo que había sucedido esa mañana. El chico se enfurruñó:

—¿*Pa* qué verle, madre? Ése ni es mi padre ni es *na*.

—Es tu padre y lo será siempre. Quiero que lo conozcas, nada más.

—¿Y qué le digo?

—No sé..., pues dile que más vale tarde que nunca.

—Eso es mentira..., mejor que no hubiera venido. ¿Por qué está aquí?

—Ya te lo he dicho, está herido y ha venido a que le curen.

—¿Él quiere verme?

—Él no sabe que existes.

—Pues dejémoslo así.

Isabel se preguntó de pronto si tendría sentido forzar semejante encuentro, y temió que pudiera afectar a su hijo. Pero luego pensó en el escarnio que había tenido que soportar de pequeño. Le volvió a la mente cuando un día, en La Coruña, llegó de la calle y se agarró a sus faldas llorando porque le habían llamado hijo de...

—No, ven... —terció Isabel—. Siempre te he dicho que tenías un padre. Sólo quiero que lo conozcas para que sepas que nunca te he mentido, que no he sido una descarriada.

El chico entendió que era importante para su madre que fuese a conocer a su padre y accedió a regañadientes. ¿Cómo reaccionaría el herido al descubrir que el chico que tenía enfrente era su hijo? Isabel no esperaba nada de aquel hombre. Veía aquello como un acto de justicia.

En el hospital, hubo que esperar a que Benito despertase. Al hacerlo, se encontró frente al chico. Isabel le dijo:

—¿Te acuerdas de aquella tarde cerca de la Torre de Hércules, la que pasamos en aquel bote desvencijado? Pues éste es tu hijo. Se llama como tú.

El hombre se quedó boquiabierto. Tenían un innegable aunque leve parecido. Las facciones del chico eran menos abruptas que las del padre, y era más alto y corpulento.

—¿Qué haces? —preguntó su padre.

—Es... es... —no conseguía acabar la palabra—. Es... estudio.

Isabel se dio cuenta de que su hijo volvía a tartamudear como en los peores tiempos, y reaccionó en seguida:

—Volvemos a casa —dijo Isabel. Luego, dirigiéndose a Benito, le dijo—: Sólo quería que te viese, que comprobase que eres de carne y hueso, porque le hablé tanto de ti cuando era pequeño que no quería que pensase que habías sido un invento de mi fantasía.

Fue volver a su casa y el chico recuperó el habla normal. Isabel no se arrepintió de haber forzado el encuentro. Lo hizo por esa exigencia suya de borrar la mancha de su pasado. Ahora, por fin, tenía la sensación de haberlo conseguido.

Cuando varios días después, al regreso de una visita pastoral, don Ricardo pasó a verla al hospital, Isabel no lo dudó un instante y se lo contó todo. Ya le había confesado al principio de su relación que Benito no era hijo adoptivo, sino el producto de un engaño, y ahora le rogó que no denunciase a quien yacía herido en el camastro, aunque luchase en el bando opuesto.

—¿Es pedir demasiado?

Don Ricardo no se inmutó ni mostró la más mínima aversión hacia Benito. Estaba muy acostumbrado a lidiar con situaciones difíciles.

—Sólo os ruego que me deis un poco de tiempo para reflexionar y ver qué hacemos con él.

78

Para cuando Gutiérrez recibió la carta de Balmis, le fue imposible seguir el consejo de su jefe de regresar a la Península. Las tropas de Napoleón habían invadido los Reinos de España y Carlos IV había tenido que exiliarse en Francia. El país estaba descabezado y en guerra. En 1808, José Bonaparte se instalaba en Madrid. Al negarse Balmis a jurar acatamiento al nuevo rey —¿cómo podría, si toda su gloria y su vida profesional se había desarrollado al amparo de Carlos IV?— fue proscrito de los círculos médico-científicos de la capital y sus bienes fueron confiscados. Fue un momento de gran desamparo, que culminó cuando las tropas francesas de ocupación saquearon su casa de Madrid. Nunca olvidaría la desazón que le produjo, al volver a su piso, ver la puerta reventada, los muebles rotos, el suelo lleno de papeles, su sillón rajado, la cama del revés, las librerías tumbadas... Habían desaparecido todos sus objetos de valor, pero en ese instante le dio igual. Sólo esperaba que no se hubieran llevado lo más importante: su diario detallado de la expedición, el documento que pensaba dejar para la posteridad. Él y sus criados estuvieron buscando y rebuscando entre los papelotes, pero no lo encontraron. Balmis se hundió, y quiso morirse de tristeza. La desaparición de aquel documento era peor que una amputación, porque era tan parte de él como su mano o su cerebro. Le dolió durante el resto de su vida.

Huyó a Sevilla, y después a Cádiz, siguiendo la Junta Suprema Central, que asumió el control del país porque el rey, en su prisión y desvalimiento, estaba ausente. En diciembre de 1809, por fin recibió noticias de la expedición Salvany, una serie de breves escritos enviados desde La Paz, donde el catalán daba cuenta de su paso por los virreinatos de Perú y Nueva Granada, así como de su deseo de ir a Buenos Aires, aunque albergaba dudas sobre la posibilidad de llegar algún día, a causa de su mala salud. Eran los escritos en los que pedía algún cargo de intendente en La Paz o en Lima, puestos que entonces estaban vacantes. Pero Balmis, que seguía enfurecido con él, informó negativamente sobre sus peticiones de obtener cualquiera de los dos puestos que solicitaba. También le acusaba de haber retrasado deliberadamente el desarrollo de la expedición.

—Si yo he cumplido con mi misión alrededor del mundo en sólo treinta y tres meses, ¿cómo es que Salvany está en mitad de la suya?

—Permitidme que os diga que sois injusto con el doctor Salvany.

Quien le hablaba en ese tono era el doctor Flores, aquel médico guatemalteco que había realizado el primer esbozo de la expedición para el rey, y que bien podía haber acabado de director de la expedición.

—Quizás no conozcáis bien la vastedad de Sudamérica, la dificultad del terreno andino y el penoso tránsito por las selvas. Es probable que en la Nueva España y las Filipinas no hayáis tenido que soportar penalidades físicas tan brutales como las que Salvany debe de estar soportando.

—Llevo años sin recibir un informe suyo y no contesta a mis escritos —dijo Balmis—. En el que le he enviado a Buenos Aires, le di orden de regresar a la Península sin más tardar.

—Si no os contesta con la premura que deseáis, tal vez sea

porque su salud no se lo permita. Vos mismo dijisteis que os desenganchasteis de la expedición cuando vuestra salud se deterioró en Manila.

—He llegado a pensar algo más grave...

—¿Como qué?

—Que Salvany ha abandonado del todo la expedición.

Balmis tenía razón. Josep Salvany dejaría finalmente la expedición... por causa de fallecimiento. Por eso no había recibido la orden de Balmis de regresar a la Península. Después de haber recorrido dieciocho mil kilómetros a caballo por selvas, desiertos y agrestes montañas, su vida se había apagado en Cochabamba. Había tardado trece meses en realizar el trayecto desde La Paz. Su entusiasmo por propagar la vacuna no menguó con las dificultades del terreno ni con su extenuación, al contrario de lo que podía pensar Balmis. Entró en Puno, donde vacunaron a más de mil individuos en tan sólo cuarenta y ocho horas y donde Salvany volvió a dar muestras de su espíritu de sacrificio: «Él no ha perdonado fatiga a fin de cumplir con su deber; él se ha hecho amable con todos, mediante su urbanidad, afable trato y honrada conducta», señaló el cabildo de esta ciudad, proponiéndolo al rey como regidor honorario de esta corporación. Luego pasó por Potosí y Oruro, donde tuvo que permanecer dos semanas en reposo absoluto. A duras penas consiguió ponerse en pie e hizo un gran esfuerzo para llegar a Cochabamba, donde el clima era seco y templado. Pensó que aquella bella ciudad colonial, situada en el valle del Tunari, sería un buen sitio para retirarse. Pero ya era demasiado tarde para cultivar sueños. La bondad del clima no bastó para que recuperase fuerzas y su salud se agravó de golpe. Antes de lanzar su último vómito de sangre, escribió al rey de España rogándole que premiase a sus tres compañeros de fatigas, a Manuel Grajales y a Rafael Lozano, con los honores de cirujanos de cámara, y a Basilio Bolaños con el de conserje del Real Palacio. La petición más importante era la última: rogaba al rey que crease una plaza de inspector o director general de Vacunación que velara por el estricto cumplimiento de las normas para evitar que la viruela pudiera volver a extenderse por los territorios españoles del Nuevo Mundo. Pero no obtuvo respuesta a sus peticiones.

El 21 de julio de 1810 entró en agonía. El criado que le atendía corrió a llamar al médico, el doctor Melchor, y al cura, que le confesó:

—Ave María purísima...

—Sin pecado... —dijo Salvany con un hilo de voz—. Padre..., he pecado de ambición y de soberbia, me he creído más fuerte de lo que jamás pude ser, y si no puedo terminar la mi...

Le interrumpió un violento ataque de tos. El médico le ayudó a incorporarse y le hizo una friega con aceite de eucalipto.

—Tranquilícese, hermano —le dijo el cura—, no es necesario que hable, para arrepentirse no hace falta hablar.

Salvany recuperó el aliento.

—¿Mejor? —le preguntó el médico.

Asintió. Luego empezó a hablar, en un tono casi imperceptible:

—Decía san Agustín que el amor no desaparece nunca, ¿verdad, padre? Que la muerte no es nada, que lo que fuimos los unos para los otros, lo seremos siempre.

—Sí, hijo mío.

—Rece por mí, padre.

Cerró los ojos, y su rostro adquirió la suave placidez de la muerte.

Fue enterrado en un pequeño cementerio detrás del templo del convento de Cochabamba, sin que nadie se preocupara por recuperar su cadáver ni de rendirle los honores que merecía. Después de haber inoculado el suero contra la viruela a más de doscientas cincuenta mil personas, el doctor Josep Salvany murió, como dijo el cura en su responso, solo y a la edad de Cristo. Como nunca se acercaba nadie a dejar flores en su tumba, el propio cura tomó la costumbre de hacerlo, año tras año en la fiesta de Todos los Santos.

—Nadie me escribió preguntando por sus últimos días, nadie mostró curiosidad por saber dónde está enterrado —le confesó el cura a un viajero español muchos años después.

79

Balmis regresó a México en 1810, enviado por la Junta Suprema para revisar oficialmente las estructuras organizativas creadas durante el viaje anterior, pero con la misión añadida de informar sobre el eco de la revuelta de indígenas y castas en el virreinato que había llegado hasta la Península y que preocupaba al Gobierno.

El país al que retornó el médico era muy diferente de la apacible colonia que había conocido en el pasado. Se habían sucedido tres virreyes desde que la estrella de su antiguo enemigo José de Iturrigaray se hubiese apagado para siempre. Se hallaba ahora en Cádiz, encerrado e incomunicado en el castillo de Santa Catalina. Destituido en septiembre de 1808, inculpado de haberse unido a un grupo de criollos para establecer una junta que fuera autónoma de España, durante la larga instrucción del juicio de residencia a que fue sometido salieron a flote todos los detalles de su actuación al frente de su gobierno. La fiscalía acumuló dieciocho cargos contra él, desde traición al monarca, enriquecimiento ilícito, venta de empleos, sustitución de magistrados por otros afectos a su persona, ¡y hasta que la virreina admitiese el tratamiento de majestad!

En Ciudad de México, Balmis comprobó que ya no había niños de la expedición en el hospicio. Carlos IV había cumplido su palabra, la que le dio aquel día glorioso en el palacio de La Granja. Había conminado al virrey Pedro de Garibay a que asumiese plena responsabilidad por los niños vacuníferos y los sacase del Hospicio de Pobres «donde vuestro indiferente predecesor los colocó». Quedaban cuatro niños en la Escuela Patriótica cuando Balmis la visitó. Los demás habían sido adoptados o acogidos en familias. Uno lo fue por un cirujano, otro fue confiado al rector del Colegio de San Pedro. Dos habían sido adoptados por el rector del Hospicio de San Nicolás, y tres por el de San Jacinto. Un comerciante de Ixmiquilpan había adoptado al pequeño Aniceto. Su compañero Andrés Naya fue adoptado por un cura, que volvió tres días después a protestar porque el niño se había fugado. Cuando detuvieron al crío, éste alegó que no quería volver con el cura porque le hacía «cosas malas». Balmis vio al niño en la Escuela Patriótica; aprendía el oficio de carpintero y parecía feliz. A fin de cuentas, pensó Balmis, a pesar de la lucha que le supuso el que por fin se cumpliesen las directrices del rey, el destino de los niños iba a ser mejor en México que si se hubieran quedado en La Coruña o en Madrid.

¿Conocía Isabel la suerte de los niños?, se preguntaba Balmis mientras iba en la diligencia que le conducía a Puebla. ¿Cómo sería su vida? ¿Querría volver a España? Tardó más del doble de lo habitual en alcanzar Puebla, por la inseguridad del viaje, ya que los insurrectos detenían los convoyes, inspeccionaban a los pasajeros y a veces les cobraban peaje. A rebufo de la insurrección también surgían bandas de ladrones.

Recordó su primera llegada a Puebla, y la emoción desbordante de aquel recibimiento. Hoy la ciudad carecía del lustre de antaño, las farolas estaban apagadas y había poca gente en las calles. Encontró a Isabel en el Hospital San Pedro, siempre atareada. Tenía el rostro más anguloso, las mejillas un poco hundidas, el pelo recogido en un moño y una bata blanca. Ella tardó unos segundos en reconocerle: parecía más bajo que antes, iba desmelenado como siempre y unas profundas arrugas se le habían dibujado en la frente. Pero seguía con la misma mirada penetrante que infundía autoridad.

—Me alegra mucho veros —le dijo Isabel, dejando ver unas patas de gallo que acentuaban la calidez de su sonrisa.

Balmis parpadeó, contrajo el cuello, volvió a parpadear. Casi no podía hablar de la emoción.

—La última vez que nos vimos me dijisteis «el año próximo en Madrid» y me cansé de esperar.

—Añadí «Dios mediante», lo recuerdo perfectamente —dijo Isabel riéndose—. Y bueno, Dios no medió.

Isabel tenía la misma expresión de serenidad, aunque Balmis notó una sombra de inquietud en su mirada.

—¿Cómo están los niños?

—¿Niños? ¡Tienen más barba que vos! Pues estudian Derecho en el Aula Mayor de la Universidad de México, la misma donde don Ricardo se hizo abogado antes de entrar en la Iglesia.

—Me imagino que su influencia fue determinante a la hora de elegir lo que iban a estudiar.

—Sí, porque yo no tuve ningún éxito al intentar que por lo menos uno se hiciese cirujano. Decidme, ¿sabéis algo de Salvany?

La pregunta le produjo varios tics.

—Murió en julio. En Cochabamba.

Isabel acusó el golpe. Se dio la vuelta, simulando que ordenaba unos frascos de medicinas, pero lo hizo para que Balmis no viese la turbación en su rostro.

—No contestó a la última carta que le mandé... ¿Cómo fueron sus últimos días?

—Os he traído una esquela que publicó una gaceta local, está firmada por el médico que lo atendió.

Sacó de su chupa un papel y se lo tendió a Isabel, que lo leyó en voz baja: «Murió en su casa y en la comunión de nuestra santa madre Iglesia don Josep Salvany, español, soltero, natural de Cervera, de edad treinta y tres años. Se confesó para morir, recibió el viático y la extremaunción. De mi mano y para que conste lo firmo. Doctor Melchor de Ribera y Terán».

—¿No se sabe más?

Balmis negó con la cabeza.

—¿Murió solo?

—Sí.

—¿Organizasteis un responso?, ¿un funeral en Madrid?

—No —dijo Balmis cabizbajo—. Comuniqué su muerte a la regencia antes de partir.

—En todas las gacetas que nos llegan de España, he visto que os nombraban... Hasta a mí me habéis agradecido el esfuerzo de la expedición, es algo que os honra... Pero nunca he leído que dijeseis nada sobre Salvany.

—Me mantuvo sin noticias durante mucho tiempo, y aquello me sacó de quicio. Ahora entiendo que tuvo que pasar por grandes penurias, pero entonces no lo veía así.

—Siempre fuisteis duro con él.

—Lo reconozco. Fui yo quien obstaculizó sus planes oponiéndome a que le concediesen un puesto fijo en los reinos de Indias. Aunque ello no le hubiera salvado de la enfermedad, pero os lo digo con el corazón en la mano.

—Aprecio que seáis franco, siempre lo fuisteis... —Balmis suspiró. Pensó haber capeado la crisis, pero Isabel añadió—: Pero la sinceridad no os exime de culpa.

—No sé por qué fui tan...

Isabel le interrumpió. Hacía tiempo que había dejado de ser aquella chica dócil, siempre víctima de los acontecimientos. Tenía su criterio, y ganas de decir lo que durante tantos años había callado.

—Fuisteis duro con él porque se hacía querer —le dijo, con esa mezcla tan suya de aplomo y entereza—, porque le considerabais blando, porque era un enfermo, pero teníais envidia de su juventud, por celos, porque supisteis que yo le quise...

Balmis se tapó los oídos con las manos.

—Parad, os lo ruego. Lo sé, lo sé todo.

—Disculpadme, me he dejado llevar. Son... son los nervios.

Después de muerto, Salvany se interponía como un escollo infranqueable ante los planes de su jefe, como si fuese su venganza póstuma por tanta insensibilidad y agravio. En ese momento Balmis entendió que el día en que utilizó su poder para apartar a Isabel de Salvany, ese mismo día la había perdido para siempre.

Optó por cambiar de tema, limar asperezas.

—¿Y vos, cómo estáis? —le preguntó en un tono más íntimo.

Isabel eludió responder de una manera personal.

—Cada vez tenemos más dificultades para mantener las vacunaciones regulares en la diócesis. El ambiente de guerra que vivimos afecta a todo, don Ricardo está muy desmoralizado.

—Sé que a los obispos novohispanos que han tenido que refugiarse en Cádiz los ha socorrido con cinco mil pesos.

—Sí, pero ya no podrá hacerlo más, cada vez tiene menos apoyos y menos recursos.

Pasó a contarle la visita de Benito Vélez, que bien podía haber sido uno de los insurrectos que le habían detenido en el camino, y cómo al obispo se le había ocurrido contratarle en el hospital.

—Cuando Benito mejoró de la herida en el vientre, el obispo pensó que más valía tenerlo bajo control que peleando por los montes, y lo puso a trabajar de carretonero. Decía que a ver si la visión de tantos muertos le hacía reaccionar y le apartaba de la lucha, de los saqueos, de las expulsiones forzosas, de las ejecuciones. Pero un día vinieron sus compañeros a por él, y desapareció sin dar las gracias ni decir adiós... Es así.

—¿Y vuestro hijo, cómo reaccionó al encontrarse con su padre?

—Le dio vergüenza. Me confesó que hubiera preferido no conocerle.

Al salir del hospital era casi de noche. Antes de regresar a su casa, Isabel pasó por la catedral, donde encendió una vela que iluminó su rostro estragado. Se puso de rodillas, y rezó por el eterno descanso de su amigo Salvany.

Balmis se dirigió al palacio episcopal a ver al obispo, el hombre que más le había ayudado durante la campaña de vacunación de 1804. Lo encontró avejentado, sus canas grises se habían vuelto blancas como la nieve.

—Todo lo empleo en salvar el suelo que me vio nacer —le confesó.

—Vivís aquí las consecuencias de los quince años de desastres y desilusiones que hemos padecido en España, la guerra contra Napoleón nos ha arruinado, nos ha dividido.

—Aquí no consigo impedir la destrucción de mi pueblo. ¿Os habéis enterado de que Texas está levantada?

—Sí, lo sé.

—Es muy difícil serenar los ánimos, disminuir la funesta rivalidad entre los hijos de la patria novohispana —le dijo a Balmis—. Hay curas que, amparados en la imagen de la Virgen de Guadalupe, no dudan en fomentar el asesinato de cientos de peninsulares. Hay un odio feroz entre gentes y castas que siempre fueron amigas. Todos luchan contra todos, los criollos están divididos en facciones que se matan entre sí. ¿Imagináis qué va a ser de los indígenas si jamás una facción de esos criollos llegara al poder?

—Serán esclavos de unos nuevos dueños. A menos, Eminencia, a menos que el rey vuelva al trono, y refuerce las leyes de protección a los naturales.

—Gran fe tenéis en el rey, pero esas leyes no han servido de mucho. Sabéis tan bien como yo que las leyes son papel mojado si no existe voluntad de cumplirlas.

—Vos habéis hecho lo imposible por cumplirlas.

—Aparejados estamos a morir, antes que violar las leyes de nuestro Reino. Pero mi diócesis es pequeña y la Nueva España muy grande.

Alzó los brazos al cielo:

—¡Oh, Dios mío! ¿Por qué nací para ver la ruina de mi pueblo?

Luego se volvió hacia Balmis y le dijo, con aire perplejo:

—En toda la Nueva España hablan de independencia, pero que no os confundan, doctor Balmis, esto es una guerra civil.

No tenía sentido permanecer más tiempo en Puebla. Llegaban noticias de que los caminos hacia Valladolid se hacían cada día más peligrosos e intransitables. Balmis iba a llevar a cabo una serie de experimentos en una hacienda donde se habían descubierto vacas infectadas del virus de la viruela bovina y temía que no pudiera encontrarse con su ayudante Gutiérrez.

—Me duele dejaros aquí, sola, y con tanta violencia alrededor.

—No os preocupéis, estoy bien protegida.

—¿No creéis que ha llegado el momento de volver a la Península?

—Éste es mi sitio, no lo quiero abandonar.

—Aquí estáis en peligro...

Balmis insistió, pensando que si una vez había conseguido convencerla para unirse al viaje de la expedición, bien podría repetir la hazaña de nuevo. Seguía siendo un optimista inveterado, un gran ingenuo. Isabel no pensaba salir de Puebla, seguía tan enamorada de don Ricardo como el primer día, o más, pero eso se lo callaba.

—Yo disfruto viviendo aquí, a pesar de las circunstancias. —le dijo con una sonrisa de ternura—. Vivo en un estado parecido a lo que debe de ser la felicidad... Y la verdad, es gracias a vos, siempre os lo he dicho. Doctor, continuad disfrutando de vuestra gloria, que bien merecido lo tenéis.

—La gloria me llegó cuando dejó de interesarme. Y dejó de hacerlo cuando vi la muerte de cerca, poco después de dejaros en el muelle del puerto de Manila... A punto de irnos a pique, tuve la revelación deslumbrante de que necesitaba estar con vos, y si había gloria que compartir, compartirla con vos.

Isabel guardó unos segundos de silencio, bajó la cabeza, y cuando la levantó, esgrimía una sonrisa pícara de puro escepticismo:

—Ya os oí decir eso de compartir la gloria, pero no creo que en el fondo lo quisierais.

Y se echó reír, con una carcajada de cristal cuyo estallido conmovió a Balmis en lo más profundo de su alma. La acarició con mirada de ojos mansos, sabía que la negativa de aquella mujer que llevaba en el corazón le condenaba a la solitaria vejez que se había ganado a cambio de salvar el mundo.

EPÍLOGO

En España, el juicio de residencia contra José de Iturrigaray se eternizó. Por el primero de los cargos, que se refería a la introducción de los ciento setenta bultos que pasó al llegar a Veracruz como equipaje personal y que hizo vender fraudulentamente después, fue condenado al pago de 119.125 pesos. Quedó probado también que había aceptado cien onzas de oro por la suspensión de un decreto de prisión; que cobraba una onza de oro por quintal de mercurio extraído de varias minas, y por ello fue condenado a la restitución de las gratificaciones; otro cargo le acusaba de adquirir papel a un precio más alto de lo debido. El fiscal le acorraló de tal manera que en una ocasión, ante la respuesta que se le pidió, alegó algo extraordinario en su desfachatez:

—Señoría, no tengo ni la cabeza ni la imaginación dispuestas para ello.

—¿Admitís haber aceptado regalos por empleos de gracia?

—No, señoría, no lo admito.

—Su esposa, sin embargo, confesó haber recibido...

—Bueno, sí... Mi mujer ha recibido algunas expresiones de sujetos a quienes hice algún favor.

A pesar de la abrumadora evidencia, defendió su inocencia con terquedad: declaró que nunca había admitido cohecho ni dones, y que le parecía una injusticia que le acusasen de delitos que él veía muy naturalmente como prerrogativas del poder que había ostentado. Lejos de la embriaguez del mando, desposeído de sus riquezas, las acusaciones vertidas contra su persona le producían un inexplicable asombro. A los sinsabores del interminable juicio se añadieron campañas insidiosas en torno a su nombre; los aspectos de su procesamiento interesaban a la opinión pública de Cádiz, que entonces era el centro de la España independiente y donde la política empezaba a apasionar a la gente. Incapaz de hacer frente a las reclamaciones de la justicia, se le suprimió el sueldo y se le embargaron los bienes. Vivió los últimos años de su vida entre tribunales, cortes, jueces y fiscales. Falleció en diciembre de 1815, justo antes de que se dictase sentencia.

Tres años después de la última visita de Balmis a Puebla, el obispo don Ricardo enfermó de peste. Isabel pasaba los días y las noches en el hospital aportándole todos los cuidados posibles. Albergaba escasas esperanzas de sanarle porque sabía que en el fondo eran los horrores de la guerra lo que lo estaba matando. Don Ricardo María Rodríguez del Fresnillo, «de quien jamás se oyó una expresión de jactancia o vanagloria», como dijeron en sus exequias, murió en sus brazos el 26 de febrero de 1813, en el Hospital de San Pedro, que tanto gustaba visitar y tantos años había financiado. A sus funerales asistió la ciudad entera, y multitud de indios y blancos de orilla que acudieron llorando desde las aldeas más remotas de su diócesis.

Isabel permaneció en Puebla hasta su muerte, de la que la Historia no ha dejado constancia. Hoy en día, la escuela de Enfermería de la Facultad de Medicina de Puebla lleva su nombre, póstumo homenaje a una mujer que la Organización Mundial de la Salud, en 1950, nombró «primera enfermera de la Historia en misión internacional». También hubiera podido ser nombrada «primera enfermera hispana de la Historia», y primera pediatra, antes de que existieran los especialistas en salud infantil. El Premio Nacional de Enfermería, que cada año concede el Gobierno de México, lleva el nombre de Isabel Cendala Gómez. En España, solamente recibió el homenaje de la ciudad de La Coruña, que le dedicó una calle estrecha y pequeña en el barrio viejo, la calle Isabel López Gandalia.

Durante doscientos cincuenta años, hasta que en febrero de 2013 el periodista coruñés Antonio López Mariño, especializado en la historia reciente de Galicia, encontrase en el Archivo Diocesano de Santiago el primer documento en que aparecía Isabel rodeada de su familia en su aldea de origen (un registro parroquial con la lista de las 58 familias y 258 feligreses que recibieron en el mismo día el sacramento de la confirmación), existían once versiones distintas de su nombre y apellidos, tal era la niebla que rodeaba su identidad. Algunos escritores e historiadores la creían de alta cuna, otros de origen vasco, irlandés o incluso inglés, porque les parecía que su mentalidad no se correspondía con la de las mujeres de la España de entonces. Haber nacido «pobre de solemnidad», ser mujer y madre soltera fueron factores que sin duda contribuyeron a condenarla, no sólo al oprobio, sino también al olvido. También porque cortó sus vínculos con su tierra natal y murió lejos, cuando España y el Imperio se estaban disgregando.

Nunca se reconoció suficientemente el mérito de la Real Expedición Filantrópica de la Vacuna, quizás porque ocurrió en un periodo turbulento, decadente y oscuro de la historia de España, que hizo que se recuerden más las intrigas palaciegas, las guerras devastadoras y las batallas perdidas que las ganadas. Lo mismo se podría decir de Salvany, y en menor medida, de Balmis. Y los niños, ¿quién se acuerda de aquellos huérfanos, o hijos de familias desestructuradas que protagonizaron sin saberlo la mayor hazaña médica de la historia de su país? Al final, la mayoría de ellos se integraron en la nueva sociedad surgida tras la independencia y fueron hombres de provecho. Benito terminó la Escuela de Minas y ganó una considerable fortuna con el comercio del azogue, mientras que Cándido de la Caridad, aquel niño imposible, acabó convirtiéndose en uno de los más afamados abogados de un nuevo país que pasó a llamarse México.

El 12 de febrero de 1819, Francisco Xavier Balmis dio su último suspiro en pleno invierno madrileño, en su piso de la calle Valverde número 12, a la edad de sesenta y seis años, un récord dada su quebradiza salud. Según las instrucciones que dejó en su testamento, fue enterrado en el Cementerio General del Norte de Madrid, el primero construido fuera de las iglesias en la capital, como medida profiláctica contra las epidemias. Nunca volvió a Alicante, ni se preocupó por saber de su mujer ni de su hijo. Tanto fue así que en su segundo testamento se declaró soltero, cuando por entonces llevaba cuarenta años casado. Aquel desapego provocó el enfado de su hermana Micaela y el distanciamiento de toda su familia. De modo que Balmis —siempre original— redactó otro testamento donde designaba como única heredera a doña Manuela Ruiz, su criada «de estado doncella, en atención a los buenos servicios que me ha prestado, haber sido fiel compañera en los trabajos y fatigas que he padecido en los caminos que hecho, y al no tener herederos forzosos, pues aunque tengo una hermana legítima llamada doña Micaela Balmis, le tengo dado y suministrado mucho más de lo que pudiera corresponder». Pero luego se reconcilió con su hermana, porque en el último de sus testamentos la devolvió a la condición de única y universal heredera, sin por ello desheredar a su fiel criada: «Mando que entregue por una vez a Manuela Ruiz, mi criada, que fue casada con Juan cuyo apellido ignoro, de ejercicio calesero, otros diez mil reales de vellón en metálico».[4] También pidió doscientas misas rezadas para la purificación de su alma, con una limosna de seis reales para cada una. Vivió sus últimos años de manera holgada, con todas las comodidades que ofrecía la época. Restaurada la monarquía borbónica, Fernando VII premió su actitud crítica hacia el gobierno de José Bonaparte, nombrándole cirujano de cámara y asignándole una pensión de 800 ducados al año. Dejó al morir 80.098 reales en metálico, muebles, ropas, utensilios de cocina, alhajas, oro y plata, y precisó «que la forma del entierro sea con la menor pompa posible». Era el deseo de la gente adinerada hacerse enterrar con modestos hábitos, expresando así la voluntad de asemejarse en apariencia a los pobres simbolizados por Cristo.

Pero su legado más valioso lo disfrutó la humanidad entera. En 1858, cuando Louis Pasteur inventó la inmunización contra la rabia, la llamó *vacuna* en honor a Jenner. La palabra pasó a ser sinónimo de inmunización contra un sinfín de enfermedades que poco o nada tenían que ver con la viruela. De modo que a finales del siglo XIX, los esfuerzos por vacunar contribuyeron de forma determinante al aumento de la población de las Américas y de Asia. Ciento cincuenta años después de la expedición, en 1951, se dio el último caso de viruela en México. En el mundo, la última víctima del virus fue la fotógrafa médica Janet Parker, que en un accidente, por un error de manipulación en su laboratorio de Inglaterra, contrajo la enfermedad, y que murió el 11 de septiembre de 1978. En la actualidad, el más espantoso asesino de seres humanos de la Historia reposa en las neveras de dos laboratorios, en el Centro para el Control de Enfermedades de Atlanta, Estados Unidos, y en el Centro de Investigación en Virología de Novosibirsk, en Siberia, Rusia.

Si el hombre ganó esta guerra que llevaba librando desde los albores de su existencia, no fue sólo por la heroica perseverancia de los que participaron en la expedición, sino por su visión de futuro, por haberse centrado en la educación pública y en el uso de personas relevantes y símbolos locales que ayudaron a difundir las bondades de la vacuna entre la opinión pública. Fue un modelo de cómo un esfuerzo sanitario internacional, logísticamente complejo, podía trasladar avances médicos en entornos culturales distintos y remotos. En ese sentido, la expedición sigue inspirando los planes internacionales para acabar con las plagas de nuestra época.

Pero la frase que quizás mejor definiría la odisea de la Real Expedición Filantrópica la pronunció el mismo inventor de la vacuna, el doctor Edward Jenner, cuando, al enterarse del regreso de Balmis a España, una tarde de 1806 dijo a su amigo, el reverendo Dibbin: «No imagino que los anales de la Historia hayan aportado un ejemplo de filantropía tan noble y tan extenso como éste».

NOTAS

1. Citado en *Canelobre*: «Francisco Xavier Balmis, una crónica anterior a los avatares del agave», por José Tuells (n.º 57, 2010-2011).

2. «La Real Expedición Filantrópica de la Vacuna», por José Tuells y Susana Ramírez (pág. 85, ref.: López Cantos, A., 1990). *Fiestas y juegos en Puerto Rico. CEA de Puerto Rico y el Caribe*, San Juan, pág. 222, nota 28.

3. Esa documentación se puede consultar hoy en la biblioteca del Jardín Botánico de Madrid.

4. «Los cinco testamentos de Francisco Xavier Balmis», de José Tuells y José Luis Duro Torrijos (*Gaceta Médica de México*, 2012).

AGRADECIMIENTOS

Ante todo, gracias a mi amigo, el profesor Manuel Lucena, especialista en historia de América en el siglo XIX y autor de numerosos e interesantes libros sobre el tema. Los ánimos que me infundió y la inestimable ayuda que me prestó hicieron que me embarcarse en esta aventura. Luego, sus correcciones y buen juicio han aportado rigor y luz al texto.

El 9 de marzo de 2013, nuestro amigo común, el investigador Luis Conde-Salazar, llegaba a La Coruña en busca de documentación, preferiblemente inédita, sobre la Real Expedición Filantrópica de la Vacuna. Misión harto difícil, porque las fuentes primarias o habían sido trilladas o escaseaban. Hasta el diario de Balmis, que hubiera supuesto una valiosísima fuente de información, había desaparecido. Gracias a Luis, ya tenía recopilada una importante cantidad de documentos —libros, revistas, material de varios archivos españoles y americanos...—, pero buscaba un detonante que me inspirase para empezar a escribir. Hay escritores que sacan todo de su cabeza; yo necesito apoyarme en la documentación, son mis muletas para avanzar. La casualidad quiso que el mismo día de la llegada de Luis, el diario *La Opinión A Coruña* publicase un reportaje con el título «Resuelto el enigma de la rectora Isabel».

Gran noticia, porque siempre pensé que la rectora había

sido el pilar de la expedición. El texto estaba firmado por el periodista Antonio López Mariño, que había conseguido localizar el registro del libro de confirmaciones efectuadas por el obispo el 19 de agosto de 1781, en el que aparecía Isabel Zendal, en la iglesia parroquial de Santa Mariña de Parada, en el municipio de Ordes. Otro documento —el padrón de la ciudad de La Coruña— la situaba años más tarde como criada en casa de don Jerónimo Hijosa, en el número 36 de la calle Real. Era poco, pero se podía tirar del hilo.

Es lo que hicimos, y gracias a la generosidad de Antonio López Mariño a la hora de compartir sus descubrimientos, a su habilidad para descifrar textos antiguos, a su conocimiento de los archivos y a su entusiasmo por Galicia, que supo contagiarme, pude insuflar vida a un personaje que se había esfumado en la noche de los tiempos. Así que gracias, Luis, gracias, Toño.

Mi agradecimiento se extiende a Tomas Pérez Vejo, profesor investigador en el Instituto Nacional de Antropología e Historia de México, que leyó el texto y aportó comentarios y correcciones pertinentes.

Por supuesto y como en anteriores libros, todo mi reconocimiento a mi editora, Elena Ramírez, que siempre me acompaña con tino y buenos consejos en el largo caminar que supone la escritura de una novela. Gracias también a Teresa Bailach, de Seix Barral, por su fino trabajo de edición.

En Alicante, ciudad natal de Balmis, he encontrado la valiosa ayuda de Marina Vicente, que ha buceado en los archivos de la universidad y me proporcionó documentación esencial y contactos con especialistas en la expedición, como José Tuells, a quien agradezco desde aquí su tiempo y sus consejos, y Emilio Soler Pascual, profesor del Departamento de Historia Medieval y Moderna de la Universidad de Alicante y autor del texto «La aventura americana del doctor Balmis».

En Caracas, gracias a Mariana Marzuck e Inés Quintero.

En México, quiero expresar un reconocimiento especial a

Joaquina Saldívar, que me contagió el amor por su país y me ayudó a entender aspectos de la sociedad mexicana. También tuvo la buena idea de solicitar la colaboración del musicólogo Rafael Tovar y de Teresa, presidente del Consejo Nacional de la Cultura y de las Artes, quien me proporcionó la banda sonora que me acompañó durante la escritura, una selección de canciones mexicanas antiguas que ni mis hijos ni yo nos cansamos de escuchar. Gracias también a José Luis Martínez, director de asuntos internacionales de Conaculta. Y a mis hijos Sebastián y Olivia, que han sido una fuente de inspiración esencial a la hora de escribir sobre niños.

En Quito, gracias a Gabriela Salinas por sus gestiones.

Por último, *last but not least*, quiero dar las gracias de todo corazón a Blanca Landázuri, exjefa de prensa y publicaciones del Real Jardín Botánico de Madrid, por haberme puesto sobre la pista de esta historia y de las numerosas y desconocidas expediciones científicas españolas que han dado brillo a la historia del Imperio, y haberme hecho descubrir los tesoros que encierran los archivos del Real Jardín Botánico de Madrid. Gracias también a Esther García Guillén, vicedirectora del Real Jardín Botánico, quien me mostró las láminas que Balmis había traído de China y me abrió las puertas del centro.

Mi agradecimiento también a Pilar San Pío, directora del Museo Naval de Madrid, por su cálido recibimiento.

Y un recuerdo muy especial para Francisco Gómez Bellard, médico y amigo, que se nos fue antes de poder leer el libro, al que aportó tan precisos comentarios.

BIBLIOGRAFÍA

Aceves, Patricia y Alba Morales, *Conflictos y negociaciones en las expediciones de Balmis*, Estudios de Historia Novohispana, México, 2010.

Alfonso, Enrique, ...*Y llegó la vida*, Austral, Buenos Aires, 1950.

Álvarez, Julia, *Saving the World*, Algonquin Books, Nueva York, 2007.

Antolín Espino, María del Populo y Luis Navarro García, «El virrey marqués de Branciforte», en: *Los virreyes de Nueva España bajo el reinado de Carlos IV*, Escuela de Estudios Hispanoamericanos, Sevilla, 1972.

Arenal, Concepción, *La beneficencia, la filantropía y la caridad: memoria*, Imprenta del Colegio de sordomudos y de ciegos, Madrid, 1861.

Artaza, Manuel María de, *La Coruña en el siglo XVIII*, Vía Láctea Editorial, Oleiros, 1995.

Astrain Gallart, Mikel, *Barberos, cirujanos y gente de mar*, Ministerio de Defensa, Madrid, 1996.

Balaguer Perigüell, Emilio y Rosa Ballester, *En el nombre de los niños*, Monografía de la Asociación Española de Pediatría, 2003.

Balmis, Francisco Xavier, *Demostración de las eficaces virtudes...*, Imprenta de la viuda de don Joaquín Ibarra, Madrid, 1794.

Bartolomé Martínez, Bernabé, «La crianza y educación de los expósitos en España entre la Ilustración y el Romanticismo», *Historia de la Educación*, vol. 10, Universidad Complutense, Madrid, marzo 2005.

Camus, Albert, *La Peste*, Éditions Gallimard, París, 1947.
Canelobre: Revista Instituto alicantino de cultura «Juan Gil-Albert». Año 2010-2011, n.º 57. Dedicado a: Balmis contra la viruela. La Real expedición de la vacuna (1803-1821).
Castro, Xavier, *Historia da vida cotiá en Galicia*, Ediciónes Nigra Trea, Vigo, 2007.
Céspedes del Castillo, Guillermo, *América Hispana*, Fundación Jorge Juan / Marcial Pons Ed. Historia, Madrid, 2009.

Deville, Patrick, *Peste & Choléra*, Editions du Seuil, París, 2012.
Díaz de Yraola, Gonzalo, *La vuelta al mundo de la expedición de la vacuna*, Consejo Superior de Investigaciones Científicas, Madrid, 2003.

Fernández del Castillo, Francisco, *Los viajes de don Francisco Xavier Balmis*, Sociedad Médica Hispano Mexicana, UNAM, México, 1985.
Ford, Richard, *Viaje por Galicia y Asturias*, Ediciones Trea, Gijón, 2005.

Galera, Andrés, *Las corbetas del rey: el viaje alrededor del mundo de Alejandro Malaspina*, Fundación BBVA, Bilbao, 2010.
García Blanco-Cicerón, Jacobo, *Viajeros angloparlantes por la Galicia de la segunda mitad del siglo XVIII*, Fundación Pedro Barrié de la Maza, A Coruña, 2006.
García de Cortázar, Fernando, *Los perdedores de la historia de España*, Editorial Planeta, Barcelona, 2006.
García Fernández, Enrique V., *La soledad de Balmis*, Biblioteca Nueva, Madrid, 2005.
García Guerra, Delfín, *El hospital Real de Santiago*, Fundación Pedro Barrié de la Maza, A Coruña, 1983.

GARRIDO, Gustavo A., *Aventureiros e curiosos*, Editorial Galaxia, Vigo, 1994.

GODOY, Manuel de, Príncipe de la Paz, (Emilio La Parra López y Elisabel Arriba, eds. lit.), *Memorias*, Universidad de Alicante, Alicante, 2008.

HERRERA LUQUE, Francisco, *Los viajeros de indias*, Editorial Pomaire, Caracas, 1991.

HUGHES, Robert, *Goya*, Galaxia Gutenberg, Barcelona, 2005.

HUMBOLDT, Alexander Von, *Ensayo político sobre el reino de la Nueva España*, Editorial Porrúa, México, 1991.

JENNER, Edward, *An inquiry into the causes and effects of the variolæ vaccinæ*, Samson Low, Londres, 1798.

KANDELL, Jonathan, *La Capital: The Biography of Mexico City*, Henry Holt & Co., Nueva York, 1990.

LAFUENTE FERRARI, Enrique, *El virrey Iturrigaray y los orígenes de la independencia de México*, Consejo Superior de Investigaciones Científicas, Madrid, 1941.

LOWELL, Joan, *Mi cuna, el mar*, Editorial Juventud, Barcelona, 1974.

LUCENA GIRALDO, Manuel, *Ciudades y leyendas*, Editorial Planeta, Barcelona, 2007.

LUCENA SALMORAL, Manuel, *Breve historia de Latinoamérica*, Ediciones Cátedra, Madrid, 2007.

LYNCH, John, *La España del siglo XVIII*, Editorial Crítica, Barcelona, 1999.

OWENS, Sarah E. y Jane E. MANGAN, *Women of the Iberian Atlantic*, Louisiana State University press, Baton Rouge, 2012.

PARRILLA HERMIDA, Miguel, «La Expedición Filantrópica. El contrato del fletamento de la corbeta *María Pita*», en: *Revista del Instituto de Estudios Coruñeses José Cornide*, años X-XI, números 10-11, A Coruña, 1974-1975.

Perera Prats, Arturo, *Episodios españoles en América,* Revista Geográfica española, Madrid, 1967.
Pérez Galdós, Benito, *La corte de Carlos IV*, Nivola Libros y Ediciones, Madrid, 2008.
Pérez, Joseph, *Mitos y tópicos de la historia de España y América*, Algaba Ediciones, Madrid, 2006.
Pérez-Reverte, Arturo, *Cabo Trafalgar*, Alfaguara, Barcelona, 2004.
Peset Reig, José Luis, *Ciencia y libertad*, Consejo Superior de Investigaciones Científicas, Madrid, 1987.

Quintero, Inés, *El fabricante de peinetas*, Editorial Alfadil, Caracas, 2011.

Ramírez Martín, Susana M.ª, «El legado de la Real Expedición Filantrópica de la Vacuna: las juntas de vacuna», en: *Asclepio*, vol. 56, n.º 1, 2004.
—, *La mayor hazaña médica de la colonia*, Editorial Abya Yala, Quito, 1999.
—, *La Real Expedición Filantrópica de la Vacuna en la Real Audiencia de Quito*, Universidad Complutense, Madrid, 2003.
—, *La salud del imperio*, Ediciones Doce Calles, Madrid, 2002.
—, Luis Valenciano, Rafael Nájera y Luis Enjuanes, *La Real Expedición Filantrópica de la Vacuna*, Consejo Superior de Investigaciones Científicas, Madrid, 2004.
Rojas, Carlos, *La vida y la época de Carlos IV*, Editorial Planeta, Barcelona, 1999.
Romero de Terreros y Vinent, Manuel, *Ex antiquis: bocetos de la vida social en la Nueva España*, Fondo de Cultura Económica, México, 2006.

San Pío Aladrén, M.ª Pilar de (ed.), *La colección Balmis del Real Jardín Botánico*, Caja Madrid Obra Social y Lunwerg Editores, Barcelona, 2006.
Sender, Ramón J., *La aventura equinoccial de Lope de Aguirre*, Editorial Casals, Barcelona, 1998.

SMITH, Michael M., «The "Real Expedición Marítima de la Vacuna" in New Spain and Guatemala», en: *Transactions of The American Philosophical Society*, vol. 64, parte 1, Filadelfia, 1974.

SOLER, Emilio, «La aventura americana del doctor Javier Balmis», Proyecto investigación BHA, Ministerio de Educación y Ciencia, Madrid, 1999.

STAVANS, Llan e Ivan JAKSICK, *¿Qué es la hispanidad?: una conversación*, Fondo de Cultura Económica, Chile, 2011.

THOMAS, Hugh, *El imperio español*, Editorial Planeta, Barcelona, 2003.

TUELLS HERNÁNDEZ, José y José Luis DURO TORRIJOS, «Los cinco testamentos de Francisco Xavier Balmis», *Gaceta Médica de México*, 2012.

TUELLS, José y Susana RAMÍREZ, *Balmis et variola*, Generalitat Valenciana, 2004.

ULLOA, Antonio, *Conversaciones de Ulloa con sus tres hijos en servicio de la Marina*, Universidad de Cádiz, Cádiz, 2003.

VALLE-ARIZPE, Artemio de, *Virreyes y virreinas de la Nueva España*, Editorial Jus, México, 1947.

VARELA GONZÁLEZ, Isaura, «Casas de mancebía y meretrices callejeras», en: *Revista Semata, Ciencias Sociais e Humanidades*, (21) 225-239, Consejo Superior de Investigaciones Científicas, Santiago, 2009.

VV. AA., (Pilar Gonzalbo Aizpuru, ed.), *Historia de la vida cotidiana en México*, vols. II, III y IV, Fondo Cultura Económica, México, 2005.

ÍNDICE

9   A FLOR DE PIEL

473 Epílogo

479 *Notas*

481 *Agradecimientos*

485 *Bibliografía*